4th Edition

의료의 질 관리

Quality management
of medical care

4th Edition

의료의 질 관리

Quality management of medical care

박운제 저

고려의학
KOMB Korea Medical Book Publishing Company

머리말

오늘날 4차 산업혁명의 주류를 이루고 있는 Big Data, AI(인공지능)은 엄청난 데이터와 정보를 기반으로 지능정보기술로서 병원경영에 활용하고 있으며, 산업용 로봇수술 등 미래 유망기술이 의료에 적용되는 변화 트랜드에 있다.

수준 높은 의료기술은 의료 관광 산업으로서 신성장 동력으로 활용되고 있는 추세이다. 의술이 세계 최고 수준으로 발달해 있는 미국에 비해 우리나라의 의료기술 수준도 미용성형, 보철, 암 치료 등에서 최고의 기술과 서비스의 가격 경쟁력도 높아 외국인들이 의료관광 목적으로 찾고 있다.

우리나라는 의료법과 각종 규제로 제한적이지만 일부 의료기관에서 해외진출 및 해외환자를 유치하여 진료하고 있고, 의료기관들이 의료의 질적 수준검정을 위해 의료기관 인증제 평가를 기본으로 하여, 국제인증 프로그램인 JCI 인증을 받으면서 경쟁적으로 의료서비스를 제공하는 등 의료서비스 선진화에 적극적으로 나아가고 있다.

의료기술 발달과 평균수명 연장으로 100세 시대를 지향하고 있는 현실에 전염성질환에서 만성질환 중심으로 질병의 패러다임 전환으로 평생 지속적인 건강관리의 중요성이 높아지고 있다. 건강하고 안녕된 삶을 위해서는 직업, 소득, 음주, 흡연, 운동 등 여러 사회, 환경적인 요소에 영향을 받는다. 또한 정보통신 기술의 발달로 첨단 의료기술, 스마트폰을 활용한 디지털 헬스케어 시스템을 통한 개인의 건강 정보를 공유하여 정밀한 의료서비스와 효과적인 건강관리 피드백을 제공받을 수 있는 다양한 방법들이 시도되고 있다. 본 교재는 이러한 다양한 환경에 대처할 수 있는 융합적인 전문 인력이 필요할 것으로 사료됨에 따라 의료의 질 향상을 위한 유익한 교재가 되기를 바란다.

지금까지 발간된 QA에 대한 번역서, 지침서들은 전담자나 일부 직원들이 관심의 대상이었으나 의료기술의 발전과 최고경영자들의 병원경영관리에 대한 높은 관심으로 이제는 의료정보, 간호 및 병원관리 분야 관계자들도 고유업무 영역의 확대나 전반적인 지식수준 향상을 위해 의료 질 관리업무가 필수적으로 요구된다. 이번 4판에서는 초판에서, 2판, 3판까지 미흡했던 부분을 수정과 보완을 했으나 아직도 부족한 점은 더 많은 지식을 축적하여 앞으로의 개정을 통해서 전문서적으로서 거듭날 것을 약속드리며, 이번 개정판은 부족한 저에게 독자여러분들이 보내주신 지도편달이 있었기 때문입니다.

이 교재가 의료분야 실무자들이나 그 외 병원 모든 관계자들 또는 의료분야를 전공하는 학생들에게 의료의 질 향상의 입문서로써 개념과 방법론을 모두 다루고 있으므로 병원의 전반적인 질 향상 활동업무에 필요한 기본 자료로 활용될 수 있고, 의료의 질 관리 활동에 대한 광범위하고 이해의 폭을 넓힘으로써 병원에서의 질 향상 업무의 리더와 의료서비스 선진화에 중추적인 역할을 할 수 있는 작은 길잡이가 될 수 있기를 기대한다.

끝으로 의학 관련 전문서적 출판 분야에서 항상 앞서가는 고려의학 최병진사장님, 이창용부장님의 배려와 교재 작성 및 수정에 많은 도움을 준 담당자에게 깊은 감사를 드린다.

2019년 3월

저자

CONTENTS

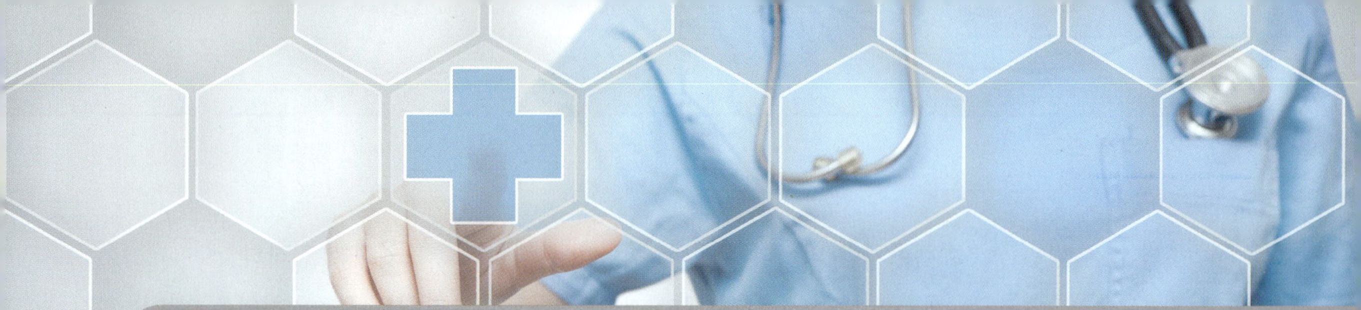

Chapter

01 질 관리의 역사와 개념

본 장에서는 병원 신임제도로써 우리나라 병원신임제도를 주도적으로 발전시킨 대한병원협회의 병원신임평가가 수련환경평가로 개편되었으며, 의료기관 인증제도의 발전과정, 외국의 병원신임제도 및 JCI에 대하여 기술하였다.

1 의료의 질의 역사(History of Quality Assurance)

의료의 질에 대한 역사는 기원전 2000년에 제정된 함무라비법전이나 그리스시대의 히포크라테스 어록 같은 인류의 문명에서부터 시작되었다. 그러나 현대적 의미로서의 의료의 질에 대한 역사는 1863년 영국의 간호사 Florence Nightingale이 병원환경개선을 통한 환자 사망률을 감소시키고 병원통계의 수집과 보고를 위해 통일된 양식을 제안하였다. 1912년에는 미국 메사추세츠병원 외과의사인 Dr. Ernest Codmann이 진료감사체계를 구상함으로써 질 평가의 기초를 닦았으며, 이러한 Codmann의 개념이 오늘날 의료 질 관리의 기원이 되고 있다.

우리나라에서 의료의 질 관리 개념이 시작된 것은 대부분 서구의 의료제도를 도입하면서 부터 시작되었다. 1981년부터는 병원표준화 사업의 실시로 의료서비스의 질이 더욱 체계적인 활동으로 활성화되기 시작하였다. 이후 경제발전으로 인한 국민들의 높은 의식수준, 기존의 급성질환 치료에 역점을 두어오던 데서 벗어나 고령화로 인구구조의 변화와 질병구조의 변화 등으로 환자의 수준 높은 서비스 요구, 의료기관 인증제도 등으로 각 병원에서는 의료서비스의 질을 증진시키고 양질의 서비스 제공을 보장하기 위한 활동에 관심이 높아지고 있다.

QA의 본질적 개념이 1980년대 초반에 소개되어 1990년대 초부터는 일부 병원에서 질 관리 전담 부서와 담당자를 두어 활동하기 시작하였으며, 1994년 한국의료 QA학회를 창립하면서부터 많은 병원들이 유행어처럼 의료의 질 향상 개념을 본격적으로 도입하기 시작하였다.

그동안 우리나라는 민간주도형의 의료정책과 정부의 각종 의료정책들이 병원경영을 압박하고 있는 현실에서 대형병원에서부터 중소병원들에 이르기까지 의료서비스의 질 향상에 높은 관심을 갖게 되었다. 그러나 이러한 환자서비스 향상을 위한 각 의료기관들의 자발적인 질적 향상보다는 급격한 환경변화에 따른 외부영향에 의한 질적 수준의 성장은 형식과 한계를 갖게 되었다. 오늘날 이러한 양질의 의료는 의료기관의 이념과 최고경영자의 인식, 직원 개개인의 의식에 따라서 환자들에게 제공되는 의료수준의 질적인 차이는 크다고 할 수 있다.

1990년대 중반까지 의료의 질 관리는 적정진료의 개념으로서 최소한의 기준으로 진단의 정확성, 입 · 퇴원 당시 환자의 개선 정도, 사망률 등을 후향적(retrospective)인 관점으로 병원의 질을 평가하는 정도였으나 이후부터는 보다 적극적인 개념으로서 지속적인 질 향상을 추구하고 있다.

질(Quality)은 근본적인 것, 우수한 것, 희소가치가 있는 것을 뜻하며 의료에 있어서의 질이란 서비스 내용에 있어서 우수한 것, 또한 어떤 일정 기준을 정하여 그 기준에 도달하는 것이라고 정의한다.

의료의 질을 평가하고 관리체계를 도입하기 위해서는 개념 정립이 필요하나 포괄적이며 다양한 측면에서 의료의 질을 명확하게 정의하는 일은 쉬운 일이 아니다. 실제 의료의 질은 이해당사자인 의료 제공자, 서비스를 제공받는 수혜자, 즉 환자, 정부 또는 보험자가 서로의 입장과 시각에 따라 각기 다른 시각의 차이를 나타내고 있다. 의료제공자는 의료의 질에 있어서 기술적인 측면과 진료의 내용을 중요시하는 반면, 수혜자인 환자들은 의료지식의 부족으로 의료인의 관심도나 쾌적한 병원시설 또는 치료결과 위주로 의료의 질을 평가하고, 치료결과를 중요시 한다. 한편, 정부나, 보험자 입장에서는 의료비 상승요인을 억제하는 것이 주된 관심사로 의료서비스의 효율성에 가장 중점을 두고 있다. 이처럼 의료의 질은 어느 한 측면에서 정의될 수 없는 다양한 내용을 지니고 있다. 그러나 병원은 지난날 의료서비스 공급자 위주의 핵심적 제공자로서의 역할을 수행해 왔으나 21세기를 맞아 급격한 의료 환경 변화에 직면하고 있는 오늘날은 수요자를 중심으로 환자를 정점으로 하여 고객을 위해 존재하는 병원이 되어야 한다는 커다란 명제 하에 병원경영의 방향이 급속히 전환되어지고 있다.

이런 노력의 일환으로 이루어지고 있는 의료의 질 관리는 최근까지 Quality Assurance, 즉 적정진료 수준인 협의의 질 관리 개념에서 이제는 지속적이고 자발적인 요소를 가미한 의료의 질이 더욱 향상된 Quality Improvement 개념으로 방향을 바꾸어 가고 있다.

의료의 질 향상은 효율성과 효과성을 높이기 위한 총체적인 활동으로 가장 과학적인 방법론에 근거하여야 하며, 현실 적합성이 높은 고도의 방법론에 근거하여야 하는 학문과 응용실천의 대상이다.

오늘날의 경제대국 일본은 2차 대전 이후 맥아더 장군(General Mac Arthur)이 미국의 Deming 등의 학자들을 일본으로 초청하여 기업에 품질 관리(Quality Control) 경영을 사용하여 세계적인 선진국의 발판이 되었으며 또한 우수한 품질에 Deming상을 수여하였다. Juran 역시 일본의 의뢰에 따라 1950년대에 Deming의 통계방법과 경영교육으로 혁신화된 공장에서의 질 관리를 강조하여 발전하게 되었다. 이후 미국이 다시 이 학자들을 초청해서 경제 부활을 실현하였다.

오늘날 의료의 질 관리는 기업의 품질관리 개념을 의료분야에 접목하여 사용하고 있지만, 이미 고대 이집트의 파피루스, 바빌로니아의 함무라비 법전에서 의료과실에 대한 형벌을 기록하였고, 히포크라테스 선서에서 전문직(의사)의 행동에 관한 규정을 문서화하면서부터 시작되었다.

(1) 주요 발전 과정

고대시대의 히포크라테스는 전문직의 행동에 관한 규정을 문서화하였거나 조직화된 체계를 적용하여 의료의 질을 평가하고 향상시키려는 노력은 고대부터 있어 왔다. 영국의 간호사인 Florence Nightingale은 1854년 크리미아 전쟁 후 부상병을 간호하고 불결한 병원환경을 개선하여 환자사망률을 100명당 42명에서 2.2명으로 감소시켜 "진료과정의 속성이 진료결과의 변이성(Outcome Variability)과 관계있다"고 생각하였다. 근대적 의미에서 최초의 질 평가 기법을 도입한 나이팅게일을 질 관리자의 시조로 보고 있다.

① 1912년

Dr. Ernest Codmann은 미국 매사추세츠병원의 외과의사로서 수술을 받고 퇴원한 환자를 1년 후에 추적하여 최종결과를 평가하였다. 이러한 Favorable 또는 Unfavorable로 진료의 최종결과를 규정함으로써 최초의 진료감사체계를 구상한 Codmann을 의료 질 관리의 연대기 시작으로 보기도 한다.

② 1917년

American College of Surgeon은 5개 부문의 Minimum Standard를 만들게 되었고 공식적으로 병원표준화 프로그램을 수립하게 됨으로써 자발적인 의료기관 신임제도의 효시가 되었다. 1917년에 병원표준화 프로그램의 5개 기준을 정하여 1919년에 공식적으로 시행하였는데 심사결과 처음에는 프로그램에 참가한 100병상 이상의 병원 692개 중 89개만 이 최소기준을 충족하고 있는 것으로 밝혀져 큰 충격을 주었다.

5가지 최소기준

㉠ 의사의 정의와 자격기준
㉡ 조직과 활동
㉢ 정확하고 완전한 의무기록
㉣ 진단기준
㉤ 치료시설의 기준 등

③ 1951년 : 미국병원협회, 미국의사협회, 캐나다의사협회, 미국내과학회 등의 단체가 참여하는 병원신임합동심의회(JCAH)로 발전하였다. 이때까지 3,000개의 병원들이 조사되었다.

④ 1965년 : 우리나라 건강보험에 해당되는 Medicare(65세 이상 노령자), Med-icaid(저소득층)가 설립되어 이후 Medicare를 감독하는 보건재정청(Health Care Financing Administration)을 운영하여 입원서비스의 질과 적정성평가를 위한 요구 사항을 제6 의료의 질 향상 지침서 시하였다.

⑤ 1970년 : 병원인가지침(accreditation manual for hospital, AMH)기준을 작성 최소기준에서 달성 가능한 적정기준으로 변경할 것을 결정하였다.

⑥ 1972년 : 국가적인 이용도조사과정을 만들기 위한 시도로서 사회보장법안 수정에 따라 PSRO (Professional Standards Review Organization)프로그램을 시작하였다. PSRO는 Medicare를 포함하는 연방 사회보험 수혜자들의 의료이용을 심사하기 위한 의사들의 지역적 비영리조직이었으며, 이용 심사에 강조점을 두면서 의료의 질 향상을 위해 의료의 질 평가를 동시에 수행하였다.

⑦ 1982년 : PSRO를 대신할 PRO(Peer Review Organization)가 생겨났고, PRO역시 Medicare 환자의 진료가 의학적으로 필요한 것인지, 적절한 환경에서 의료 서비스가 제

공되는지, 전문가들이 사전에 설정한 질적 기준을 충족시키는지를 확인하고 의료의 질적 수준을 보장하는 것을 그 목적으로 하고 있다. PRO는 동료심사 활동을 하는 조직으로 일반인이 이해하기 어려운 전문직의 업무를 평가하기 위해서 사용되어 왔다.

⑧ 1987년: 병원 이외의 다른 보건의료기관까지 관리하기 위해 JCAH에서 JCAHO로 개편하였다.

⑨ 1990년부터는 병원의 전 부서가 질 관리 활동에 참여하고 있다.

2 품질 관리의 역사(History of Quality Control)

품질관리(Quality Control)란 경영관리의 원리들을 응용하여 System에 적용하는 것이다. J. S. Qaklanda 학자는 경영의 효율성과 탄력성을 전반적으로 향상시키기 위한 접근 방법으로 모든 부서의 활동과 모든 관리 계층의 구성원들을 조직화하고 참여시키는 방법이라고 정의하였다. 이러한 품질관리의 기본적인 도구는 통계학자인 영국의 농학자 Ronald A. Fisher 등은 1920년대 소수 표본에 의한 추측적 분석방법으로써 추측통계학을 처음으로 확립하여 오늘날의 Quality Control의 기초를 형성하는 데 크게 기여하게 되었다.

질 관리(Quality Control)에서 종합적 품질경영(Total Quality Management)까지의 시대적 품질관리 발전 과정은 다음과 같다.

1) 품질관리(Quality Control)의 발전과정

① 1920년 – 영국의 농학자 Ronald A. Fisher가 추측통계학을 확립하였다.

② 1924년 – 미국의 벨 전화연구소의 Walter A. Shewhart가 품질관리의 변이를 관찰하기 위하여 관리도(Control chart)를 고안하였다.

③ 1935년 – 영국의 E. S. Pearson이 품질 관리와 공업 표준화에 대한 통계적 방법을 응용하여 영국규격 BS 600을 제정하였다.

④ 1950년 – W. Edwards Deming이 1950년 7월 10일~18일까지 일본의 과학자연맹(JUSE)의 seminar에서 통계적 품질 관리의 원리(Theory of Statistical Quality Control)를 발표하였으며, 그 내용으로는 통계적 공정관리(Deming's lectures on Statistical Quality Control, SQC)를 출판하였다.

⑤ 1961년－Armand V. Feigenbaum이 종합적 품질관리(Theory of Statisti-cal Quality Control)를 발표하였다.

⑥ 1961년－일본의 Kaoru Ishikawa교수가 분임조 품질관리를 창안하였고 이후 인과관계도(Cause and Effect Diagram or Fishbone Diagram)를 제시하였다.

⑦ 1987년－국제 표준화 기구(International Organization for Standardzati-on, ISO)에 서는 하나의 동일한 제품에 대하여 여러 나라에서 중복하여 검사하는 불편을 해소하기 위해서 품질관리 및 품질보증 규격을 제정하고 ISO 90042－2의 9004－2의 Guideline for Service Standards를 사용할 것을 권장하고 있다.

⑧ 1980년 후반기－종합적 품질 경영(Total Quality Management, TQM) 철학의 활용이 시작되었다.

2) 종합적 품질경영(Total Quality Management)

세계 2차 대전 후에 파산된 일본경제를 소생시키기 위하여 맥아더장군이 Deming과 Juran을 초청하여 이 학자들의 노력에 의하여 종합적 품질경영(TQM)의 기초에 기여하였다. 종합적 품질경영(TQM)의 시초는 1980년 일본에서 품질과 경영의 문제영역을 동정하기 위하여 통계적 공정관리(Statistical Process Control, SPC)를 시작하였고 일본의 전사적 품질관리(Company Wide Quality Control)의 영향에서 시작되었다.

Tokyo University의 공과대학 Ka8 의료의 질 향상 지침서 uru Ishikawa 교수의 분임조 품질관리(Quality Control Circle, QCC)는 통계적 품질관리의 기본에서 소집단의 힘을 모아서 품질문제를 분화하여 개선하려는 일본식 사고의 개인주의보다는 조직위주의 사고방식에서 시작되었다. 미국에서는 1970년 중반에서 1980년 초까지 품질이 최고 경영층의 중요한 관심의 대상이 아니었고, 분임조 품질관리가 품질에 대한 모든 문제들을 해결해 준다고 생각했다. 조직 내의 기능별 의사소통의 결여로 부서 간의 협조가 이루어지지 않아서 품질문제가 해결되지 않았으며, 고객만족이 아니라 품질비용에 중점을 두었으며 더 이상 창안할 것이 없다는 거부감 때문에 일본의 전사적 품질관리(CWQC)에 비하여 뒤떨어지고 있었다. 그래서 1980년도에 미국의 NBC방송에서는 “If Japan can, why can’t”라는 제목으로 미국의 산업계에 신선한 충격을 주고 품질관리의 새로운 전기를 마련하는 계기가 되었다.

종합적 품질경영(TQM)의 정의는 학자 간의 차이는 있지만 Bergman은 종합적 품질경영(TQM)이란 “모든 구성원들이 지속적인 개선활동을 통하여 가장 저렴한 비용으로 고객의 요구를 충족시키기 위한 지속적 노력이다"라고 정의하였고, Banks는 종합적 품질경영(TQM)이란 "고객의 요구 조건에 일치하는 산출물을 창조하는 사람과 그 과정을 중시하는 접근방법이다"라고 정의하였다.

3 의료 질 향상의 목적

의료의 질 관리는 양질의 의료 제공(Good Quality Care)을 위한 고객 만족도의 향상(Increase Patient Satisfaction), 동시적 사고 파악(Concurrent Risk Identification), 병원 감염률의 감소(Decrease Infection Rate), 의무기록의 질적 수준 향상(Increase Documentation), 재정 운영의 합리화(Cost Effect), 자원의 적절한 배치(Appropriate Resource Allocation) 등이 의료의 질을 향상시키는 궁극적인 목적이다.

1) 의료의 질 관리 적용 영역

① 적정 진료 관리(Quality Management)

진료와 관련해서 문제점이 있을 것으로 의심되는 곳에 진료의 적절성을 평가하는 데 초점을 두어 주로 임상적인 활동을 평가대상으로 하고 있다.

② 약품사용 평가(Drug Usage Evaluation)

예방적, 치료적, 실험적 약품사용이 적정하고, 안전하며, 효과적이었는지를 조사하고 평가한다. 의사들 외에 약제, 간호, 행정부서가 함께 참여하여 시행한다. 평가의 결과는 의료진의 재임명, 임상적 권한 조정에 쓰이도록 한다.

③ 이용도 관리(Utilization Management)

이용도관리는 의료서비스의 효율성과 진료시설, 재원기간이 적절히 시행되고 있는지를 조사함으로써 부적절한 의료이용을 줄이고 의료자원을 효율적으로 사용하여 양질의 의료서비스를 제공하는 것이다.

④ 위험 관리(Risk Management)

위험관리는 병원 내에서 발생하거나 발생할 가능성이 있는 의료행위, 환자, 보호자, 직원의 안전과 관련된 위험을 발견하여 이를 평가하고 원인을 분석 · 평가하여 개선 방안을 마련하고 위험을 감소시키거나 제거하고 예방하는 체계적인 활동을 말한다.

⑤ 감염 관리(Infection Control)

감염관리는 감염의 감시, 예방, 조절을 위한 질 관리 사업을 말한다. 입원 당시 나타나지 않았음은 물론 잠복상태도 아니었던 감염이 입원기간 중에 발생한 경우이다. 즉 입원 이전에 감염되지 않았던 사람이 입원 후 병원환경에서 병원성 미생물에 폭로되어 발생되었거나 환자 자신이 이미 가지고 있던 내인성 미생물에 의해 발생된 감염증을 말한다.

⑥ 영양 관리(Nutrition Management)

영양관리는 환자들의 질병과 중증도에 따라 다양한 식단을 제공하고 입맛에 맞는 식사를 선택할 수 있는 제도를 도입하여 유도함으로써 입원환자에게 양질의 식사를 제공하여 환자의 영양상태와 만족도를 높이는 것이다.

⑦ 의무기록정보(Medical Record Information)

의무기록정보는 의료의 질 관리에 있어서 가장 중요한 정보원이 된다. 또 의무기록정보의 질이 의료 질 관리의 수준을 이야기해 준다고 할 만큼 의료의 질 관리사업에 있어 중요한 부분이다.

의무기록정보 감사는 환자의 의무기록이 필요한 내용을 담고 있는지, 신속 · 정확히 기록되고 있는지를 조사, 평가한다. 이는 의무기록에 진단, 진단적 검사의 결과, 치료내용, 환자의 상태와 진행과정, 퇴원 당시의 상태가 적시에 기재되어 있는지를 평가한다. 의무기록정보의 조사는 대체로 의료서비스 제공 후에 의무기록정보를 바탕으로 하여 진료의 질을 평가하는 방법이다.

2) 의료의 질 향상 필요성

① 의료의 목적과 윤리

② 환자(고객)의 의식변화

③ 병원 경영의 효율화

④ 의료기관 간의 경쟁

⑤ 정부의 의료정책

3) 의료의 질 향상에 고려하여야 할 필수 요소들

① 진료의 질적(Quality) 수준 향상

② 효율적인 병원경영–적정 비용(Cost)

③ 고객만족도(Satisfaction) 향상

4 의료의 질 관리 정의 및 구성 요소

오늘날 의료 질 관리의 정의는 Deming과 같은 통계학을 비롯한 경영학 등의 많은 학자들에 의해 체계화되면서 발전을 하게 되었다. 세계 2차 대전 후 일본의 파산된 경제를 소생시키기 위해 맥아더장군이 Edwards Deming과 Joseph Juran을 초청하여 회사에 품질관리를 접목시켜 오늘날의 세계적인 선진국을 이룩하는 데 발판이 되었고, Deming은 일본 산업에 가장 큰 영향을 주었으며 우수한 제품에 Deming상을 수여하였고 오늘날 질 관리의 아버지라 불리게 되었다.

Deming, Juran, Crosby는 철학과 CQI의 실무 그리고 그들의 원칙들이 Health Service Organizations들에 채택하도록 크게 영향을 주었고, 질 성취의 주도가 3가지라고 인식했다. 이들 전문가들은 조직들이 질 문화의 설립을 추구하기 위하여 철학과 방법론을 제공했다.

Deming은 철학자이며 통계학자이고 Juran은 경영접근에 이용하였고 Crosby는 조직의 행동주의와 동기부여자이다.

이들 학자들은 비록 근원의 어떤 차이는 있지만 그들의 목적은 같다. 그들은 질의 같은 영역의 전도자로서의 3가지 차이가 있으며, 이외의 Donabedian의 의료 질의 접근법과 Myers 학자의 의료의 질 구성 요소들의 정의가 있다.

1) W. Edwards Deming의 정의

Deming의 질 개선은 기본적으로 제품의 제조공정에서 발생되는 변화, 변동, 불확실성 등을 최소화함으로써 이루어진다는 시스템적 접근을 바탕으로 하고 있다. 특히 질 관리가 기업경영의 중추가 되면서 감시부터 예방까지 변화해야 한다고 강조하였다. 그들의 발생과 과정이 향상되기 전에 결점들을 예방하고 그래서 회사가 목표를 위해 노력할 때 결점들은 발생하지 않는다. 직원들의 훈련과 재교육은 기업이 성공하는 데 결정적이라고 했다.

Deming은 생산성을 향상시키는 길은 Deming의 연쇄반응이라 불리는 계속적인 질 향상을 통해서 이루어진다고 믿었다. 과정향상을 통한 질 향상은 낭비, 재업무, 지연, 파기의 감소에 이르고, 이런 감소가 질 향상뿐만 아니라 생산성의 원인이라고 했다. Deming은 질 향상을 위한 과정으로써 PDCA(계획－실행－평가－조정) Cycle에 대해서 다음과 같이 서술하고 있다. 또한 Deming은 조직의 구조보다는 과정을 위한 계속적인 순환, 그리고 객관적인 자료의 통계적 분석을 강조하였다.

Deming의 연쇄반응 Plan Do Check Act는 그림 1-1과 같다.

제1단계 : 첫 번째는 과정을 연구하고, 어떤 변화가 질을 향상시킬 수 있을지를 결정하는 단계이다. 적절한 팀을 조직하고, 어떤 자료가 필요한지를 결정하여야 한다. 또한 변화를 일으키는 것이 필요한지, 관찰하는 것이 필요한지를 결정하여야 한다. 반드시 계획을 세우고 진행하여야 한다.

제2단계 : 실험을 하거나 변화를 일으키는 단계이다. 변화는 소규모로 시작하는 것이 좋다.

제3단계 : 결과를 관찰한다. 시간과 경과에 따라 제시된 해결책이 가져온 효과를 모니터하는 것이다.

제4단계 : 어떤 교훈을 얻었는지 알아보고, 필요하면 환경을 달리하여 실험을 반복한다. 부작용을 관찰한다.

실행과 확인단계에서 효과가 입증된 변화를 공식화한다.

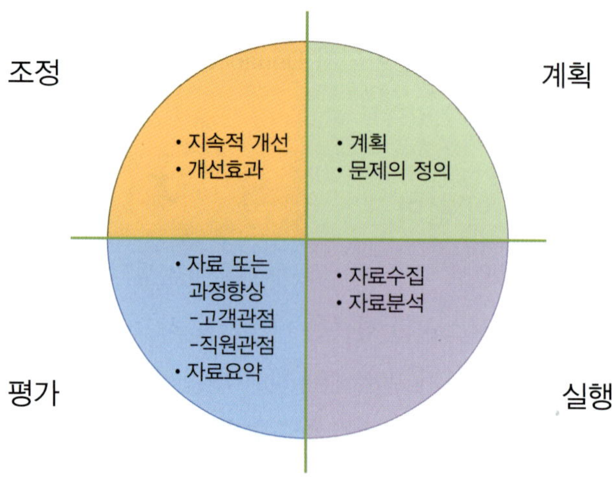

그림 1-1. 계획-실행-평가-조정(PDCA) Cycle

Deming의 모델 방법은 두 가지 독특한 구성을 가진다.

- 첫 단계가 위기이다. 관리자들은 안정해야 하며 질 향상 환경의 영속성은 모든 직원들의 업무 전체가 된다.
- 두 번째, 공동 구성은 질 향상의 노력은 통계분석 활동에 의해 지원된다. 관리는 조직의 수행과 그것이 잘 수행되도록 이해되어야 하며, 이들 자료와 분석들은 관리자들이 확인과 문제수집들을 위해 허락해야 한다.

Deming의 질 향상을 위한 14가지 요소들은 Bataldan과 Vorlicky에 의해 HSO(Health Ser1 vices Organization)들이 사용하였다.

Deming의 14가지 사항을 병원조직에 응용하는 방법을 다음과 같이 제시했다.

① 서비스 향상에 대한 목표를 지속적으로 창조한다.

병원조직에 응용하는 방법 : 목적을 지속적으로 강조한다.

② 새로운 경영철학을 채택한다.(질이 아닌 수준은 일반적으로 받아들일 수 없다)

새로운 시대의 요소들을 요약하면 다음과 같다.

㉠ 병원의 고객은 환자뿐만이 아니고 제삼자, 의사, 환자의 친척과 친구들이다.
㉡ 각각의 고객집단은 무시할 수 없는 질적 요구수준을 가지고 있다.
㉢ 오늘날 고객들의 기대는 보다 높고 제공된 서비스의 만족수준에 더 큰 만족을 원한다.
㉣ 오늘날 병원경영자들에게 직면한 도전은 높은 질적 진료와 비용의 절감 사이에서 최적의 균형을 성취하는 방법이다.
㉤ 조직의 정책은 시대적 환경과 오늘날의 병원고객들의 요구사항을 명확하게 이해하면서 운영해야 한다. 질이란 병원표준화 심의위원회의 요구사항의 성취를 뜻하는 것이 아니라 지속적인 질의 개선과정에서 더구나 생각 그리고 많은 개념들을 응용하고 학습하는 것을 뜻한다.
㉥ 경쟁심보다는 협동심(team build)을 더 중요시한다. 협동심은 승자와 승자의 상황인 반면에 경쟁심은 승자와 패자상황을 유도한다. 협동심에 의하여 조직단체 전체로서 모든 사람이 승자가 되어야 한다.

③ 질을 성취하기 위한 대량검사에만 의존하는 것을 지양해야 한다.

병원조직에 응용하는 방법 : 대량검사에 의지하는 것을 중지하여야 한다. 집단검사는 입원 중에 감염된 환자나 잘못된 투약에 의해서 인체건강에 손상을 입는 것을 원상태로 회복시킬 수는 없다. 환자의 질적 진료의 명성을 해치는 문제들을 줄이고 진료과정의 개선을 하는 것이 주의해야 할 점이다. 즉 소비자 위험을 줄여야 한다.

④ 업무 수여에 대한 실제 결과는 보상에 근거한다.

병원조직에 응용하는 방법 : 단지 가격표에 근거하여 구매하는 것을 지양해야 한다. 병원에서 사용되는 것은 매일 생존과 죽음의 상황에서 사용되는 장비, 기계, 약품 등으로 단지 가격표에만 근거하여 물건을 구매하는 것은 질적 진료에 있어서 좋지 않은 영향을 주게 된다.

⑤ 계속적인 향상과 서비스를 위해서 끊임없이 개선한다.

관리자는 낭비감소와 질 향상 방법을 계속적으로 찾지 않을 수 없다. 병원의 지속적인 질 개선은 질 개선 범위 내에서 훈련과 표준화를 위해서 필요한 실현 가능한 것부터 먼저 실행하는 것이다. 지속적 질의 개선이란 질의 수준을 고정해 두는 것보다 더 좋은 목표의 개선을 말한다. 무결점(Zero Defects, ZD)과 지속적 의료의 질 개선의 차이는 매우 중요하다.

Deming cycle

즉, Plan → Do → Cheek → Act는 질을 성취하기 위한 개념에 근거한 것이며, 목표에 대해서 계획을 세우고 그 계획을 실천하고 그 결과를 분석하고 점검하며 질을 개선하는 조치를 취하는 것이다. 이 과정 즉, PDCA cycle을 끊임없이 계속하여 반복해야 질을 개선시킬 수 있다.

---

⑥ 직무 중 훈련제도를 실행한다.

병원조직에 응용하는 방법 : 근무 중에 훈련을 겸해야 한다.

병원은 진료부서나 간호보호의 경우 훈련을 통한 기술의 향상이 매우 중요하다. 병원분야는 인간적 전문성을 요구하기 때문에 어떤 병원들은 감정적 일에 관련된 사람들을 위해서 emotion control(감정 관리) 경청, 심리적 방어기제, 대화법, 상담에 대한 적절한 훈련을 실시한다. 그래서 직원의 훈련은 건강이 좋지 않은 감정적이고 정신적 부담을 주는 환자들이나 가족을 다루는 기술을 요구한다.

⑦ 지도력(leadership)을 연구한다.

병원조직에 응용하는 방법 : 리더십(leadership)의 학습과 이의 채택이다.

적절한 leadership과 감독(supervision)은 근무 중에 직원들에게 우수성을 발휘하도록 도움을 준다. 병원에서의 leadership의 하나의 목표는 조직에서 채택한 지속적인 목표의 일부분을 근무자들이 성취하도록 동기를 부여하는 것이다.

⑧ 두려움이나 공포감을 제거한다.

병원조직에 응용하는 방법 : 두려움을 추방한다.

두려움이나 공포는 자기 자신의 잠재능력을 저지시킨다. 간호사들이나 그 밖의 병원 근무들이 직면하는 일반적 두려움이나 공표는 실수를 할 것이라는 두려움이다. 전형적인 실수란 환자에게 부정확한 용량 투약, 약을 잘못 준다든지, 약물치료를 하는 동안 환자에게 부적합한 설명, 검사나 X-ray의 잘못 의뢰 등이 있다.

⑨ 직원, 부서 사이의 장벽을 제거한다.

병원조직에 응용하는 방법 : 부서 간의 장벽을 제거하는 것이다.

병원의 진료과정은 본질적으로 다수의 전문분야의 협력(participative multidisciplinary)에 의해서 이루어진다. 즉, 부서 간이나 부서 간의 사람들 사이에서 전문지식이나 그들의 지원에 의해서 진료과정이 이루어지기 때문에 이들 부서의 직원들 사이에 장벽이 협력의 약화로 인하여 의료의 질을 떨어뜨릴 수 있다. 특히 부서 간의 상호협력체계를 잘 유지해야 한다.

⑩ 표어들, 권고들, 무결점을 요구하는 새로운 단계들을 제거한다.

병원조직에 응용하는 방법 : 노동력을 위한 표적, 훈계, 표어를 줄인다. 일부 병원들은 표어에 지속적으로 의존하는 경우도 있겠지만 보통 상식으로는 환자진료에 잘 사용되지 않는다.

⑪ 수적 목표를 줄인다.

병원조직에 응용하는 방법 : 노동력을 위하여 수적 할당량이나 경영관리를 위하여 목표들을 줄인다.

작업표준이나 표준원가는 환자의 생명을 다루는 건강보전 서비스조직에는 전형적으로 채택되지 않는다. 환자의 퇴원을 위한 기준이나 안내지침 같은 예견된 입원일수의 활용 같은 것은 다르다. 그러나 작업표준추출기법(work sampling technique) 등은 더욱 활용되어야 한다. 어떤 경우에는 아픈 환자들이 귀가했는데 우연히 같은 병으로 재입원하는 경우가 증가했다면 의사들이나 간호사들을 확보하기 위해서 최소한의 인원을 설정할 때는 수적 할당이 사용되어야 할 것이다.

⑫ 장애물을 제거한다.

병원조직에 응용하는 방법: 핵심사항은 인사고과제도나 연말평가를 줄이고 사람들이 기술을 자랑하는 것을 저해하는 장애물을 제거하는 것이다. 예를 든다면 어떤 병원들이 업무수행도 평가를 점수제도에 근거하여 급료인상을 묶어둔다면 같은 일을 1년의 평균을 초과한 간호사는 다음 연도에 그 평균 밑으로 떨어질 수 있다.

⑬ 인사고가제도나 연말평가를 줄인다. 자기개선이나 패기 있는 교육 계획을 세운다.

많은 병원들이 간호사, 방사선사, 임상병리사, 의사, 물리치료사 등을 위해서 병원 조직 내에 훈련 program을 제공하고 있으며 일반적으로 근무자들이 seminar나 conference에 참여할 수 있도록 재정적 지원을 요구하고 있다고 병원장들이 생각하고 있지만 실제로는 직원들이 그들의 휴가를 대체하여 사용하는 경우도 있다.

총체적 질 관리(Total Quality Management, TQM), leadership, 지각(perception), communication, 경청(listening), team building 등은 교육하지 않고 대부분이 약물, 의학, 치료의 과정, 의료의 기술 등의 교육이나 훈련을 위하여 강압적으로 요구하고 있다. 병원 장들이 근로자의 인적자원 투자에 강력하게 기여한다는 것을 보여주어야 한다.

⑭ 조직의 변화과정을 성취하기 위하여 일하도록 배려한다.

병원조직에 응용하는 방법 : 직장 내에서 모든 사람들이 서비스의 변형과정(transformation process)을 성취하도록 배려해야 한다. 병원 조직 내에 있는 모든 사람들의 서비스의 변형과정에 참여하도록 한다.

W. Edwards Deming은 과학적 방법, 즉 Plan → Do → Cheek → Act(PDCA cycle), 통계적 사고방식, 통계적 공적 관리(Statistics Process Control, SPC)를 통하여 질을 개선할 것을 강조 하였다. 그림 1-2는 PDCA에 의한 지속적인 개선 Cycle이다.

다음의 핵심사항들은 매우 중요하다.

㉠ 최고경영자는 총체적 질 관리(TQM)에 솔직하고 명확하게 기여함을 증명해 보여야 한다. 서비스의 변형과정의 기여함이란 단지 필요에 의해서 하기보다는 오히려 신념을 설득하도록 하는 편이 좋다.
㉡ 최고병원경영자는 공포나 두려움을 제거하고 조직 내에서 질을 개선하기 위하여 장벽이나 억제를 줄여야 한다.
㉢ 의료의 질 개선이란 무엇인가 그리고 고객이 요구하는 것은 무엇인가에 대한 직원들의 교육이 선행되어야 한다.
㉣ 의료의 질이란 일개 부서의 기능이 아니고 의사, 간호사, 의료기사, 행정부서의 근무자, 약사 등에 관련된 모든 직원들의 일이다.
㉤ 의료의 질 개선이란 지속적이고 끝이 없는 과정이다.
㉥ 정부와 기타 기관의 검사(점검)는 의료의 질 관리를 의미하지는 않는다.
㉦ 의료의 질 개선이란 전체 직원들의 협력이 없이는 성취될 수 없다.

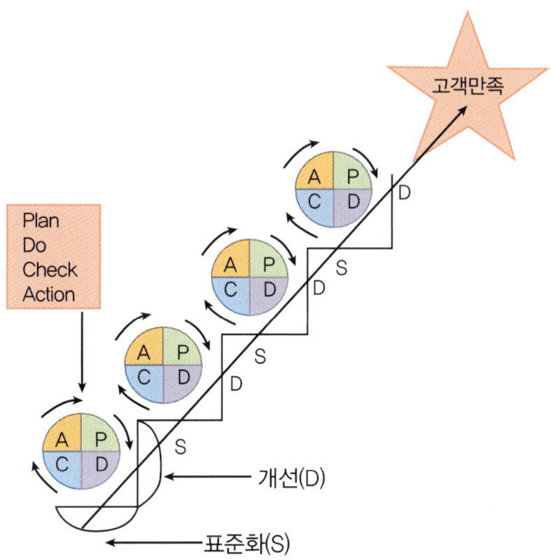

그림 1-2. 계획-실행-평가-조정(PDCA) Cycle의 지속적 개선

2) Joseph M. Juran의 정의

Juran 연구소의 소장과 고문인 Joseph M. Juran은 총체적 질 관리(TQM)의 주창자이다. 특히 질 수준의 80% 이상이 경영자에 있으므로 이들의 의식변화가 중요하다고 하였다. 그는 질의 개선이란 안정적인 질의 문제들을 포함하고 있는 영역을 시작하는 과정이라고 말하고, 질의 개념이란 계획, 관리, 개선이라는 3부작의 활용으로 경영자가 지속적으로 개선을 요구하는 것이라고 말하였다.

Juran은 질에 대한 사고를 모든 기능과 수준 그리고 산출기준에 맞도록 질의 3부작을 개발했다. 질 3부작은 질 계획, 질 관리, 질 개선의 3가지 활동들을 포함한다.

질 계획. 이것은 고객들의 요구에 대한 산출물과 서비스들을 개발하는 활동이다.

다음 5가지 사항처럼 본질적인 보편단계들을 연속적으로 포함한다.
① 고객들이 누구인지를 결정하고
② 고객들의 요구를 결정하고
③ 고객들의 요구에 응하도록 산출특징을 개발하고
④ 산출 특징들을 제시할 수 있도록 과정들을 개발하여,
⑤ 결과 계획들을 운영력 있게 전환하는 것이다.

질 관리. 이 과정은 다음 3단계들로 구성된다.

① 실질적인 질 수행 평가
② 질 목표들을 실질적인 수행과 비교
③ 차이들의 활동

질 개선. 이 과정은 전례가 없는 수준들에서 질 수행 상승을 의미한다.

전체 단계들의 연속으로 구성된 방법론으로 :
① 일 년의 질 개선이 안전하게 요구되도록 하부구조를 설립
② 개선 프로젝트를 위한 요구를 특별히 동일하게 운영
③ 각 프로젝트를 위해서는 프로젝트의 성공적인 결론에 이르도록 분명한 책임과 함께 프로젝트팀을 설립
④ 자원, 동기, 팀에서 요구되는 훈련, 진단원인들 등 제공

Juran의 질 3부작은 그림 1-3과 같다.

Juran의 3부작의 도형은 수평축의 적절한 그래프와 수직축의 수준 낮은 비용이다. 주 활동은 질 계획이며 계획자들로 결정되는 사람은 고객들이고 그들의 요구가 무엇인가 하는 것이다. 개발 산출과 과정설계 계획자들은 필요에 응할 수 있다. 마지막으로 계획자들은 운영력에서 높은 계획으로 바꾼다.

운영력의 직무는 과정과 산출의 생산에서 운영된다. 그것은 운영속도처럼 곧 그 과정의 출현은 100% 좋은 업무로 나타날 수 없다. 그림 1-3에서 보여준 업무의 20%는 질 부족의 결과로서 재수행된다. 이 소비는 운영과정이 방법 설계 때문에 만성적으로 되었다. 전통적인 책임 모형아래 운영력은 만성적인 낭비를 계획적으로 제거할 수 없다. 그들이 대신하고자 하는 것은 나쁜 것을 얻는 것과 예방하는 일까지 질 관리를 수행한다. 관리는 산발적인 곡선의 끝처럼 끌어내리는 것을 포함한다. 만성적인 낭비 과정을 보여 주는 차트는 처음 계획된 수준보다 더욱 낮게 운영된다. Juran의 질 향상 주장들은 3부작에서 3단계는 하나의 존재과정(재설계된)을 향상시키는 방법으로 질 관리의 최초의 영역과 만성낭비와 관련된 최초의 존재수준 아래로 감소될 수 있다. 이것은 질 관리의 새로운 영역까지 그림 1-3에 나타났다.

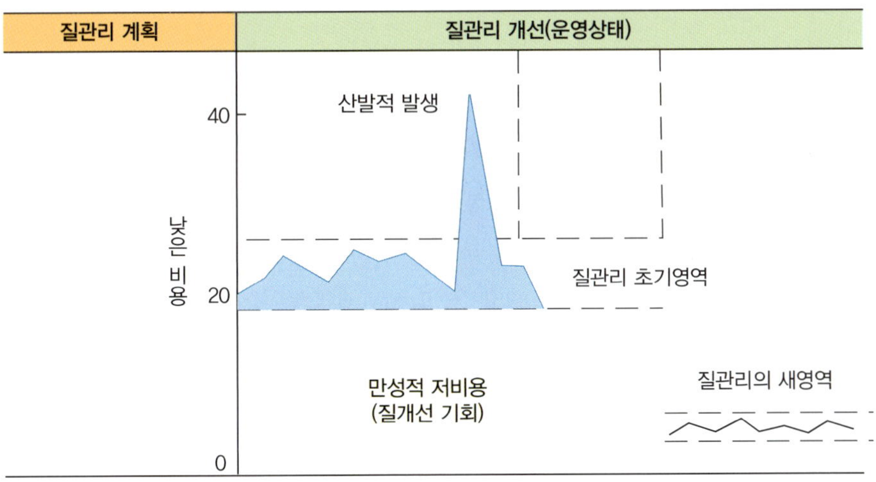

그림 1-3. 질의 3요소

3) Philip B. Crosby의 정의

품질 예찬론자인 Crosby는 1952년 Crosley사의 제조부문에서 근무하였으며 1979년 그의 20 의료의 질 향상 지침서 베스트셀러인 "Quality of Free"로 유명해졌다. ITT사의 품질부서장이 되면서 직원들에게 품질의 개념을 가르치는 품질대학을 운영하다가 직접 플로리다에 필립 클로스비사를 세워 회사 내에 품질대학을 설립하였다.

Crosby는 많은 산업단체와 여러 주의 고문을 맡았으며 질은 자유로운 것이라고 주장했다.

Crosby는 질을 필요조건과 고객이 처음부터 마지막까지 항상 만족한 상태라고 했다. Crosby의 기초 원리를 보면 crosby는 질 향상이 평가보다는 차라리 예방에 중점을 두는 시스템으로 강하게 주장을 했다. 예방은 과정의 이해와 문제영역, 과정의 향상에 따른 동일성이 포함한다.

Crosby는 질의 궁극적인 목표를 무결점(Zero Defects, ZD)으로 회사는 이 목표성취를 위하여 끊임없는 노력을 해야 한다고 강력히 주장을 했다. 그는 질의 최고 측정은 비용이라고 믿었고 그리고 이 비용은 비적합한 가격과 적합한 가격 2가지 구성으로 나누어질 수 있다고 했다. 비적합한 가격은 내부 실패와 외부 실패의 비용을 포함한다.

Crosby는 또한 조직들의 숨겨진 저질의 비용들을 인식해야 한다고 강조했다. 의료서비스에서 오진(의료사고)이 하나의 그런 비용이다.

P. B. Crosby의 요구사항의 일치에 대한 정의는 다음과 같다.

① 조직시스템은 낭비가 많은 검사나 점검보다는 예방을 더 강조하였다.

② 예방이란 실수가 발생하는 영역을 동정하는 것과 관련된 것이고 동정된 업무진행과 정은 그 원인을 영구적으로 줄이기 위하여 부분 수정하는 것이다.

③ 품질경영에 있어서 궁극적인 목표는 무결점(ZD)에 도달하기 위한 것이다.

④ 질의 비용이란 잘못된 일을 시정하는 데 드는 비용이다.

⑤ 적응하지 않은 불일치에 대한 비용은 조직운영비의 25~35% 정도 높다.

⑥ 예방비용은 질의 교육과 관련된 교육 · 예방보전, 업무진행의 변형, 업무진행과정의 설계에 소요되는 비용이다.

표 1-1은 의료서비스를 위한 수준 낮은 질에 대한 시각적이고 숨겨진 비용들을 예로써 나타낸 것으로 하나의 빙산을 모델로 사용하였다. 의료서비스가 이런 방향으로 움직인다면

Crosby's의 QI 14단계를 사용하고 그리고 질에 대한 하나의 철학에 대하여 성장과정을 통해 나아가야 한다고 했다. Crosby의 조직성장 모델은 불확실, 자각, 개발, 현명, 확실한 단계들을 포함한다. 개발은 관리자의 이해단계이고 그리고 QI에 대한 태도는 높아지고 관리자는 QI 개념들과 협력하는 것이다. 문제는 개방적으로 놓여 있고 지시방법을 해결하고 그리고 질 접근의 14단계를 감시한다.

표 1-1. Visible and Hidden costs of quality

Visible costs	Hidden costs
고객 불평 보험청구 에러 시간외 업무 질 관리 활동의 비용 불필요한 임상병리검사 또는 방사선검사	직원들의 팀의 부족 의무기록의 부정확성과 오류 투약 및 처방오류 나쁜 명성으로 환자이탈 사용 장비 불량 성실한 직원들의 좌절과 실망

Crosby's의 QI 14단계들은 반드시 연속적인 것은 아니지만 실제로 매우 균형적이다.

① 질에 대한 경영의 시도를 포함－관리 위임

② 지식과정과 실제적 시도를 사람과 함께 구성된 QI팀들의 이용

③ 질 측정의 향상을 위한 영역들은 동일한 행동

④ 질 비용 측정－질이 아닌 비용의 의미

⑤ 모든 조직원들의 질에 대한 인식

⑥ 조정 행동들－향상을 위한 기회 추구

⑦ 무결점 계획－먼저 올바르게 하도록 노력

⑧ 직원교육은 14단계들에 대한 관리자들의 모든 수준의 완전한 적응교육

⑨ 무결점의 날, 질 시도 관리자가 입증

⑩ 목표점－궁극적으로 무결점이고 그러나 중간목표들은 그 지시로 움직임

⑪ 과실－원인제거, 사람들은 문제를 기술하고 과실 업무를 예방

⑫ 목표들을 인식

⑬ 질 위원회의는 QI팀에서 질 전문가들의 주장과 그 외 사람들로 구성

⑭ 1~13단계까지 모든 과정을 반복

Crosby의 14단계 프로그램은 조직 활동에서 발생한 체계적인 방법을 나타낸 것이다. 그가 주장한 “Do if right the first time”은 첫 업무를 올바르게 시행하는 것이며, 이는 감시가 아닌 예방차원이라고 할 수 있다.

4) Donabedian의 정의

Donabedian은 양질의 의료란 “진료의 모든 과정에서 예상되는 이익과 손실의 균형을 맞춘 상태에서 환자의 건강을 가장 높은 수준으로 나타낼 수 있도록 하는 것이다”라고 정의하였으며, 의료 질 보장의 아버지란 명성을 얻었다. 의료의 질 접근법을 구조, 과정, 결과의 3가지 틀로 제시하였으며 자세한 설명은 의료의 질 접근법에서 설명하였다.

① 기술적 부문(technical domain) : 의과학과 기술을 개인의 건강 문제에 적용하는 것이다.

② 대인관계의 부문(interpersonal domain) : 환자와 치료자 간의 사회적, 심리적 상호작용을 관리하는 것이다.

③ 쾌적함(amenity) : 쾌적한 대기실, 편안하고 따뜻한 진찰실, 깨끗한 입원실 침대, 좋은 음식 등으로 묘사될 수 있는 것으로 이것을 보통 호텔서비스라 부른다. Donabedian은 쾌적함은 질의 독립된 구성요소라기보다는 대인 관계의 한 부분으로 보는 것이 타당하다는 의견을 제시하였다.

Donabedian의 의료의 접근법은 질적인 결함을 발견하고 그 결함을 수정하기 위하여 양질의 진료 모델에 비추어 실제적인 진료의 구조, 과정, 결과에 초점을 둘 수 있다. 모델에 대하여 양질의 진료를 규정하는 중심 요소인 평가항목을 찾아야 한다. 좋은 진료와 나쁜 진료 사이의 선을 긋기 위해서 각 기준에 대하여 벤치마크와 표준을 설정할 필요가 있다. QA의 중요한 방법론적 문제는 QA의 초점이 무엇인가 하는 것과 어떤 방식으로 기준과 표준을 정하는가 하는 것이다.

5) Myers(1969)의 정의

Mayers는 “의료의 질이란 의학적 적정성과 사회적 적정성이 동시에 달성될 수 있도록 적절하게 제공되어야 한다.”고 정의하면서, 양질의 의료를 위한 다음의 4가지 구성요소를 들었다.

① 접근성(accessibility) : 환자가 의료를 이용하고자 할 때 쉽게 접근할 수 있어야 한다.
개인적 접근성(지리, 경제적인 접근성)/충분한 양/포괄적 서비스

② 질(quality) : 의학의 발달과 더불어 의학지식을 포함한 의료 수준을 향상시킨다. 전문가적 능력/개인적 수용성/충분한 질에 대한 능력

③ 지속성(continuity) : 신체적, 정신적으로 안정된 전인적인 치료 서비스를 나타낸다. 인간 중심의 의료/치료의 중심/조화된 서비스

④ 효율성(efficiency) : 의료자원을 최대한 활용하여 비용이나 치료효과를 줄이면서 효율적으로 관리하는 것이다. 공평한 재정/적절한 보상/효율적인 관리

효율성(efficiency) = 투입량÷산출량

이러한 효율성은 얼마만큼의 자원이 투입되어 어떤 과정을 거쳐서 산출되었는가를 나타낸다.
효율성 = 투입 → 과정 → 산출

효과성(effectiveness) = 기대한 결과÷성취된 결과

이러한 효과성은 의료에서는 결과가 중요한 몫을 차지하고 있기 때문에 기대한 결과에 대한 성취된 결과를 효과로 표시한다.
효과성 = 투입 → 과정 → 산출 → 결과

6) Feigenbaum

Feigenbaum은 전사적 질 관리 개념을 최초로 창안하였으며, 조직 전체가 질 관리에 참여 하여 초기부터 해결하는 의식의 전환이 이루어져야 한다고 했다. 총체적 질 관리(TQM)의 이론적 구조를 제공하였으며 TQM을 3가지 기능이 통합되는 체계로 정의하였다.

① Quality management－conception, planning, design, set-up

② Quality maintenance－production, distribution, service

③ Quality improvement－training, data analysis, user feedback

7) D*A*T 모델

D*A*T 모델은 1992년 Joseph G. van matre에 의해 제시되었으며 QI철학에서 핵심 개념과 중요한 관계를 평가하기 위한 기본적인 틀을 제공한다. 자료(data), 태도(attitude), 도구(tool)의 3가지 요소가 상호작용하여 지속적으로 질 향상이 이루어진다는 것이다. 이러한 지속적인

질 향상 운동은 질 향상을 위한 태도와 자료에 근거한 통계학적 도구를 사용하여 과학적인 의사결정을 통한 운동이 전개되어야 한다는 것이다. 아래 그림에서와 같이 세 가지의 원이 동시에 맞물려 지속적으로 질 관리운동이 발생하고 있는 것에서 알 수 있듯이 어느 한 요소라도 부족하면 질 향상이 이루어질 수 없다는 것이다.

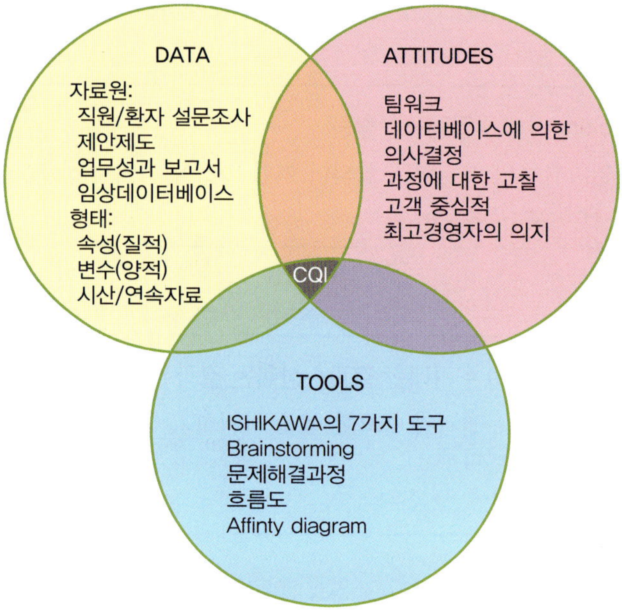

그림 1-4. 2주기(2007~2009년) 평가기준 개선방향

5 전통적인 질 관리(QA)와 질 향상 관리(QI)의 비교

의료의 질 향상 활동을 위한 조직 내의 새로운 업무나 프로그램을 소개할 때의 어려움은 고객, 경영자, 책임자 그리고 공급자가 이전의 업무나 프로그램과의 관계를 이해하지 못하고 변화가 왜 필요한지를 이해하지 못한다는 것이다. 그러므로 새로운 업무나 프로그램은 과거와는 전혀 관계없는 새로운 사업으로 인식될지 여부와 얼마나 오랫동안 지속될지가 의문시 된다. 전통적인 질 관리 활동에서 많은 조직들이 보여준 질 향상 도입에 대한 공통적인 최초의 반응 중 하나는 우리는 질 관리 활동을 위한 계획을 가지고 있으므로 이미 질 향상 활동을 실행하고 있다는 것이다.

의료의 질 향상은 서비스, 산출물 또는 정보를 제공하는 사람이 시행할 때 가장 효과적으로 달성되는 것이다. 따라서 질 향상은 어떤 중앙집권화 된 질 관리나 질 향상전담자의 책임일 수는 없다. 질 향상의 접근이 효과적이기 위해서는 질적 추구가 경영자의 리더십을 통해 모든 직원들의 우선적인 업무가 되어야 한다. 이런 변화는 조직의 최고 경영자들에 의해 주도되어야 한다. 질 관리전담자는 질 관리뿐만 아니라 질 향상을 이행하기 위한 주요 인적자원으로서 기여하지만 효과적인 사업으로 이끌 수는 없다.

모든 의료기관의 특수성에 따라 질 향상 활동 프로그램이 다르기 때문에 QI을 하나의 개별적인 질 관리프로그램과 비교하는 것은 불가능하다. 사실상 완벽하게 전형적인 질 관리프로그램을 실시하거나 질 향상 과정을 충분히 실행하는 의료기관은 없다. 본 장에서 질 관리와 질 향상의 유사성과 차이점을 이해하기 위해서는 표 1-1을 참조하는 것이 좋다.

1) 전통적인 질 관리(QA)와 질 향상 관리(QI)의 비교

전통적인 질 관리가 질적 측정을 함에 있어 그림 1-5에서 나타난 것처럼 적정 수준을 초과하거나 미달인 개인에 중점을 두고 있다.

전통적인 질 관리 계획의 중요한 결함 중 하나는 90%에 포함되는 사람들이나 임계치에 이르기 전의 결과에 관련되어서는 어떤 행동도 취해지지 않는다는 것이다. 그림에서와 같이 분포의 상하 또는 양쪽 꼬리 부분에서의 질적 향상이 이루어지나 평균에 대해서는 향상이 있다는 궤도는 거의 없다.

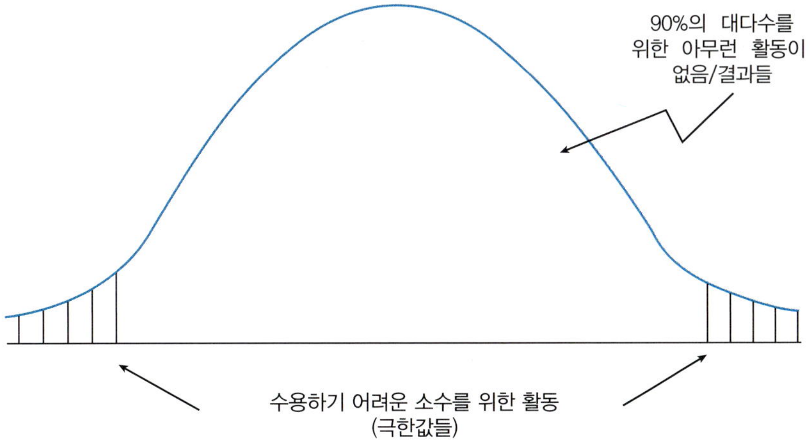

그림 1-5. 소수를 위한 전통적인 QA

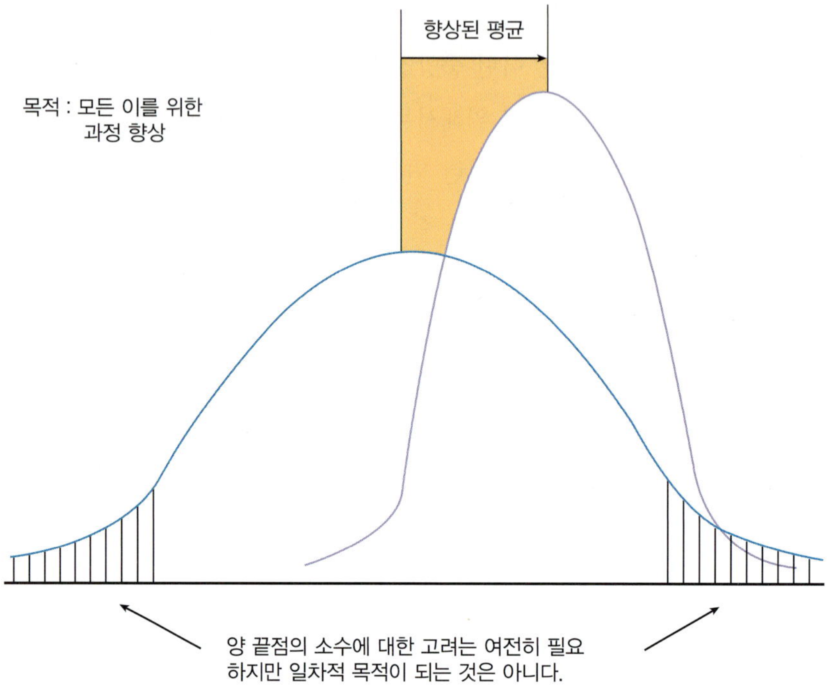

그림 1-6. 전통적인 QA방식

전통적인 질 관리와 비교되는 질 향상은 그림 1-6에서 나타나는 것처럼 분포의 양 끝에 있는 것만이 아니라 모든 사람들의 업무수행을 개선하는 데 도움을 제공한다. 질 향상은 과정 향상에 주안점을 두어 우선 프로세스 실패를 찾아내고 제거하는 것이기 때문에 개별 제공자가 문제라는 결론에 이르렀을 때 옳을 확률이 높아진다.

2) 전통적인 질 관리(QA)가 질 향상 관리(QI)로 적용될 수 있는 분야

(1) 전통적인 질 관리를 질 향상방식에 적용

질 관리는 개별문제 또는 업무체계 상의 문제들을 찾아내기는 하지만 업무를 개선하는 특별한 방식들이 포함되어 있지 않다. 질 향상은 가장 중요한 질 향상 문제로 주의를 끌고, 의견보다는 자료에 초점을 맞추게 하고, 정확한 질문을 하고, 방어적인 자세를 감소시키기 위해 이용할 수 있는 몇 가지 집단 과정과 분석적인 방법들을 포함한다. 질 향상은 산업, 의료뿐만 아니라 다양한 생산 및 서비스 산업에 응용하고 적용할 수 있는 여러 가지 유용한 방법과 기술들을 가지고 있기 때문에 질 관리 과정들을 용이하게 해줄 수 있다.

(2) 질 향상의 긍정적인 발전

의료분야에서 질 관리이행은 부정적이고 문책위주의 접근이었다. 받아들여질 수 없는 결과나 행동에 대한 허용한계는 다른 조직이나 집단 결정 과정에서 나온 표준들을 이용하여 확립된다. 이런 허용한계는 결코 통계학적으로 현재의 과정을 측정한 결과에 근거하는 것은 아니며, 최신 자료에 의한 것도 드물고, 직접적인 임상결과와 일치하지 않을 수도 있다. 그리고 이러한 허용한계는 받아들이기 어려운 소수를 찾기 위해서 사용된다.

어떤 개인도 결과를 개선하기 위해서 과정을 변화시킬 수는 없다. 85% 이상은 과정 개선으로 향상이 이루어지고 15% 이하는 사람에 의해 향상이 이루어진다. 그러나 QA계획들은 가장 먼저 사람을 공격한다. QI접근은 훨씬 더 긍정적이다. 질을 향상하기 위해서 우선 과정을 공격하는 것이다. 어떤 개인을 대상으로 하기보다는 과정을 향상하기 위한 팀 접근이다.

받아들여질 수 없는 개인적인 행동들이 있지만 그것들은 폭넓게 가능한 개선점을 파악하면서 다루어질 것이고 과정상의 문제를 찾은 후 개선할 것이다.

(3) 의견보다 과정의 개선 가능성에 근거한 표준들

대부분의 질 관리 표준이나 임계치는 각각의 질관리위원회 위원들이 판단하여 받아들여질 만한 수행에 관한 의견이나 다른 조직에서 나온 자료에 근거를 둔다. 질 관리 표준들은 현재과정의 가능성에 기반을 두지 않는다. 이로써 두 가지 상황이 생긴다. 하나는 임계치가 너무 좁게 설정되어서 근본적으로 모두가 쉽게 임계치를 충족시킨다는 것이다. 그에 비해 임계치가 너무 넓게 되면 질관리위원회는 단순히 전체 체계가 그 임계치를 충족할 수 없다는 것을 반영하는 개인 업무를 조사하는 데 많은 시간을 소모하게 된다.

관리도라고 불리는 질 향상 방식을 이용함으로써 허용한계는 현재 과정을 측정한 결과나 가능성에 기반을 둔다. 이것은 관리자, 팀 혹은 질관리위원회가 측정된 과정의 결과가 특별원인 때문인지에 대한 적절한 질문을 해야만 하는데, 그런 경우 결과에 대한 원인은 개별적으로 조사한다. 만약, 측정대상들이 관리한계 이내에 있다면 모든 이들의 업무 성과가 개선될 수 있도록 과정을 향상시키는 방법에 초점을 맞추게 된다. 이런 상황에서 개인이나 특별한 원인에 대한 조사는 없다.

(4) 전체 부서로 확대

의사, 간호사 혹은 다른 임상의의 업무수행은 의사 개인의 의사결정뿐만 아니라 지원부서와 행정부서에 의해서 크게 영향을 받는다. 예를 들어 의사가 검사를 지시하였으나 검사 결과가 지체되거나 불완전한 경우, 의사결정의 지연을 초래할 수 있다. 지체됨으로 인해 바람직하지 못한 임상 결과와 서비스의 과도한 이용을 야기할 수 있으며 이로 인하여 의사는 질관리 과정 동안 비판을 받게 된다. 질 향상은 단지 임상 업무만이 아니라 과정 전체를 고려하도록 한다.

(5) 지속적인 질 향상

대부분의 의료기관은 질 관리 표준이나 임계치를 설정해 놓고 여러 해 동안 같은 표준을 이용한다. 반면 질 향상은 지속적인 향상을 강조한다. 질 수준들은 매년 나아 질 것으로 한다.

(6) 질에 대한 개념 확대

질 관리계획에 있어서 질은 직접적으로 임상 결과에 영향을 끼치는 임상결과나 서비스의 측면에서 정의한다. 이런 정의는 환자, 가족, 관련의사, 간부직원 그리고 다른 고객들이 진료의 다른 중요한 많은 특징들을 무시하게 한다.

질 향상은 훨씬 더 광범위하게 정의한다. 질은 모든 고객들에게 유효한 고객의 요구 사항들을 충족하고 있다. 질 향상에서는 모든 임상 및 비임상서비스, 산출물 그리고 정보를 포함한 질을 정의하고 있다. 지표들은 전문적으로 정의하는 전통적 개념 외에도 환자, 가족, 의사 그리고 다른 고객의 요구 사항들에 근거한다. 한 예로 질 관리, 질 향상 및 운영 관리보고서에 환자만족 정보를 포함시킬 수 있다.

(7) 감사보다는 예방과 디자인

질 관리는 해결해야 할 문제들을 찾아내는 최우선의 접근방법을 감사에 의존한다. 반면에 질 향상은 우선적으로 질 문제들을 방지하기 위해 새로운 혹은 개선된 체계들로 예방이나 디자인에 기반을 둔다. 이런 유형의 접근은 질 관리 과정이 질을 달성하기 위한 첫째 수단인 검사로부터 이행하도록 도와준다. 그러나 여전히 확인해야 할 기전을 필요로 할 것이고 바람직한 수행 수준 이하에 있는 소수의 사람을 찾아 조치를 취하는 기구가 필요할 것이다.

3) 전통적인 질 관리(QA)와 비교되는 질 향상 관리(QI)의 세 가지 중요한 요소들

① 질적 지표에 대하여 고정된 기준치를 정해놓은 것이 아니라, 지속적인 향상을 꾀한다.

② 고객과 공급자를 포함한 모든 사람들에게 초점을 맞춘다.

③ 문제점이나 용납 안 되는 소수를 색출하기보다는 오히려 모두를 위한 과정을 개선하는 데 주안점을 둔다.

표 1-2는 전통적인 질 관리와 질 향상의 특징들을 비교한 것이다.

표 1-2. 전통적인 의료의 질 관리(QA)와 의료의 질 향상 관리(QI)의 비교

특징	전통적인 의료의 질 관리(QA)	의료의 질 향상(QI)
목표	• 환자 진료의 질 향상 • 문제해결 • 특정 범위를 벗어난 결과를 초래한 개인과 특별한 원인을 규명	• 환자와 고객들을 위한 모든 서비스와 진료에 대한 질 향상 • 지속적인 질 향상 • 특별한 것과 일반적인 원인 모두를 강조하나 대부분 일상적인 원인에 주의를 기울임.
영역	• 임상의료의 과정과 결과 • 환자에게 취해진 활동	• 모든 체계와 과정들: 임상, 비임상을 포함한 프로세스개선 지향적 조치 행동들 • 진행과정 향상을 위해 취해진 모든 활동
리더십	• 의사 및 임상부서 리더들: 임상의사, QA 위원회	• 모든 임상과 비임상 부서의 리더들
초점	• 임상 진료과별 수직적인 검토 • 표준에 미달하는 사람들을 교육 • 감사 • 결과중심적	• 결과에 영향을 주는 모든 진행과정과 사람을 향상시키도록 수평적으로 초점을 두고 검토 • 모든 사람의 업무수행을 개선 • 과정을 향상시키기 위한 예방과 계획 • 과정과 결과 모두를 중시
고객의 요구사항	• 고객은 전문 의료인과 감시기구 • 환자가 대상 • 전문의료인에 의해 설정된 기준과 표준	• 고객은 환자, 전문의료인, 감시기구 • 모든 사람이 고객 • 고정된 표준은 없으며, 고객과 전문의료인에 의해 지속적으로 향상되는 기준 설정
방법	• 의무기록 감사 • 명목집단 기법 • 가설 검정 • 지표 모니터링	• 지표의 모니터링과 자료이용 • 명목 집단 기법 • 브레인스토밍 • 흐름도, 체크리스트, 히스토그램/파레토차트, 런 차트/관리도, 지도/감시
참여자	• QA프로그램, 임명된 위원회 • 제한된 참여	• 과정에 관련하는 모든 사람 • 전 병원적인 참여
결과	• 측정과 모니터링 포함 • 지적된 소수개인의 업무수행개선 • 방어적 태도	• 측정과 감시 • 과정에 참여한 모든 개인의 성과 향상 • 과정개선에 초점: 팀 정신을 강조
지속적 활동	• 역치/표준에서 이탈한 것 감시 • 특별한 원인에 의한 이탈이 있을 경우 계속	• 지속적으로 표준을 개선 • 특별한 원인 또는 공통된 원인의 이탈이 있을 때

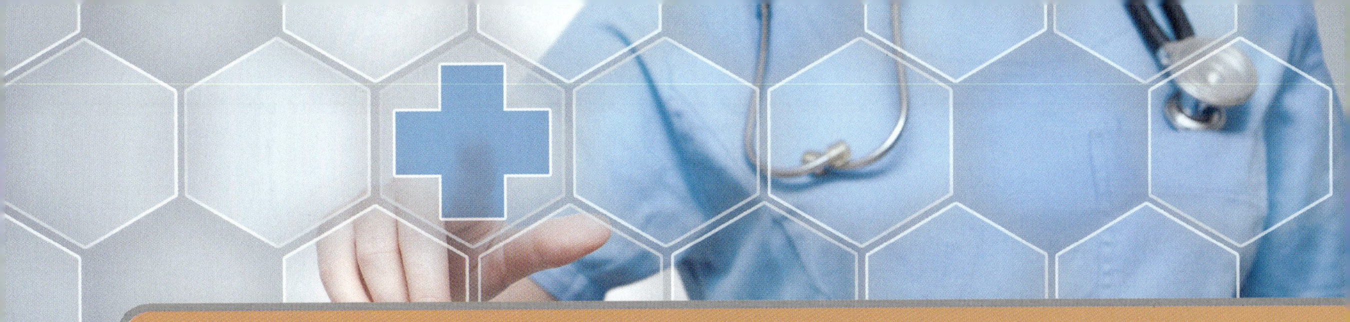

Chapter 02

의료의 질 평가를 위한 접근 및 활동영역

본 장은 의료 질의 특성 및 평가를 위한 활동영역에 대해 포괄적으로 다루고 있어 질에 대한 접근방법을 보다 쉽게 이해하게 될 것이다.

1 의료의 질 향상사업 특성

질 향상사업에서는 질 평가와 다른 몇 가지 고려해야 할 특성들이 있다. 이러한 특성에 따라 의료의 질 향상 관리사업은 다음과 같이 나누어 볼 수 있다.

1) 주체에 따라

의료의 질 향상 관리사업은 이를 시행하는 주체에 따라 다른 성격을 지닌다. 먼저 외부 시행은 의료기관 단위의 내부적 사업이 아니라 외부기관의 주도로 이루어지는 질 향상 관리사업을 지칭한다. 외부에서 질 향상 관리 사업을 수행하는 기관으로는 정부기관, 전문가 단체 이외에도 연구기관이나 교육기관 등이 있다. 우리나라는 95년부터 3차 의료기관과 400병상 이상 병원들에게 실시된 의료기관서비스 평가제도와 종합전문병원 인증 평가제도가 시행되었다. 질 향상 관리방법 중 진료비지급 거부나 병원의 신임 등 강제적인 방법을 동원하는 제재조치는 외부시행에서 가능하다. 또 외부시행에서는 다수를 대상으로 하는 대규모의 질 향상 관리사업을 주로 하게 된다. 이에 반해 내부단위의 시행은 각 의료기관이나 과 단위에서 자체적으로 시행하는 것으로 기관 외부의 시행과 구분된다. 내부시행은 제공자들의 자발적인 참여와 협조를 유도할 수 있고, 대상이 적으므로 세밀한 평가방법을 동원할 수 있는 장점이 있다.

(1) 외부 시행(external evaluation)

① 정부기관(health authority)

② 전문가 단체(professional association)

③ 기타

(2) 내부 시행(internal evaluation)

① 행정부서(administrative body)

② 전문가(profession)

2) 방법에 따라

의료기관이나 제공자가 양질의 의료서비스를 제공할 수 있도록 형태변화를 유도하기 위해 사용할 수 있는 방법에는 여러 가지가 있는데 그 대상에 따라 의료기관 대상과 제공자 대상으로 구분할 수 있다.

(1) 의료기관 대상

① 진료비 지급거절(payment denial)

진료비 지급 거절은 증례군에 대하여 일정한 기준을 세운 후 그 기준을 벗어나는 경우에 대하여 의료기관에서 청구한 진료비를 지급하지 않는 것으로서 이용도감사에 가장 널리 쓰이는 방법이다. 이 방법은 그 성격상 자원의 과잉사용을 통제하는 기능에 중점을 두게 되는데 일반적으로 많은 사례를 대상으로 하여야 한다는 점에서 절차의 복잡성 및 기준의 타당성 등이 문제될 수 있다.

② 신임(accreditation)

신임은 일정기준을 충족하는 의료기관에 대하여 이를 인정해 주는 것이다. 이 신임제도는 물리적, 조직적 구조의 일정 기준을 만족하는 병원은 양질의 의료서비스를 제공할 것이라는 가정을 원리로 하고 있다. 그러나 실제 진료수준을 향상시키는 효과에 대해서는 검증된 바가 적다. 이 방법은 주로 전문가 단체에 의해 자율적으로 시행된다.

③ 유인(incentive)

유인은 일반적으로 의료기관의 자체적인 질 향상 관리사업을 활성화시키기 위해 경제적인 보상을 제공하는 방식으로 시행된다. 각 병원에서 일정한 수준의 질적인 요건을 충족시킬 경우 진료비 지급 시 가산금을 더해 준다든지, 진료비심사를 면제시켜 준다든지 해서 병원의 자체적인 질 향상 관리사업의 활성화를 유도해 나가는 방법이다.

(2) 제공자 대상

① 교육(education)

교육의 초점은 고객의 욕구를 만족시키고 그 이상으로 민감도와 지식 그리고 기술을 증진시키는 데 있다. 여기서의 고객은 직원, 경영인, 의사, 조직 내의 다른 사람, 그리고 외부의 공급자와 고객이 된다. 교육은 또한 외부 공급자와 고객에게까지 확대될 수 있다. 초기의 교육은 질적인 면에 초점을 맞추어야 하는 반면에 교육과정은 반드시 학습자의 필요에 근거해야 한다.

② 환류(feedback)

환류는 자신의 진료행위에 대한 자료를 동료의사의 진료행위 통계자료 혹은 일정한 기준등과 비교해 볼 수 있도록 통보해 주는 방법이다. 환류는 넓은 의미에서 교육에 포함될 수 있는 방법이나 단순한 교육과는 달리 현재의 진료행위에 대한 강화 혹은 경고의 성격을 지닌다.

③ 참여(participation)

의료의 질 향상 관리사업과 관련된 의사결정과정에 제공자들의 능동적 참여를 조장하는 방법이다. 참여는 문제점의 도출과정뿐만 아니라 평가항목의 개발, 평가방법의 선택, 질 관리사업의 계획과 실행의 전 과정이 대상이 되어야 한다.

④ 자원사용이나 자격의 제한(restriction)

제한은 의료기관대상의 진료비 지급 거절과 같은 방법을 의료제공자 개인을 대상으로 적용하는 경우를 지칭한다. 일정기준을 충족시키지 못한 제공자에게 특정 자격을 제한시키거나 자원의 사용을 제한하는 방법을 취할 수 있다.

⑤ 유인(incentive)

3) 의료의 질 특성

(1) 효과성(effectiveness)

효과성은 제안되고 시행된 진료를 통하여 주어진 환자상태와 현재의 의과학 및 기술의 상태에서 환자의 건강상태가 최대의 호전으로 성취했거나 성취할 것으로 기대되는 정도를 말한다.

(2) 효율성(efficiency)

효율성은 건강의 실제적 또는 예상되는 호전과 이에 대한 비용자원의 비율로 표현된다. 그러므로 효율성은 치료효과를 높이거나 비용을 줄임으로써 더 나아질 수 있다. 또 다른 가능성은 건강의 향상이 감소하지만 비용이 훨씬 더 감소하는 경우이다.

(3) 최적성(optimality)

최적성은 의료의 효과 또는 이들 효과의 경제적인 이득을 진료비와의 비율로써 표현하는 것이다. 이는 건강의 향상이 절대적인 값이 아닌 진료비라는 상대적 값으로 매겨진다는 것을 의미한다.

(4) 접근성(accessibility)

접근성은 환자와 그들의 가족들에게 받아들여지는 정도로서 진료를 쉽고 편리하게 받을 수 있는 것은 질의 중요한 사항이다. 즉 시간이나 거리, 위치 등의 요인에 의하여 의료서비스 이용에 제한을 받는 정도이다.

(5) 합법성(legitimacy)

합법성은 지역사회나 보다 큰 범위로 사회 전체에 대한 수용성으로 간주될 수 있어, 이러한 속성은 각 개인에서의 진료의 수용성에 해당하는 것이라고 할 수 있다. 즉 대상 인구 집단의 요구에 부응하는 정도라고 할 수 있다.

(6) 형평성(equity)

형평성은 인구집단의 각 개인에 대해 진료와 이의 이점의 분포가 공평하고 공정한지에 대한 원칙이다. 이는 사회뿐만 아니라 각 개인에 대한 진료의 접근성에 기여한다. 각 개인은 그들 자신에게 최선을 찾지만 사회에서는 신중한 사회 정책으로 낮은 비용으로 국민 전체의 건강을 증진시킬 수 있도록 한다.

2 의료의 질 접근방법

의료의 질 개념이 정리된 후에는 의료의 질을 측정하고 평가하는 과제가 등장하게 된다.

의료의 질에 대한 평가(quality assessment)는 질 관리(quality assurance)를 위한 전제조건이 된다. 따라서 질적 수준에 대한 현황파악이 없이 적절한 관리방법을 도입하는 것은 불가능하고, 실제 질 관리의 내용은 적용 가능한 질 평가방법에 의하여 제한을 받게 된다.

1) 질 평가를 위한 접근 - 구조, 과정, 결과

Donabedian은 의료의 질 평가를 위한 접근법(approach to quality assess-ment)을 구조, 과정, 결과의 세 가지 범주로 나누어 제시하였는데(1980), 이 분야의 고전적인 구분법으로 받아들여지고 있다.

구조, 과정, 결과의 구분에 의하여 의료의 질에 대해 접근하더라도 실제에 있어서는 이들을 구성하고 있는 각 세부항목들을 대상으로 하게 된다. 각 세부항목들은 다음의 그림 2-1과같다.

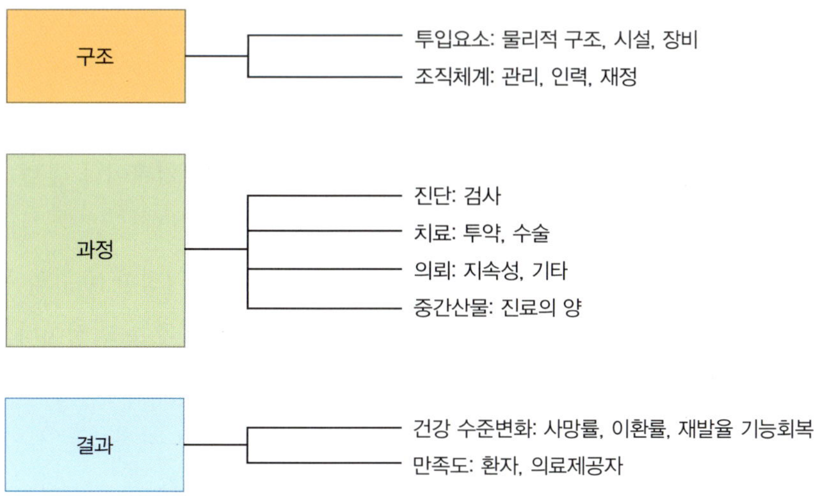

그림 2-1. 질 평가의 접근방법

(1) 접근방법의 내용

① 구조(structure)

구조적 접근은 미국의 플랙스너가 미국과 캐나다의 의과대학을 모두 방문하여 존스 홉킨스 의과대학을 모델로 하여 의과대학은 의료의 질을 개선하는 가장 중요한 전략으로 보고 비교하면서 비롯되었다.

구조적 접근의 이론적 근거는 선행조건이 좋으면 선행조건이 나쁠 때보다 좋은 진료와 좋은 결과를 가져올 가능성이 크다는 것이다. 따라서 구조적 조건은 사전(事前)적인 방법이며 이 방법은 보건의료과정에 들어오는 투입물, 즉 보건의료인력, 시설 및 장비와 같은 자원이 표준을 만족시키는지를 평가하는 것이다.

㉠ 구조적 접근의 종류

구조적 접근에 기반한 가장 중요한 질의 프로그램은 기관과 인력의 신임과 교육이다. 보통 신임에 사용되는 기준은 기본교육이다. 보수교육은 이를 의무적으로 받게 되어 있고 질 측정으로 밝혀진 진료의 특정 결함을 수정할 목적을 갖고 있지 않은 지속적인 보수교육일 때(예를 들어 의료기사는 매년 10시간 이상의 보수교육을 받았을 때)만 구조적 접근 전략이 될 수 있다.

신임에는 세 가지 활동이 있다.

a) 신임제도(accreditation) : 정부기관이나 민간조직이 어떤 의료기관이나 훈련 프로그램이 미리 정해진 표준을 충족시키는지를 평가하고 인정하는 과정이다.
b) 면허제도(licensure) : 면허는 정부기간이나 조직이 개인에게 일정한 수준의 능력을 지녔음을 증명해 줌으로써 특정한 직업에 종사할 수 있도록 허가해 주는 과정이다.
c) 자격증이나 회원증제도(certification and/or registration) : 민간기관이나 협회가 개인에게 일정한 수준의 자격을 갖추었음을 인정해 주는 과정이다. 이런 자격에는 신임 또는 승인을 받은 프로그램을 마쳤거나, 자격부여 시험에 통과했거나, 일정한 경험을 쌓았거나, 협회회원으로 가입하는 것 등이 있다.

㉡ 구조적 접근요인

의료제공자의 안정적인 성격으로서 그들이 사용하는 자원, 작업여건이나 환경에 이른다. 이에는 의료를 제공하는 데 필요한 인적, 물적, 재정적인 자원이 포함된다. 구체적인 예로서는 의사나 병원의 수와 분포 혹은 의료보험의 실시 여부 등을 들 수 있다. 구조는 의료의 질에 대하여 간접적인 영향을 끼치며 직접적인 서비스 제공에 영향을 미치는 요인이라고 할 수 있다. 예를 들면, 의사나 병상의 수와 분포, 의료장비, 시설 등의 물적 자원, 의료 인력의 훈련 정도, 인력 수 등의 인적 자원, 신임, 면허제도, 의료기관 평가 등의 조직 구조가 이에 해당된다.

② 과정(process)

의료의 질을 도입하려는 최초의 시도는 결과에 기반을 두었다. 그러나 이 방법이 실패하였기 때문에 QA의 개척자들은 다른 방법을 찾았다. 구조적 접근이 대안이었지만 이것 역시 불만족스러운 것으로 나타났기 때문에 다음의 논리적 단계는 진료과정이 되었다. 따라서 진료과정이 기록된 환자의 의무기록이 의무기록조사를 위한 정보의 가장 적절한 원천으로 간주 되었다. 진료의 기록과정은 보건의료를 평가할 수 있게 해주는 가장 유형적인 자료로 생각되었다. 적절한 과정이 좋은 결과를 보장한다는 이 접근의 이론적인 근거는 거의 의문 없이 받아들여졌다.

과정적 접근의 주요 개척자인 렘브케는 현재 의무기록조사라고 일반적으로 알려진 방법을 개발한 주역이었다. 그는 객관적인 평가항목과 과학적인 방법의 사용을 강력히 강조하였으며, 의료 질 관리의 교육적 가치와 의료 질 관리가 진료의 질을 향상시킬 수 있다는 것을 보여주었다. 과정적 접근은 진료의 모든 단계에서 현재 이용 가능한 의학 지식과 기술을 충분히 적용한다면 의학지식과 기술의 적용에 결함이 있을 때보다는 결과가 더 나아질 것이라는 가정이다.

㉠ 과정적 접근의 종류

Donabedian은 QA 방법을 그림 2-2와 같이 분류하였으며 이 분류법은 모든 접근에다 적용되지만 과정적 접근의 경우에 가장 잘 적용될 것이다. 이런 분류법에 평가항목의 종류(명시적인 것과 암묵적인 것)와 표준의 종류(경험적인 것과 규범적인 것)를 더하는 경우도 있다.

a) 내부평가(internal evaluation)

내부평가는 검토 중인 기관의 인력에 의해서 수행된다. 외부평가의 경우에는 측정자는 전문가 협회, 교육기관, 법적기구, 연구 집단 또는 상업적 기업과 같은 기관외부에 있는 어떤 단체를 대표한다. 평가자와의 협력관계는 평가의 목표에 따라 달라진다. 정책결정, 부정 진료의 선별, 신임이나 면허를 목적으로 하는 평가는 외부평가여야 하는 반면, 협의의 QA는 행동을 검토 받는 사람이 이를 신뢰할 수 있어야 한다. 물론 외부평가는 눈속임이나 은닉을 한다는 비난은 덜 받는 반면 의료 전문인은 내부평가 결과를 더 잘 받아들인다. 또한 내부평가는 보다 유연하며, 조직적 수단이나 교육적 방법으로 해결할 수 있는 문제를 밝혀내는 데 효과적이다.

b) 행정적 평가

보통 의료서비스의 생산에 사용된 자원에 초점을 맞추고 기획, 관리 및 회계를 위한 것이다. 전문가 평가는 주로 생산된 서비스의 과학적-기술적인 질에 초점을 맞춘다. 행정적 목적을 위해서는 외부평가가 바람직한 반면, 보통 전문가 평가의 목적에는 내부평가가 더 적합하다.

c) 환례 검토

의무기록에 나타난 '한 공급자가 제공한 진료'나 '한 환자가 받은 진료'가 측정 대상이다. 참여관찰도 이용되지만 비용이 너무 많이 들기 때문에 일상적으로 사용하지는 않는다. 수집된 자료는 진료의 행태를 묘사하기 위해 종합할 수 있다. 그러나 환례 검토의 핵심적 특징은 분석이 기록이나 주어진 상황의 관찰에서 시작된다는 것이다. 통계적인 방법은 개별기록에서 모아 편집된 통계적인 총합에서 시작한다. 그 결과 대부분의 경우에 통계는 더 상세한 분석을 요구하는 원자료를 골라내기 위해 사용되기는 하지만 평가자는 문서 원본을 전혀 연구할 필요가 없다. 정확히 말하면 환례검토는 문서 원본이나 개별 관찰로부터 어떤 양식을 규명하거나 일반화시키는 것이다.

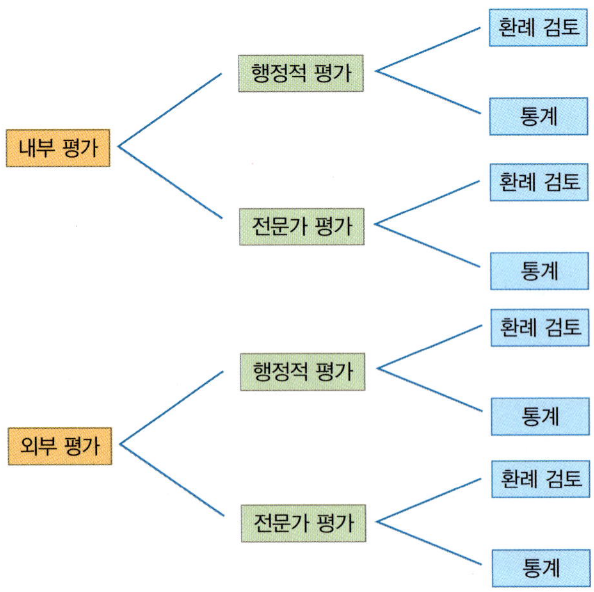

그림 2-2. 과정적 접근에 기반한 질 관리 방법 분류

통계적 방법은 자료의 종합에서 시작하여 의심이 가는 결과가 나온 원본을 상세하게 분석하는 것으로 나아간다.

d) 의료이용감사

미국에서는 특정 사회복지수혜자격을 가진 환자를 치료하고 상환을 받고자 하는 병원은 의료 이용 감사제도를 만들어야 한다(동료감사 기구, Peer Service Review Organization, PSRO). 법에 따르면 동료감사기구의 목적은 적절한 질의 의료서비스를 효과적, 효율적, 경제적으로 제공하도록 장려하는 것이다. 이런 효과를 발휘하기 위해서, PSRO들은 서비스나 항목이 의학적으로 필요한 것인지, 환자를 입원시킨 상태에서 그런 서비스를 제공할 필요가 있는지 결정하여야 한다. PSRO들은 대부분 질적인 목표보다는 경제적인 목표에 따라 활동한다. 예를 들어 과소 이용이나 단기 치료, 그리고 한 번도 문제가 되지 않았던 필요한 입원보다는 서비스의 과다 이용이나 장기 치료, 그리고 불필요한 입원에 훨씬 더 많은 관심을 가지고 있다.

e) 의무기록정보조사

전통적으로 의무기록조사는 의무기록에 기초하여 진료의 질을 후향적으로 측정하는 것이라고 정의할 수 있다. 보통 의무기록조사는 반드시 필요한 것은 아니지만 보통 진료과정에 초점을 맞춘다. 의무기록조사는 병력, 진단, 치료, 추구관리, 재활 등에서 실제의 진료가 기준을 얼마나 만족하는지를 평가한다. 이 모델은 반드시 치료과정의 한 부분으로 수행하였어야 −또는 수행하지 말았어야− 할 항목을 포함하고 있다. 측정은 실제진료를 이 모델과 비교하는 것이다. 의무기록정보조사는 북아메리카 대륙에 있는 병원들 대부분에서 일상적으로 사용하고 있는 QI 방법이지만 다른 곳에서는 거의 사용하지 않고 있다.

f) 진료비 청구 심사

g) 이용도 조사

의료서비스의 이용, 절차 및 시설 등에 관하여 필요성이나 적절성 여부 등을 검토 한다.

㉡ 과정적 접근요인

의료제공자와 환자들간에 혹은 이들 내부에서 일어나는 행위에 관한 것으로서 의료의 질 평가에 있어서 주된 관심의 영역이다. 과정에는 적절한 약품의 사용여부와 같은 기술적인 측면에서부터 환자들에게 바람직한 태도를 취하였는가 하는 인간관계의 문제까지 포함될 수 있다(예: 적정 수혈 여부, 항생제의 사용 실태, 평균 재원기간, 늑막 천자 시 주의사항 여부, 응급손상 환자에 대한 처치의 적절성).

③ 결과(outcome)

의료서비스의 질을 측정하려는 첫 번째 시도는 과정(process)에서 말한 이론적 근거에 기반하여 결과 측면의 접근방법을 사용하였다. 이 분야의 초기 개척자는 프랑스 의사인 Louis이며, 그는 19세기 전반에 다양한 치료법의 결과를 체계적으로 연구하였다. Louis는 치료 제공자보다는 치료법 그 자체에 더 관심을 가졌기 때문에 보통 의학에서 통계적 방법의 이용과 임상시험의 개발에 관해 이야기할 때 그의 이름이 거론된다.

영국의 외과의사인 Groves는 1908년에 이미 모든 수술 결과는 기록되어 분석되어야 한다고 제안하였고, 메사추세츠 종합병원의 외과의사인 Codmann은 수년 이후 이런 체계를 처음으로 도입하였다. 그는 수술한 모든 환자의 즉각적인 결과를 기록하였을 뿐 아니라 최종 결과를 확정하기 위해 일 년 뒤에 그들을 다시 검사하였다. 그는 의사, 조직, 질병과 환자라는 네 가지 요인이 결과에 영향을 미친다는 사실을 밝혀냈다.

㉠ 결과의 종류

의료의 질과 관련되어 이용되는 결과변수는 다음과 같은 두 축으로 설명할 수 있다. 첫 번째는 어떠한 진료가 제공되기 전에 관찰되었는가(전향적) 아니면 제공된 후에 결과가 관찰되었는가(후향적) 하는 측면이고, 두 번째는 모든 질병에 결과가 다 적용되는가(일반적) 아니면 질병별로 결과가 다른가(질병특이적) 하는 것이다.

다음 표를 보면 이러한 분류에 따라 네 가지 다른 결과가 나타난다. 일반적인 결과변수(건강수준의 향상, 사망률과 이환율의 저하)는 주로 전체 의료체계나 그 체계하의 일부 기관의 질을 평가하고자 할 때 적용해 볼 수 있다. 예를 들어 한 외과의사에게 수술을 받은 모든 환자의 5

표 2-1. 의료 결과의 형태

		특이성	
		일반적	질병특이적
기대 대 관찰	전향적	건강 수준의 향상	진단의 정당성 퇴원 수준 합병증
	후향적	이환율 사망률 건강 수준치료	질병별 사망률 합병증 기능수준

년 생존율은 그 외과의사가 제공한 진료의 질의 척도로 이용될 수는 있지만, 일반적인 결과변수를 가지고 한 공급자가 제공한 진료의 질을 평가하기는 어렵다. 즉 일상적인 QI에서는 이런 척도를 사용하는 것이 불가능하다. 왜냐하면 어떤 수치가 의미를 가지려면 수많은 환자와 장기간의 시간이 필요하며, 따라서 즉각적으로 교정을 할 수도 없기 때문이다. 또한 환자가 받은 의료의 질 을 측정하는 데 일반적인 결과변수를 사용하기는 더욱 어렵다.

평가의 기본 원칙의 하나는 활동의 목적과 관련이 있는 결과변수를 측정하여야 한다는 것이다. 결과측면의 접근은 출발점은 명확하다. 의료의 목표는 질병을 치료하고, 질병의 진행을 막고, 기능적 상태를 개선하고, 고통을 경감시키는 것이기 때문에 의료의 성패와 질은 궁극적으로는 이 목표의 달성여부로 판명되어야 한다. 그뿐만 아니라 불필요한 합병증의 예방과 회피도 의료의 바람직한 결과에 속한다. 따라서 결과가 좋으면 어떻게 그 결과를 달성하였는가는 그리 중요하지 않다. 이것이 순수한 형태의 결과 측면 접근의 이론적 근거라 할 수 있다. 그러나 보건의료서비스 질의 적정화에 대한 관심이 높아짐에 따라 의료서비스의 제공자나 행정가뿐만 아니라 연구자들도 이 개념에 이의를 제기하기 시작하였다. 그들은 비용-효율에 커다란 관심을 갖고 있기 때문에 그들에게는 목표가 어떻게 달성되느냐가 중요한 문제이다.

a) 일반적인 결과 측면의 접근법

일반적인 결과 측면의 접근은 건강수준 지표의 개념과 밀접한 관련이 있다. 이러한 지표가 개발된 이유는 이 지표가 한 의료체계의 질을 총체적으로 파악하는 유일한 지표이며 동시에 여러 다른 체계를 비교하는 가장 좋은 방법이기 때문이다. 또한 현 단계의 의료의 기술 수준은 아직 대부분의 질병 치료에 적합한 특수하고 측정 가능한 결과변수를 개발할 만큼 발전되지 않았기 때문이다. 의료체계의 전체를 특수하고 정확한 결과가 개발되는 질병들에 기초하여 평가한다면, 표본이 제한적이고 편향되어 있기 때문에 의료체계 전체의 모습을 제대로 알 수 없게 될 것이다. 그뿐 아니라 현재는 질병별 QI 프로그램의 결과를 논리적으로 접근하도록 결합하거나 비교하여 의료체계를 전체적으로 조망할 방법은 없다. 따라서 일반적인 결과변수가 필요한 것이다. 일반적인 결과변수는 주민의 건강 수준을 측정할 수 있는 단일 지표나 여러 지표로 이루어진 복합적인 지표값의 기대된 또는 바람직한 변화이어야 한다. 이것은 보통 일정한 인구집단이 받은 총체적인 의료의 질이라는 개념을 이해하는 데 사용된다.

b) 사망률

사망률은 가장 오래되고 가장 널리 쓰이는 건강 수준 척도에 해당된다. 그러나 사망률은 다음과 같은 세 가지 단점을 가지고 있다. 첫째는 죽음에 이르게 하는 질병은 전체 상병 중에서 극히 일부이다. 둘째는 사망률은 의료의 질 향상에서 주로 측정하여야 하는 질적인 차이를 나타내는 데는 그리 민감하지 못한다. 셋째는 인구집단의 연령구조의 영향을 크게 받는다. 전체적인 사망률이 실제로 인구집단의 이환율을 반영한다는 주장도 있지만 첫 번째 결점은 해결방법이 없다. 사망률의 민감성이 떨어지는 문제는 연령별 또는 질병별 사망률을 이용하면 보완할 수 있지만, 그러나 평가의 규모가 제한된다. 연령주조에 의존하는 세 번째 결점은 비례 사망률(전체 사망자 중 50세 이상 사망자의 비율)과 표준화사망률을 이용하여 해결할 수 있지만 이 방법으로 위의 두 가지 문제까지 해결할 수는 없다. 따라서 사망률만 가지고 보건의료서비스의 효과나 질을 확정하기가 어려우며, 또 사망률은 세부적인 우선순위를 결정하고 기획을 하는 기초 자료로 사용하기에는 부족한 척도이다. 한 공급자가 제공한 진료의 질을 측정하는 것이나 그의 업무 수준을 올리기 위한 조치를 개발하는 데 사용할 수 없다는 것은 말 할 필요도 없다. 여러 나라에서 입원환자의 퇴원상태를 '회복－개선－변화 없음－나빠짐－사망'과 같은 척도로 측정하고 있지만 이 척도의 신뢰도는 거의 없는 것으로 나타났다.

c) 질병 특이적 결과변수의 접근

순수한 형태의 후향적인 질병특이적인 방법은 원래 환자를 치료한 후 진료제공자가 아닌 다른 평가자가 환자를 재검한다는 것을 전제로 하고 있다. 이상적으로 볼 때, 재검사는 원래의 질병이나 치료법의 후기 부작용을 비롯한 궁극적 결과가 나온 후에 다시 하여야 한다. 이 재검의 목적은 결과가 좋은지 나쁜지를 판단한 다음, 마지막으로 원래 치료과정을 마치면 나올 것으로 예상한 결과와 비교하여 적정수준에 미치지 못할 경우 가능한 원인을 찾는 것이다. 이 방법은 많은 시행착오를 반복하는 것이라 할 수 있다. 이 방법을 사용하면 질의 개념을 명확히 할 수 있고, 진료의 질을 결정하는 요인들 간의 예상하지 못했던 관계를 증명할 수도 있으며, 기존의 방법을 넘어선 새로운 방법을 제시할 수도 있다. 그러나 이 방법은 비용이 매우 많이 들며 결과를 얻고자 하면 오랜 시간이 걸린다. 결국 이 방법을 일상적으로 사용하기는 어렵겠지만 사실의 발견과 문제의 규명이라는 첫 단계로 사용될 수 있고 이를 기초로 쉽게 관리할 수 있고, 비용도 적게 드는 일상적인 방법을 개발할 수 있을 것이다.

이런 포괄적인 귀납적인 방법에도 단점은 있는데 우선 좀 더 세밀한 분석이 필요한 증례들을 선별할 수 없다는 점과 이런 선별을 매우 어렵게 만든다는 점이 그것이다. 각 증례에서 결과가 아주 좋아 더 이상 조사가 필요하지 않다고 결정하기 위해서는 집중적인 분석이 필요하다. 따라서 다음 단계는 초점을 맞출 결과영역을 미리 정하여 좀 더 구조화되고 자원을 덜 사용하도록 하는 것이다. 이렇게 하면 선별검사가 어느 정도 가능해진다. 만일 이 영역에서 놀

랄 만한 것이나 흥미 있는 것이 발견되지 않는다면, 그 증례는 버려도 좋을 것이다. 세부적으로 기술된 결과의 기대 수준이나 성취를 확인할 수 있는 표준, 그리고 기대 수준을 만족하지 못하는 것을 정당화할 수 있는 예외가 있는 순수한 연역적(a priori) 방법에 도달하기 전까지는 기대된 결과의 세부적인 항목이나 경직성이 점차로 증대될 것이다. 이런 결과변수를 개발하는 과정은 아주 지루한 작업이어서, 전체적인 진료의 질을 반영한다고 생각되는 몇 개의 중요한 것으로만 국한되는 경우가 많다. 이런 결과변수는 그 수도 적고 기준과 예외가 분명하여서 선별검사에 사용하기 쉽고, 보건의료정보관리사(의무기록사)와 같은 비전문적인 요원들도 어떤 기록을 상세히 검토해야 하는지 찾아낼 수 있다. 그러나 이 방법은 예상하지 못한 상황은 발견되지 못한 채 그냥 지나칠 수 있다는 중요한 결점이 있다.

d) 추적자방법(tracer method)

추적자 방법은 일정한 인구집단이 제공받은 진료의 질을 측정하기 위하여 질병특이적인 과정적 접근과 결과적 접근을 가장 잘 조화시킨 방법이다. 이 방법을 개발한 케스너 등은 일정한 인구집단에서 추적자에 해당하는 조건(tracer condition: 시험연구에서는 빈혈, 중이염, 시력장애, 어린이 청력상실을 사용하였다)을 가진 사람을 선별하는 것에서 시작하였다. 이런 선별검사 결과 질병이 있다고 생각되는 사람에 대해서는 정확한 의학적 검사를 수행 하였다. 또 보건소에 등록한 어린이의 표본은 따로 연구하였다. 다음 단계에서는 지역의 개원의들이 추적자에 해당하는 조건을 가진 사람을 일반적으로 어떻게 치료하는지 확인하는 조사를 수행하였다. 이런 어린이들이 실제로 어떤 치료를 받았으며 실제 받은 치료를 개원의들이 직접 정한 최소 적정 기준과 일치하는지 확인하기 위해서 이 둘의 진료기록을 검토하였다. 결과를 비교하여 진단을 놓친 예의 수와 의사들이 주장한 것과 실제 행위 간의 불일치의 정도, 그리고 불량한 결과 중 예방이 가능했던 부분을 지적하였다.

㉡ 결과적 접근요인

선행되는 의료행위에 의한 현재 혹은 미래의 건강상태를 이른다. 이에는 건강을 구성하는 제반요소 즉, 신체적인 것만이 아니고 사회적, 심리적인 요소와 환자의 만족도도 포함된다. 의료의 질을 다룸에 있어서 결과는 과정보다도 간접적인 지표라고 할 수 있는데, 그 이유는 건강상태의 변화에 대해 의료행위 이외에 다른 요소들도 영향을 미치기 때문이다. 예를 들면 사망률, 재수술률, 합병증, 환자만족도, 욕창발생률, 5년 생존율 같은 결과지표들이다.

(2) 측정방법의 특성과 선택

구조, 과정, 결과의 구분법이 널리 받아들여지면서 질의 측정에 있어서 이들 방법 중 어느 방법을 선택하는 것이 좋은가에 대한 논란이 있어 왔다. 구조, 과정, 결과의 구분법은 기본적으로 이들 사이에 인과관계가 있음을 가정하고 있다.

구조가 진료행위의 내용과 건강상태에 영향을 주며 과정이 건강상태에 영향을 준다는 것을 상정하고 있다. 그러나 각 요소 간에 전적인 인과관계가 있는 것은 아니기에 선택에 앞서 각각의 특성에 대하여 논의를 요한다. 앞서 언급한대로 의료의 질 평가의 도구로서 구조는 민감한 것이 되지 못하며 단지 간접적인 영향만을 알 수 있게 해준다. 즉, 구조와 의료서비스의 내용과는 관련성이 약한 것으로 인정되면 구조는 안정적인 성격을 지니므로 지속적인 의료평가의 도구로서는 부적합하다. 물론 바람직한 의료의 구조는 의료의 질을 유지하고 향상시키는 데 있어서 매우 중요한 요인이다. 특히 의료체계가 정비되어 있지 못한 경우에 의료의 질을 관리하는데 있어서 구조의 문제는 가장 우선순위를 지닐 수 있다. 또한 구조적 접근법은 나머지 접근법에 비해 시행이 비교적 용이한 방법이다. 따라서 의료의 질 관리를 시작하는 단계에서는 가장 먼저 시행해 볼 수 있는 방법이 된다. 그러나 구조는 의료의 질보다는 오히려 의료체계의 기획과 실행에 있어서 중요한 의미를 지니기 때문에, 의료체계기획이나 조직론을 다루는 것이 아닌 의료의 질을 논함에 있어서는 구조에 관한 관심이 상대적으로 적어지게 된다.

과정은 의료의 질 평가의 주된 관심영역이며 직접적인 대상이다. 과정은 평가를 통하여 나타난 결과를 진료행위의 교정에 바로 적용할 수 있는 이점이 있고, 일반적으로 결과에 비하여 비용과 시간이 적게 드는 장점이 있다. 또한 의료제공자는 과정을 통한 평가를 선호하는 경향을 지닌다. 과정을 통한 평가가 장점을 지니기 위한 가장 중요한 조건은 결과와의 관계가 입증되어야 한다. 어떠한 과정의 존재여부가 결과에 대하여 명백한 영향을 준다는 관계가 입증되어 있는 경우, 과정을 통한 측정은 타당성을 지닐 수 있다. 예를 들어 소아에 대한 예방 접종은 그 효과가 입증되어 있기에 유용한 지표가 될 수 있다. 그러나 현재 시술되고 있는 의학기술 중에는 그 효능(efficacy)이 임상실험 등이 객관적 방법으로 입증되지 못하고 있는 것들이 많다(Brook, 1990). 이 접근법은 과정접근법의 사용에 있어 제약점으로 작용하고 있다. 이는 다음 절에 기술되는 기준 설정에 있어서도 마찬가지 제약이다.

결과를 의료 질의 한 지표로 사용하는 것은 결과가 의료행위의 최종목적이며, 양질의 의료가 제공되었을 경우 건강수준이 향상될 것이라는 전제에서 출발한다. 그러나 결과는 과정보다는 간접적인 지표라 할 수 있는데, 이는 선행된 의료행위 이외에 다른 요소들이 건강상태의 변화에 많은 영향을 끼침으로써 결과에 대한 직접적인 영향을 추정하기 곤란한 점이 존재하기 때문이다. 과정의 경우에도 이러한 사정은 부분적으로 타당할 수 있다. 그러나 일단 어느 특정 의료행위가 바람직한 건강 상태에 영향을 준다는 사실이 확인되면 진료행위 과정의 존재유무가 의료의 질 평가에 유용한 도구로 사용될 수 있다. 반면 결과의 경우에는 건강상태의 변화가 나타났어도, 이 변화가 특정한 과정에 의하여 초래되었는지를 확신하기가 어려우며 그 외의 다른 요인들 –예를 들어 증례군의 조종 등이 배제되었는지에 대한 추가적인 확인이 필요할 수 있다. 미국의 경우 연방정부의 HCFA(Health Care Financing Administration)에서 병원별 질의 지표로서 사망률을 공표하고 있는데 이것이 병원의 질적 수준을 나타내는 타당한 지표인가에 대하여서는 많은 비판이 있다(Weitzman, 1990). 결과는 환자에게 제공된 의료서비스의 질과 명확한 관계가 성립되었을 때 타당성을 지닐 수 있는 것이다.

3 의료의 질 향상 활동을 위한 모형과 성공전략

JCAHO (Joint Commission Accreditation Of Health Organization)에 의해 만들어진 기준은 보통 의료인의 의료 질 평가에 대한 소개이다. 인가를 얻기 위해 노력하는 병원이나 기타 다른 보건기구는 의료의 질 관리에 도움이 되는 의료행위에 대한 기준을 충족하여야만 한다. JCAHO는 병원전체와 각과별로 의료의 질 평가 및 감시에 있어 높은 우월성을 제공한다. 위원회의 추천사항은 의료의 중요성 확립, 의료의 적절한 감시, 의료 문제의 질적 해결책 등을 포함시키는데, JCAHO는 이러한 문제점의 도달에 도움을 주기 위해 10단계 절차를 마련해 놓고 있다. 10단계 절차의 기준과 적용, 그리고 각 기관의 의료 질 관리 프로그램이 효율적이기 위해서는 상당한 계획과 노력이 요구되는데, 그 중 가장 어려운 일은 감시할 의료의 중요 점과 목적을 설정하고 이러한 의료의 질에 대한 적응증으로 발전시키는 것이다. 한 가지 또는 이러한 범주 이상에 대한 의료범위는 의료에 대한 질 평가가 좀 더 깊이 있게 고려되어야 한다.

1) JCAHO의 감시와 평가모형 10단계

(1985년 JCAHO가 개발한 모니터링 및 평가 10단계)

(1) 책임의 할당

지속적으로 질을 향상시키기 위한 접근법의 기획을 지시 감독하며, 질 개선에 대한 책임을 부여하고 양질의 진료와 개선에 관련된 우선순위를 전략적으로 설정할 책임이 있다. 최종적인 책임은 병원장에게 있다.

(2) 진료/서비스의 범위를 설정

부서의 진료/서비스의 범위란 해당 부서가 환자 또는 병원을 위하여 하고 있는 업무를 말한다. 병원은 전반적으로는 진료부서, 진료지원부서, 관리부서로 나누어 각 부서의 고객이 누구이며 이 고객들에게 어떠한 서비스를 제공하고 있는지를 표시하여 볼 수 있다(고객은 환자 및 보호자의 외부고객과 병원 내의 물품, 서비스, 정보 등의 흐름에서 이를 받는 사람 즉 내부고객까지를 포함한다).

이 단계에서는 진료/서비스 범위를 명확하게 파악하기 위해 다음의 사항을 고려한다.

① 진료/서비스를 제공받는 환자/고객의 유형(치료 중인 환자의 상태와 진단명 등)

② 환자/고객에게 진료/서비스를 제공하기 위하여 수행되는 활동

③ 환자/고객에게 진료/서비스를 제공하는 의료진/공급자의 유형

④ 환자/고객에게 진료/서비스를 제공되는 장소

⑤ 환자/고객에게 진료/서비스를 제공하는 시간

(3) 진료/서비스의 중요 측면 발견

각 부서가 환자/고객을 위하여 하는 일 중 가장 중요한 일은 무엇인가를 찾는 단계이다.

각 부서의 직원과 부서장은 자신이 속한 부서가 제공하고 있는 진료/서비스 중 진료의 질에 가장 큰 영향을 미치고 있거나 앞으로 영향을 미칠 가능성이 있는 진료/서비스의 중요한 측면이 어떠한 것인지를 발견하여 지표를 통하여 모니터하여야 한다. 이를 선택하는 기준으로 진료/서비스 중 흔히 이루어지거나(high volume), 위험성이 높거나(high risk), 또는 문제의 소지가 있는(problem prone), 높은 비용을 발생시키는 것을 권고하고 있다.

① 다빈도

양적인 측면에서 환자나 병원의 직원에게 흔히 발생하거나 많은 수의 사람들에게 영향을 미치는 진료/서비스를 말한다. 다빈도로 발생한다는 사실 자체가 중요한 것은 아니며 진료과의 경우 환자의 진료결과에 큰 의미가 있을 때만 중요한 측면이 될 수 있다.

② 고위험

진료/서비스의 수행여부가 또는 적절한 방법을 수행되지 않았을 때 환자/고객에게 직접적인 해를 입히거나, 진료/서비스로 인한 편익을 받지 못하게 되는 것을 의미한다.

예) 진료과에서 적응증에 해당되지 않는 진료가 제공되거나 적응증에 해당되는 진료가 제공되지 않았을 때 환자에게 손해를 입히거나 진료의 혜택을 받지 못하게 되는 경우 등이 이에 해당된다.

③ 문제의 발생 가능성

과거에 환자/고객에게 문제를 일으킨 경향이 있는 진료의 측면 등 환자/고객에게 문제를 일으킬 소지가 있는 활동들을 말한다.

예) 항암제 투여, 억제대사용, 욕창간호, 면역억제 환자 등

④ 높은 비용

환자/고객에 대한 진료/서비스의 제공에 고가의 재료나 장비 등이 사용되거나 단위 항목당 비용은 적더라도 자주 사용되는 것을 의미한다.

(4) 지표의 발견

진료/서비스의 중요한 측면을 모니터하기 위해서는 환자/고객에게 제공되는 진료/서비스의 질적 수준을 측정할 수 있는 도구가 필요하다. 지표는 진료의 영역 중 문제가 있거나 개선의 여지가 있는 부분을 찾는 도구로 사용된다. 지표는 가능한 비율(ratio)의 형태로 표시하도록 한다. 지표를 정의하기 위해서는 분자와 분모를 명확하게 규정하여야 한다. 지표는 대상에 따라 환자, 직원 및 체계에 관한 것으로, 평가의 측면에 따라 구조, 과정, 결과에 관한 것으로 나누어 볼 수 있다.

(5) 정밀검토를 위한 역치의 설정

역치는 기존의 임상 문헌 또는 질 관리에 관한 문헌에 근거하여 설정할 수 있으며, 부서 나름대로 과거의 경험에 근거하여 설정할 수도 있다. 역치를 설정할 때에는 의사, 간호사, 관리자 등 해당분야의 병원 내 전문가를 참여시키는 것이 바람직하다.

표 2-2. 지표개발 양식(예)

Indicator	Numerators/ denominator	Threshold	related standard	data element	data sources
patient : structure process outcome	수술환자 중 동통을 경험하는 환자/전체 수술 환자	85~95%	• pain management • standard of care	• 수술 후 동통을 경험한 환자 • patien's leave of comfort	• pt interview • observation • progressive note
staff : structure process outcome	parental input involvement pain assessment/ parents available for input	85~95%	• pain management • standard of care	• parental input of pain • parents at bedside	• pt interview • progressive note • staff interview
system : structure process outcome	PC infusior 사용이 적절한 환자/ 전체 PC infusior 사용환자	90~100%	• PC infusior procedure	• PC infusior patients	• staff interview • physicain order • progressive note

(6) 자료의 수집과 정리

자료를 수집하기 위해서는 각 지표별로 자료원, 자료수집방법, 표본추출을 할 경우에는 표본추출의 적절성, 자료수집빈도, 정밀검토의 역치와 모니터링자료를 비교하는 과정의 선택 등을 포함한 자료 수집 계획을 세워야 한다.

① 자료원 – 지표를 이용하여 모니터링을 할 때는 새로운 자료원, 자료수집방법보다는 가능하면 이미 병원 내에 모니터링에 필요한 자료원이나 방법이 있는지를 우선 고려하여보는 것이 바람직하다. 환자만족도 조사, 의무기록, 위원회회의록/보고서, 투약지, 임상검사결과 등

② 자료 수집 – 진료 또는 서비스의 직원이 일상 업무 중 자료를 수집할 수도 있으며, 별도의 인력을 배치하여 자료를 수집할 수도 있다. 자료수집방법은 입원 전 전향식(prospective), 입원 중 동시적(concurrent), 퇴원 후 후향적(retrospective) 검토로 나누어 볼 수 있다.

③ 표본 추출 – 각 지표에 대한 자료 수집 시 적절한 표본추출 방법을 선택하여야 한다. 발생빈도가 낮거나 매우 심각한 합병증에 대한 지표에 대해서는 전수조사를 하는 것이 바람직하며, 발생 빈도가 높은 지표에 대해서는 표본추출을 통하여 자료를 수집하도록 한다. 표본의 크기는 최소한 모집단의 5% 이상이 되도록 하고 가능하다면 30% 이상의 표본을 확보하는 것이 바람직하다.

④ 자료 수집빈도 – 자료 수집빈도는 비율로 표시되는 지표의 분자의 분모의 특성 및 대상 지표의 중요성에 따라 결정된다.

⑤ 수집된 결과와 역치의 비교 – 자료를 수집하여 산출된 지표는 지속적/정기적으로 사전에 설정된 각 지표의 역치와 비교하여 정밀 검토 여부를 결정한다.

(7) 진료/서비스의 정밀 검토

수집된 자료가 지속적으로 정밀 검토의 역치를 초과하면, 개선의 여지가 있는지의 여부를 판단하기 위하여 자료를 정밀 검토하여야 한다.

(8) 진료/서비스 개선활동의 수행

정밀 검토가 이루어지면 질적 수준이 역치에서 벗어난 근본적인 원인을 발견할 수 있으며 다음으로는 이를 개선하기 위한 활동이 수반되어야 한다.

표 2-3. 문제 유형에 따른 개선 활동

문제 유형	개선 활동
지식의 부족	직무 교육, 오리엔테이션 프로그램의 개선 과거의 결과를 환류(feedback), 참고문헌의 제공 지침서, 매뉴얼, 프로토콜, 문서화된 방침
태도와 형태	보상과 제재, 과거의 결과를 환류, 공식적/비공식적 상담, 과제의 변화, 감독, 이동부서
체계의 문제	의사소통체계의 변화, 새로운 업무분담, 조직 구조의 변화, 물리적 환경의 변화, 정책의 변화, 경영방식의 변화, 자원의 추가, 장비 사용의 변화

(9) 개선 활동의 효과 평가 및 개선 효과의 유지

개선 활동계획의 효과 여부를 판단하기 위해서는 사전에 설정된 지표를 통하여 지적으로 진료/서비스의 중요한 측면을 모니터하고 평가할 필요가 있다. 자료상 개선 효과가 나타나면 개선 활동이 효과적이었던 것으로 판단할 수 있다.

(10) 관련된 개인과 집단에게 결과를 알림

활동결과를 알리는 방법으로는 공식적인 보고서 외에도 게시판, 병원소식지 등을 이용할 수도 있다.

2) 우리나라에서 제시한 질 관리 활동을 위한 10단계

(서울대병원과 서울중앙병원이 1995년 7월에 작성한 10단계)

(1) 목표 설정

목표를 설정하는 단계로서 각 개인이나 조직은 스스로 추구하는 목표를 명확하게 기술할 수 있어야 한다.

① QA의 목표 : QA의 목표는 제공되는 진료 혹은 서비스의 질적 수준이 일정 수준 이상이 되게 하는 것이 원칙적인 목표이다.

② 목표 설정의 과정과 방법 : 목표의 제시는 최고책임자(Top Management)의 몫이며, 목표의 제시는 하향식의 접근으로 민주적 절차와 목표에 대한 조직구성원 대다수의 동의가 필요하고 전 구성원을 대상으로 한 workshop, 강의, 수련회 등이 목표 설정을 위한 구체적인 방법들이다.

(2) 팀 구성 및 팀 목표의 설정

질 향상 활동을 할 적절한 팀의 구성과 팀 자체의 세부목표를 설정하는 단계이다.

① 팀과 팀 구성원

적절한 팀 구조 혹은 시스템을 가지는 것이 필수적이다.

㉠ 지도 팀 : 하나 혹은 여러 개의 질 향상 팀들의 활동을 지도하고 지원하는 역할로서 팀장은 최고경영자나 책임자가 겸임한다. 지도 팀은 실제 질 향상활동에 관여하지 않으며 팀 리더를 선정하고 팀의 활동 목표와 범위를 정해주며 팀 리더와 협의하여 팀 구성원을 선정하는 역할을 한다.

㉡ 팀 리더 : 팀을 관리하는 사람으로서 팀의 모임을 소집하고 행정적인 실무를 처리하며 모든 팀 활동을 조정, 총괄한다.

㉢ 컨설턴트 : 즉 조정자(Coordinator)로서 팀 구성원에게 해결책을 구하는 방법을 찾도록 도와주는 역할을 한다. 직접적인 답을 제시하는 것은 아니다. 팀의 회합에 참여하지만 팀의 리더도 구성원도 아니다. 아웃사이더의 역할을 하고 중립적인 위치를 지키는 것이 좋다.

㉣ 팀 구성원 : 5~6명(해결하고자 하는 문제의 종류에 따라 팀이 구성)

② 팀 목표 설정

목표설정으로 대단히 구체적이며 목표는 지도 팀이 제시한다.

㉠ 활동을 통해 어떤 변화, 어떤 문제의 해결을 기대하는지 명확하게 정의해야 하며 '숫자 또는 증가, 감소, 개선한다.' 등으로 기술되어야 한다.

㉡ 정확하게 질 향상 팀에게 과제를 제시하여야 한다.

(3) 주제/문제의 선정

팀의 목표에 따라 그 목표를 달성할 수 있는 질 향상 활동의 구체적인 주제를 선정하는 단계로써 팀 활동의 명확한 대상과 범위를 제시한다.

① 진료서비스의 모든 측면이 질 향상 활동의 주제가 될 수 있다.

② 주제선정의 우선순위: 주제에 따라 우선순위가 다를 수 있다.

③ 자료원 : 환자의 불편/불만 호소내용, 청구진료비 삭감내역, 내부고객에 해당되는 진료 및 진료 지원부서의 애로/건의사항 등

④ 주제를 선정하는 방법 : ㉠ 브레인스토밍: 집단의 역량을 결집하는 동시에 개인의 창의성을 살리는 방법으로 짧은 시간에 최대한의 아이디어를 얻고자 하는 방법, ㉡ 자유토론, ㉢ 병원 경영진의 요청

(4) 문제분석

정해진 주제를 구체적으로 분석하는 단계, 즉 문제를 보다 명확하게 하는 단계이다.

① 문제를 명확하게 하기 – 문제의 분석에 들어가기 전에 이미 알고 있는 것이 무엇인 지를 검토하는 것이 중요하다.

② 문제발생의 과정 이해하기 – 질과 관련된 대부분의 문제는 각 개인의 특성보다는 업무가 수행되는 방법과 관련이 있다. 첫째는 업무의 과정 그 자체를 이해하기, 둘째는 어느 과정에서 문제가 있는지 찾기

예) 선정주제(문제) : 수술 시 수혈량이 많다.

누가(who)? 마취과 레지던트, 수술 집도의, 임상병리과 ……
어디서(where)? 주로 수술장, 독립적인 문제
언제(when)? 수술 당시? ㅇㅇ과와 ㅁㅁ과가 수술할 때? A 의사 수술 시?
왜(when)? 출혈량을 과다하게 추정, 수술 당시 출혈상황에 대한 심리적 압박
어떤 문제(what)? 수혈 부작용, 의료분쟁 시 불리
※ 질 향상 활동의 전 과정에서 서로 오해와 의사소통 장애를 피하기 위하여 이 과정은 가급적 그림으로 나타내는 것이 좋다. 그 방법으로는 흐름도, 시스템 모델링, 원인-결과도 등이 있다.

(5) 조사와 현황파악

분석된 문제를 조사하여 객관적으로 밝히는 단계이며, 이 단계가 끝나면 문제의 구체적인 내용이나 현황을 표나 그림으로 제시한다.

① 조사방법의 결정

질의 문제를 분석하기 위한 조사수집 방법에 따라 나뉜다.

㉠ 기록조사 : 의무기록, 행정기록, 전산자료 등

㉡ 면접조사

㉢ 설문지

㉣ 직접 관찰

조사방법은 조사의 시점에 따라서는 후향적 조사, 동시조사로 나눌 수 있다.

예) 병원감염률을 조사하기 위하여 지난 2개월치의 의무기록을 검토하기로 하였으면 이는 기록조사이면서 후향적 조사라고 할 수 있다.

② 조사대상의 선정

③ 조사 도구의 준비

④ 조사자

(6) 조사결과 분석

조사한 결과를 분석하여 결론을 제시하는 단계이다. 이 단계가 끝나면 문제의 성격이나 원인에 대한 결론을 제시할 수 있어야 한다.

(7) 표준/목표 설정

조사한 결과를 바탕으로 바람직한 질적 수준을 정하는 단계이다.

① 지표와 표준의 설정

㉠ 지표(indicator)는 질적 수준이나 목표달성 정도를 나타내는 측정 가능한 변수나 특성을 말한다. 따라서 지표는 진료의 영역 중 문제가 있거나 개선의 여지가 있는 부분을 찾는 도구로 사용된다.

예) 수술 취소율, 계획에 없던 재입원율 등

㉡ 표준(standard) : 의료의 질을 평가하기 위해서 사용하는 이러한 것을 표준이라 한다.

예 1) 모든(100.0%) 주사에서 일회용 주사기를 쓴다.

예 2) 외래환자의 60%는 예약된 시간 30분 이내에 진료를 받을 수 있다.

㉢ 역치(threshold) = 기준점, 치 : 지표를 통하여 모니터링한 결과가 일정수준 이상 또는 이하일 때에는 심각한 질의 문제가 있다고 보고 정밀 검토를 하게 되며, 이렇게 정밀검토를 시작할 것인지 여부를 판단하는 기준점을 역치라고 한다. 따라서 역치와 표준은 일치할 수도 있으나 대부분 표준보다는 역치가 낮은 수준을 보이게 되는 경향이 있다.

표준이나 역치는 다음과 같은 자료를 근거로 설정할 수 있다.

- 교과서나 권위 있는 문헌에 제시된 수준
- 다른 병원의 참고치
- 과거의 자체 수준

---

(8) 질 향상계획 수립

조사한 결과와 설정된 표준, 역치, 목표 등을 바탕으로 하여 질 향상을 위한 계획을 수립하는 단계이다. 이 단계가 끝나면 질 향상을 위한 구체적인 계획이 제시되어야 한다.

(9) 실천

(10) 결과 평가(파악)

3) 의료의 질 향상을 성공적으로 이루어내기 위한 7가지 필수 조건

각 병원들은 여건에 따라 질 향상을 위하여 진료 및 이와 관련된 서비스를 지속적, 체계적인 방법으로 의료의 질을 평가하여 개선안을 제시하는 것을 목적으로 한다.

(1) 최고 경영층의 확고한 의지

질 관리는 경영자의 의지와 위임이 없이는 이루어질 수 없다.

(2) 진료의 질 향상이 최우선 목표

병원은 어떠한 것이 질 향상인지를 규정하여 이를 병원운영 목표에 반영시키고 일단 설정된 목표는 꼭 성취하도록 노력하여야 한다.

(3) 고객위주

외부고객(환자 또는 보호자)과 내부고객(직원)의 요구와 기대를 파악하고 그것을 충족시키기 위한 끊임없는 노력이 필요하다.

(4) 전체 직원의 총체적 참여

목표에 따라 각 팀 또는 부서별 팀원들이 모두 참여한다.

(5) 과정이나 체제에 중점

의료기관의 문제 중 Pareto는 개인의 관리보다는 85%가 비효율적인 진료과정(process)과 체제(system)가 원인이며 15%는 개인의 실수나 잘못으로 인한 것이라 하였다. QI는 개인의 잘못을 추궁하는 것이 아니라 어떻게 하면 process와 system을 개선시킬 수 있는가 하는 데에 초점을 맞추어 이루어져야 한다.

(6) 소급 파악보다는 예방에 중점

개선과 예방에 중점을 두어 병원을 운영함으로써 많은 시간과 경비를 절감할 수 있다.

(7) 체계적인 문제해결 방법과 통계적 도구 사용

모든 활동은 QI도구와 technique을 사용하여 체계적으로 수집하고 분석하여야만 한다.

4) 성공적인 의료 질 향상 활동의 기본전략 : Vouri(핀란드)

① 질 향상사업의 필요성을 제시한다.

질이 떨어지는 의료가 존재한다는 증거(data)를 제시하여 보여 주어야 한다.

예) 수술 후 창상감염률 : data를 제시, 타 병원과 비교 등 현실성을 제시한다.

② 작은 것에서부터 출발한다.

크고 어려운 것보다 작고 해결 가능한 것부터 시작한다.

③ 전문가들이 주도하게 하고, 관련된 모든 사람(전문인)들을 참여시킨다.

예) 병동업무 개선 활동 시 병동 간호사들을 반드시 팀에 포함시키는 등 실제 개선하고자 하는 업무에 관련된 사람이 질 향상 활동에 참여하는 것이 중요하다.

④ 처벌하기보다 보상한다.

의료의 질 향상의 결과에 대해서는 처벌하고 규제하는 것보다는 보상하는 방식으로 이루어져야 한다.

⑤ 기구나 법을 만드는 것은 서두르지 않아야 한다.

포괄적이고 체계적인 질 향상사업을 하려면 의료인들을 중심으로 자발적인 사업을 하는 데에서 출발해야 한다. 흔히 어떤 사업을 하기 위해 기구부터 만드는 예를 쉽게 찾아 볼 수 있는데 이것은 바람직한 접근법이라 하기 힘들다.

5) 질 관리 활동을 수행할 때 필요한 원칙

① 목표가 확실하고 달성 가능성이 높은 사업을 우선으로 한다.

현실적인 목표를 가진 작은 사업부터, 성공 가능성이 높은 사업부터 시작한다.

② 의료의 질 향상은 일부의 노력으로 되지 않으며 한번에 이루어질 수 있는 것이 아니다. 특히 의료의 질은 모든 병원 내 활동의 총체적인 결과라는 사실을 명심하여, 새로운 프로그램을 새로 시작할 것이 아니라 기존의 사업 중에 개선의 가능성이 많고 파급 효과가 큰 사업부터 시작해야 한다.

③ 자발적 사업을 중심으로 한 질 향상 활동이다.

의료의 질 향상에서 의료제공자인 의사의 행위를 변화시키고자 할 때에는 의사가 참여하는 자발적인 사업이 필요하며, 임상의사의 의료행위를 규격화된 자로 재단하거나 일정한 틀 안에 가두려고 하는 것은 오히려 의사의 반발을 유도하게 되므로, 의사에 대한 질 향상이라는 목표는 고유하되 구체적인 방법에 대해 자율성을 갖도록 한다.

④ 유인(誘引, 인센티브)과 지원 중심

기존의 자원이용과 비용에 대해 엄격히 감시하는 하향식의 질 향상 접근법은 의료제공자와 의료기관의 반발을 초래하고, 의료의 질 향상 사업 자체에 적대적인 태도를 갖도록 만든다. 따라서 제재를 가하는 것보다는 지원과 자문, 그리고 노력에 대한 보상을해 주는 것이 훨씬 효과적일 것이다.

⑤ 일상적인 활동이 되도록 한다.

의료서비스를 제공하는 활동은 매우 복잡하고 시간적 여유 없이 이루어지므로 맡은 업무와 별도로 떨어진 활동은 많은 노력을 기울이지 않는 한 장기간 지속될 수가 없다. 따라서 의료의 질 향상을 위한 활동도 매일 반복되는 업무 중의 하나가 되어야 한다.

⑥ 병원 경영이나 관리 측면에서도 긍정적 효과를 기대할 수 있는 사업을 우선적으로 한다.

원내에서 일어나는 모든 활동이 병원의 경영에 연관되는 것은 당연하다. 따라서 의료의 질 향상을 위한 활동도 병원의 경영에 긍정적으로 작용하여야 한다는 것이다.

6) 질 관리 참여로 개인적인 개선의 시대

① QI 개념을 이해함으로써 대부분의 문제점들을 자신이 해결할 수 있다.

② 내부, 외부 고객들과의 의사소통(communication)이 된다.

③ 부서 간의 team을 만들어 같이 일함으로써 당면한 많은 문제를 원만히 해결할 수 있다.

④ QI 개념과 CQI team 운영의 흐름, 방법, 도구, 기술 등에 대한 훈련을 받을 수 있다.

⑤ 부서 간의 보이지 않던 장벽이 무너지게 되고 환자 진료를 위해 서로 도우면서 일할 수 있게 된다.

⑥ 환자 만족도가 높아지면 자신이 하는 일에 대해 스스로의 만족도가 높아진다.

⑦ 부서장들의 역할이 이전의 하향식 명령을 내리는 것으로부터 부서원의 지도(coach)형태로 바뀐다.

⑧ 환자들은 보다 나은 양질의 진료를 받게 된다.

7) 주제 선정에 있어서는 다음과 같은 내용을 우선적으로 선정하는 것이 바람직함(Pawsey, 1990)

① 환자의 진료/결과에 미치는 영향이 클 것

② 지속적이고 심각한 문제

③ 단일한 원인에 의하여 여러 가지 문제가 발생하는 것
④ 해결가능성이 있는 문제
⑤ 개선비용에 비하여 편익이 클 것으로 예상되는 문제

8) 질 향상 활동의 방해물 제거

병원의 QA가 그동안 잘 안 된 이유 → 그렇다면 무엇을 해야만 하는가?

왜 안 되었나
① 감히 나를 평가하려 한다는 생각
② 뭔가 밝혀지면 괜히 곤란한 것 같은 노출에 대한 두려움
③ 경영층이 이윤을 남기기 위해 하는 것이 아닌가 하는 의심
④ 별로 익숙하지 않은 용어
⑤ 더 이상의 일에 대한 거부감
⑥ 지도력, 책임감의 부족
⑦ QA를 어떻게 할지를 모름

무엇을 해야 하나
① 지금보다 나아지는 방향으로의 변화를 시도
② 동료와 부서를 신뢰하고 자신에 대한 솔직한 표현
③ 체계적 과학적 접근에 대한 교육과 훈련
④ 부서 차원에 우선순위 부여: 협동을 독려
⑤ 하향식 지원 : 우선순위의 결정 및 조정
⑥ 예산 및 인력에 대한 자원배분
⑦ 지금 바로 시작

9) 질 향상 활동이 실패하는 이유

질 향상 활동이 실패하게 되는 이유는 여러 가지가 있게 된다. 어떤 것은 난처한 문제에 봉착하나 되살리는 작업을 통해 과정을 회복시킬 수 있다. 그러나 피할 수 없는 문제들도 있다. 그럴 경우 조직은 이전의 경영방식으로 돌아가거나 아니면 처음 상태에서 전혀 변화가 없을

지도 모른다. 그러나 심지어 이런 과정도 소생시킬 수 있다. 무엇이 잘못되었는가? 그리고 실수를 두 번 반복하지 않을 방법은 무엇인가? 무엇이 탈선의 주된 요인인가?

① 이미 질 중심의 조직이라는 착각 : 많은 조직들은 스스로 이미 질 관리를 "행하고"있다고 생각한다. 면밀한 조사를 해보면 그들이 팀과 도구의 기술을 사용하고 있는 것으로 나타나지만 과정에 대한 충분한 훈련이 부족하다. 진정한 팀워크와 질 관리 도구를 사용하는 것과는 구분이 된다. 소위 말하는 많은 질 향상 팀들은 단순히 위원회의 모양만 딴 것이다.

② 직원 또는 질 부서에의 위임 : 때때로 질 향상 노력은 직원 또는 실행하는 부서에 위임하기 때문에 실패한다. 이런 전략은 질을 진정으로 중요시하지 않는 조직에서 분명하게 볼 수 있다. 만일 경영자가 그들의 협의 사항보다 높은 다른 대안을 제시하거나 다른 사람에게 그 과정을 위임해서 진행한다면, 이는 다른 쟁점이 질보다 더 중요하다는 것을 강조하는 것이 된다.

③ 협력의 부재 : 조직의 중요한 쟁점에 관해 협력이 이루어지지 않으면 과정을 잘못된 쪽으로 흐르게 할 수 있다. 만일 그 과정이 새로운 관리 방식보다 모든 면에서 우월함을 알게 되더라도 최우선 순위의 일처럼 보이지 않는다면 사람들은 그 과정에 저항할 것이다. 이러한 문제의 해결방법은 과정을 알려서 조직적으로 협력을 유지하는 것이 중요함을 보여주어야 한다.

④ 가시적인 조치의 부재 : 토의는 많으나 실제적으로 실천하는 것이 충분치 못한 조직이 있다.

⑤ 새로 싹트는 관료주의 : 많은 조직은 QI를 수단이 아닌 목적으로 간주한다. 그들은 팀, 차트, 그래프, 그리고 수집된 정보를 토대로 계획한다. QI를 경영 전략에 연결시키지 않으며, QI 과정을 단순하게 여분의 유사한 계열 관리 과정으로 취급한다. 그들은 내부와 외부의 고객이 요구하는 것에 대해서는 잊고, 있는 과정을 맹목적으로 따른다. 새로운 "질 향상" 규칙은 옛 규칙을 대신하고 창조력을 억압하게 된다. 창조력과 혁신은 효과적인 질 향상 과정의 한 부분이 되어야 한다. 너무 많은 과정은 사고의 돌파구를 방해할 수 있다. 과정이 너무 많으면 일선 책임자들이 과정을 더 맡으려 하지 않게 될 수도 있다. 과정이 너무 복잡하다면 일선 실무자가 숙련자가 되기를 주저할 것이다. 과정을 간단하게 사용하도록 유지하라.

⑥ 팀에 대한 너무 과중한 집중 : 팀이 마치 존재 그 자체이고 목적인 것처럼, 끝인 것처럼 보인다. 팀은 고용자 참여를 위한 훈련과 관점을 제공하는 데 매우 중요하여 건축용 벽돌

과도 같다. 새로운 팀 정신을 불어넣기 위한 문화적 변화 또한 핵심이다. 그 목적은 일상적인 업무의 한 부분이 될 수 있는 질 도구와 기술을 가지는 것이다. 이러한 문화적 변화를 시작하려면, 팀의 성공을 확신하는 강한 후원 조직이 필요하다.

⑦ 행동의 변화가 없음 : 변화는 온몸으로 접하기보다는 피상적인 것 같다. 만일 단지 몇 명의 관리자만이 그들의 스타일을 바꾼다면 팀워크가 향상될지는 모르지만 조직의 부흥은 없을 것이며, 업무는 이전과 같이 유지될 것이다.

⑧ 효과적인 전략의 부재 : 질 향상 과정을 다루기 위한 효과적인 전략이 성공의 비결이다. 만일 우리가 다시 시작한다면 고정을 조직 속에서 부분적으로 다룰 것이다. 이것은 곧 팀을 단위로 하는 명령 체계에서 모든 사람을 훈련시킨다는 것을 뜻한다. 만일 팀 위에 있는 감독관과 관리자가 교육받지 않았다면 그 팀은 필요한 지원을 받지 못하고 성장은 느려진다.

4 의료의 질 관리 전담자의 역할

우리나라 병원들의 질 관리 전담자는 보험심사, 임상경력 등의 경력을 가진 간호사들이 대부분을 차지하고 있는 실정에 있다. 이는 우리나라가 미국의 의료제도에 영향을 많이 받았기 때문이라고 할 수 있으며, 호주 등의 일부국가에서는 대부분 보건의료정보관리사(의무기록사)를 전담자로 운영하고 있다. 우리나라는 질 관리업무의 전임보다는 병원의 실정에 따라서 감염 관리, 의무기록 관리 등과 겸임업무를 많이 하고 있다. 이런 전담자의 요건으로는 실제로 병원에서의 다양한 실무경험을 요하고 있다.

미국 의료 질 관리협회(National Association for Quality)에서 제시한 질 관리전담자의 업무는 병원의 모든 직원에게 임상적 자료, 행정적 자료, 진료의 질, 이용도 관리, 위험도 관리의 분석 및 평가 등과 관련된 지원을 제공하는 역할을 한다. 또한 질 관리전담자의 자격으로는 학사 이상의 학력과 3년 이상의 임상경력, 2년 이상의 질 관리 프로그램을 수행한 경험이 있어야 한다고 제시하고 있다.

1) 전담자(Coordinator)의 요건

(1) 대인관계 기술

의사소통, 집단에 관한 기술, 회의 진행술을 갖추어야 한다.

(2) 실무 기술

신임기준에 관한 지식, 프로그램 평가 등의 역학 및 평가 기술, 진료의 적절성을 분석하기 위한 의무기록 검토 기술, 의무기록 작성방법 및 표준에 관한 임상적 지식, 기초적인 조사방법론과 통계, 자료처리, 기획 등

(3) 교육 및 훈련기술

앞의 2가지 분야의 교육, 교육에 대한 기술적 능력 등

2) 전담자의 7가지 역할

(1) QI Coordinator 기능

① QI Coordinator는 원활한 의사소통과 타협기술 및 인내성을 갖춘 실무경험자로 조직 내에서 신뢰받는 사람이어야 하기 때문에 책임자는 하부 직원들로부터 여러 가지로 신뢰받는 사람이라야 한다.

② 간호부와 QI Coordinator는 QI 활동을 지원하고, 조정하고, 옹호하고, 자극을 주어야 한다.

③ QI 활동과 관련한 의사소통 체계는 효과적이어야 한다.

④ 포괄적인 QI 활동의 지원은 물론 의료서비스를 포함한 병원 제반서비스의 협조체계를 도모해 주어야 한다.

(2) QI 프로그램

① QI 프로그램은 제반사업을 수행하겠다는 철학을 내포하여야 한다.

② QI 사업 시 옹호자와 조정자의 역할을 수행하며 각 PART의 실무자와 QA의 책임에 관하여 의견교환을 주선해야 한다.

(3) QI 사업착수

포괄적인 QI 프로그램을 전개하기 위해 정규적인 QA 회합을 개최하고 보다 많은 직원의 참

표 2-4. 질 관리 coordinator의 직무기술

책임	시간분배	담당 업무
1. QI Program기획(7%)	2%	1. QI 활동 계획을 수립한다. 2. 목표, 목적을 세우고 보고한다. 3. QI 계획을 매년 검토하여 필요시 수정한다.
	5%	1. 부서별 QI Program을 확장시키기 위해 각 부서 관리자와 협력한다.
2. QI 활동의 활성화 및 조직화(26%)	16%	1. 병원 전체의 의료 질 평가를 위하여 QI Program과 관련된 자료를 수집 및 분석한다.
	6%	1. 개선이 필요한 부분을 확인하고, 우선순위를 정하기 위한 system을 조직한다.
	4%	1. 지속적인 QI Program의 평가 기준과 표준을 설정한다.
3. Coordinator로서의 기능(7%)	5%	1. 질 향상과 관련된 모든 위원회에 참여한다. 2. 지속적인 QI Program을 세우기 위해 부서 단위의 담당자와 협력한다.
	2%	1. 다양한 차원에서 모니터와 평가를 수행하기 위하여 QI와 관련된 위원회와 협조한다.
4. QI 활동 보고서의 기록을 유지 및 보관(10%)	10%	1. QI 활동에 의해 일어난 개선사항을 기술하고 보관하며, 자료를 추적하기 위한 시스템을 개발하고 유지한다.
5. QI에 대한 최신 경향을 파악(7%)	2%	1. 정책수립을 위해 Inservice Program 참여한다.
	1%	1. QI 관련 전문직 조직에 참여한다.
	2%	1. 업무수행과 관련된 외부 Workshop에 참여한다.
	2%	1. QI와 관련된 문헌을 주 1회 Review한다.
6. QI 위원회 위원장의 요구에 따른 업무 수행(22%)	5%	1. 긍정적이고 전문적인 이미지를 창조하고 유지 및 증진한다.
	2%	1. 정해진 시간 내에 모든 업무를 수행한다.
	15%	1. 봉사하는 분위기를 창조하고 유지한다.
7. 병원 내 QI 개념을 확산(10%)	8%	1. 전 직원을 대상으로 QI 교육 Program을 수행한다. 2. 직원의 연구를 돕기 위해 QI에 관한 문헌을 기록, 보관한다.
	2%	1. 신입직원에게 QI에 관한 예비교육을 한다.
8. 고객의 반응을 QI Program에 반영(9%)	5%	1. 환자 만족도를 사정하기 위한 연구를 한다.
	2%	1. 설문지 등의 조사방법을 개발하여 환자로부터 환류를 받도록 한다.
	2%	1. 고객의 증진 만족을 위한 계획을 개발한다.

여를 독려해야 한다. 우선적으로 회합에서는 직원에게 QI 개념을 인식시켜 주며 QI 활동에 능동적인 참여와 책임의 공유로 생산적이며 적절한 QI 활동으로 전개해 나아가야 한다.

(4) 목표

효과적이며 포괄적인 QI 프로그램의 목표는 전 간호단위, 분야에 걸쳐 QI 회합, 모니터링, 자료평가의 3가지 기본구성을 갖춘 QI 활동을 전개해야 한다.

(5) 문제인지와 해결방안

우선 환자에게 치명적이며 여러 분야에 복합과 지속적으로 심각한 문제를 확인하여야 하며, 문제해결을 위해 사용된 비용과 해결 후 얻은 편익을 비교한다. 의료인의 요구 외에도 조직의 요구에 부응한 실제적이며 적절한 해결방안 여부를 확인하고 차후에 문제 조사를 동일한 방법으로 재조사하여 문제해결방법을 개선해야 한다.

(6) QI 프로그램 평가

QI 활동의 진료 및 서비스개선 결과와 프로그램의 포괄적, 지속적, 효과적 여부를 평가해야 한다.

(7) 생산적인 QI 활동

조사활동에 직원의 능동적 참가가 있어야 하며 QA 활동 결과를 진료 및 서비스 과정과 결과에 접목시키고 비용효과 측면의 비교가 따라야 한다.

5 의료의 질 향상 위원회

1) 목적 및 구성

병원 내 의료서비스 수준 향상을 위해 병원 전체의 질 관리 사업의 계획, 수행, 평가사업전반을 총괄하는 역할을 수행한다(병원신임평가에서 위원회의 명칭은 1999년까지는 의료의 질 평가 및 개선 활동을 주관하는 위원회 즉 의료 질 향상위원회라 칭하였고, 2000년부터는 질 관리부문을 개정함에 따라 의료 질 관리위원회라 지칭하고 있다. – 질 관리 위원회부문에서는 2000년부터 개정된 우리나라 병원신임평가 요강 중에서 질 관리부문 기준에 따라 기술하였다).

(1) 위원장

QI 위원장은 원장, 부원장, 기획실장 등 최고 경영층이 겸임하여 병원의 질 향상과 관련된 업무를 주도하고 있다. QI 전담부서는 원장, 기획실 등의 직속으로 하고 있으며, 간사는 의료의질 관리 전담 부서가 있는 경우는 QI 전담자가 하며 그 외에는 병원 사정에 따라 선임된다.

(2) 위원

병원신임평가에서 의료 질 관리위원은 주요 보직자 등을 중심으로 임상진료부서(내과, 외과, 산부인과, 소아과 등), 임상검사부서(영상의학과, 진단검사의학과, 핵의학과 등), 특수진료부서(중환자실, 응급실 등), 간호부서, 의무기록 및 전산부서, 기타 진료지원부서(약제, 영양 등), 일반관리부서(원무, 보험, 총무, 인사, 관리 등)로 구성을 요하고 있다. 병원에 따라서는 진료부서의 의사들로 구성된 QI 위원회(적정진료위원회, 진료평가위원회 등)와 진료지원부서의 장이나 실무책임자로 구성된 QI 소위원회로 나누어 구성할 수 있으며 진료부와 지원부서를 합하여 위원을 선출하는 경우도 있다. 진료부서와 진료지원부서를 합하여 하나의 위원회로 구성하면 다양한 의견의 제시, 각 부서의 입장이해 및 CQI 활동에 도움을 받을 수 있지만 인원이 너무 방만해져 책임감이 떨어지고, 진료부의 의사 참석률이 저조해지는 경향이 있다.

간사는 의료의 질 관리 전담부서가 있는 경우는 QI 전담자가 하거나 병원 사정에 따라 선임된다.

2) 기능

위원회의 기능 및 업무내용은 다음과 같다.

병원 내에서 의료의 질 관련 업무의 최종적인 권한과 책임은 병원장에게 있으며, 병원장은 필요에 따라 위원회에 위임할 수 있다.

① 의료의 질 향상 사업 계획에 관한 사항

② 의료의 질 향상 활동의 주제 및 활동범위에 관한 사항

③ 지침의 제정과 개정에 관한 사항

④ 의료의 질 평가 및 개선 방안 모색에 관한 사항

⑤ 의료의 질 향상을 위한 직원교육에 관한 사항

⑥ 기타 의료의 질과 관련된 사항

회의 준비

- 위원회의 회의는 재적위원 과반수의 출석으로 개최하고 출석위원과 반수의 찬성으로 한다. 회의 개최는 연 4회 이상을 권장하며 회의 결과나 활동에 대해서는 병원장에게 보고한다.
- 회의 개최를 알리는 알림장을 각 위원들에게 전달하고 참석 여부를 확인한다(회의시기를 상의한다). 알림장에 회의 안건, 시기, 장소, 간단한 안건 내용을 기록하여 참가위원들이 지참할 수 있도록 한다.
- 회의 2, 3일 전 위원들에게 자료를 회람하여 원활한 회의 진행을 위해 사전에 숙지할 수 있도록 한다.

※ QI 활동이 조금 더 활성화가 되고 있다면 원내 소식지 또는 홈페이지를 통해서 회의 개최 안내, 활동 상황 등을 알리는 것도 직원들에게 공지할 수 있는 좋은 방법이다.

3) 회의록

① 회의 후에는 회의록을 정리하여 각 위원들에게 보내준다.

② 회의를 위한 관련 자료나 유인물을 회의록과 함께 보관한다.

③ 간사는 회의록을 위원장의 결재를 득하여 병원장에게 보고한다.

회의 진행

- 회의는 가능한 정시에 개최하도록 하고 정해진 일정에 따라 진행한다.
- 안건의 주요 결정 사안에 따라 선별하여 그에 따른 역할분담과 후속 조치를 결정한다.

4) 질 관리 활동

의료 질 관리의 활동을 보다 효율적으로 수행하기 위해서는 활동의 우선순위를 설정하여야 한다. 질 활동의 우선순위를 판단할 때에는

다음과 같은 3가지 기준을 적용하면 도움이 된다.

① 병원 내의 의료 질적 수준 향상에 미치는 효과가 큰 것

② 위험성이 크고, 흔히 수행하며, 문제발생 가능성이 큰 프로세스

③ 병원이 동원할 수 있는 인적^물적 자원의 존재 여부

이에 따라 환자 진료에 관련된 모든 업무에 대한 지속적인 모니터링, 분석 및 개선이 핵심적인 활동 내용이며, 병원의 경영진과 모든 직원이 함께 활동을 수행하여야 한다. 개선 활동에는 새로운 서비스의 설계, 흐름도를 이용한 업무 프로세스의 이해, 환자 진료 결과 및 다른 업무 성과에 대한 자료수집, 다른 기관과의 질적 수준비교, 우선적으로 관심을 가져야 할 영역의 선정, 새로운 업무 수행 방식에 대한 실험적 시도 등이 포함된다. 경영진은 병원 전체의 질적 수준 향상에 필요한 시간 및 자원을 제공함으로써 직원들이 개선 활동을 할 수 있도록 유도하여야 한다.

기타

의료 질 관리 관련 세부 위원회와 각 부서는 질 평가 및 개선 활동의 계획과 수행결과를 질 관리실이나 의료 질 관리위원회에 정기적으로 보고하도록 한다.

6 팀의 역할

질 향상 활동을 위해서는 조직 구성원 모두가 참여해야 하지만 현실적으로 어렵기 때문에 팀을 구성하여 일원이 참여하게 된다. 팀이란 의사결정을 감독자나 관리자에게 의존하지 않고 팀 자체적으로 작업 활동을 관리하는 새로운 접근방식이라고 정의할 수 있다.

효과적인 팀을 구성하기 위해서는 사람들이 효과적으로 일하는 것을 막는 장벽들이 없어야 한다. 팀워크는 적당한 분위기가 조성될 때에만 생산적이다. 환경을 신뢰할 수 없는 상황이거나 변화를 원하지만 방법을 모르는 통제 중심의 경영 집단이라면 우선 문제점을 파악하고 변화를 용이하게 하기 위한 전략을 개발하지 않으면 변화는 일어나지 않는다. 팀워크에는 장점이 많다. 조직 내에서 팀의 기능은 배움에 대한 기회와 직원들의 충분한 참여를 제공 한다는 것이다. 직원들로 구성된 팀은 조직이 어떻게 기능하는지, 일이 어떻게 진행되는지를 알게 된다.

팀은 다음과 같은 장점이 있다.

- 문제해결 능력 강화
- 참여의식 향상
- 생산성 향상
- 실수 감소
- 개인적인 성장 촉진
- 의사 교환 증가
- 창조성을 향상
- 리더십의 잠재력 개발
- 관계 개선

1) 팀이란 무엇인가?

① 팀은 올바른 일을 행하는데 충분한 주의를 기울이지 않는 반면 일을 올바르게 만드는 데에는 과도한 관심을 보이는 과잉경영에서 탈피해 리더의 해야 할 일에 우선순위를 둔다. 팀은 리더의 정신에서 비롯되며 경영자 정신과는 의미가 다르다. Werren Bennis 학자는 지도자는 '올바른 일을 행하는 사람인 반면 경영자는 일을 올바르게 만드는 사람이다.'라고 했다.

② 팀은 리더의 의문으로 출발한다.

리더의 6가지 의문

㉠ 우리는 왜 존재하는가? 우리의 목적은 무엇인가?(임무)

㉡ 미래의 우리의 모습은 어떠할 것인가? 우리는 무엇이 되고자 하는가?(비전)

㉢ 우리는 무엇을 믿고 있으며, 모든 사람들이 무엇을 준수하기를 원하는가?(가치)

㉣ 우리는 조직 내의 수많은 개인들 또는 환자에게 서비스를 제공해야 하는 방법에 대해 어떠한 지침을 제공할 것인가?(정책)

㉤ 우리가 우리의 임무를 수행하고 비전을 성취할 수 있게 할 장기 및 단기성과는 무엇인가?(목적 및 목표)

㉥ 우리는 어떤 방법으로 비전을 추진하고, 목적 및 목표를 완성하고 있는가?(방법론)

③ 팀은 그 자체가 TQM(Total Quality Management)이다. 팀은 부서의 명칭만 바꾸는 것이 아니라 수비형 조직체계를 공격형 조직으로 활성화시키는 목적을 가진다(질 향상을 위한 성공적인 리엔지니어링).

④ 팀의 최대목적은 공동작업과 팀워크를 통해 전체 조직에 영향을 미치는 새로운 수준의능력과 힘을 건설하는 것이다. 이 새로운 수준의 능력과 힘은 구성원을 거쳐 최종적으로 소비자(환자)의 만족도를 증가시킨다.

⑤ 팀은 기능별조직과 뚜렷한 차이를 가진다.

표 2-5. 팀과 부서의 차이

구분	기능부서	팀
목적	상부로부터 주어진 목적추구	모두가 공감할 수 있는 목적을 스스로 찾아내는 데 많은 시간을 투자
리더십	강하고 명백한 지도자	리더십의 역할 공유, 후원, 참여
운영방식	지시, 품의, 회의	개방적인 문제해결 미팅
성과	개별적 일들의 성과 총합	집단적 성과는 개별성과의 총합보다 큼(시너지효과)
책임	개인별 책임	공동책임
평가	성과를 상위조직에 대한 기여도로 평가	성과를 팀이 의도한 목표의 달성도로 평가
관리자의 역할	지시, 통제	코치/코디네이터
보상	개인/직위, 연공서열주의	팀, 능력주의

2) 팀의 발달단계

(1) 1단계 ⇒ 형성기(Forming)

① 팀 멤버들 간의 새로운 관계가 형성되는 단계

② 팀이 형성된 이유 : 책임범위, 팀의 합법성, 다양한 멤버들이 선출된 이유, 업무의 수행력 및 실제 업무에 대한 이해

③ 개방적이고 정직한 상태가 될 수 있는 신뢰수준을 설정

④ 팀의 역할과 팀에 대한 기대제시

(2) 2단계 ⇒ 돌진기(Storming)

① 개인별 업무, 역할, 책임, 기대 및 조직의 명확한 확립

② 표면에 떠오른 모든 사안에 대한 토론; 논쟁, 개방된 논쟁

③ 객관적인 정보수집 및 브레인스토밍(Brain storming) 등의 판단결정 기술활용

④ 실제 업무 전에 성공적으로 완료하여야 할 과정

⑤ 일을 잘 해야 한다는 욕구와 불분명한 목표 그리고 목표를 달성하는 데 필요한 인적자원, 인력, 지식과 기술의 부족 그리고 팀원들과 갈등관계 때문에 팀원들이 가장 어려움을 겪는 시기

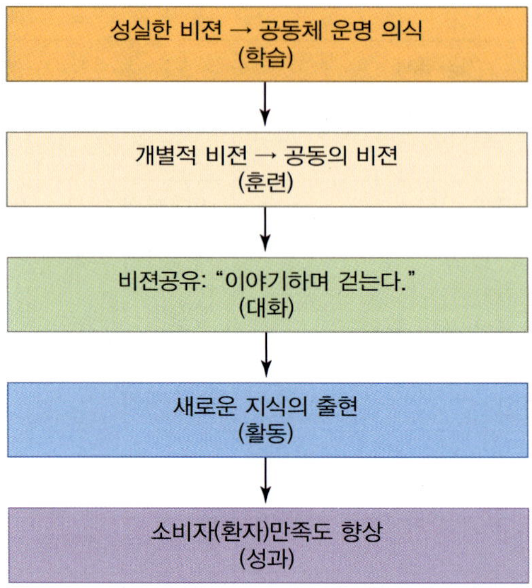

(3) 3단계 ⇒ 규범기(Norming)

① 팀 멤버들의 함께 해내기

② 팀원단결

- 의견교환의 건강한 흐름
- 개인적 경험과 데이터의 공유
- 협조 및 양호한 작업

③ 팀의 작업과 목적, 가치에 대해 흡족

④ 개인에서 효과적인 팀으로 발전하기 시작하고 경영자는 팀이 자급자족이 가능하고 어떠한 목표를 충분히 수행할 능력을 갖추었다고 판단하는 단계

(4) 4단계 ⇒ 수행기(Performing)

① 결정적 고비의 단계

② 팀 멤버들의 역할수행 및 팀의 목표성취

③ 팀은 성숙하고 자기지향적이며, 역할과 책임의 자유스러운 공유를 표출

④ 체계적인 공정을 효과적으로 사용

⑤ 경영자의 사전 승인 없이 권고안들이 개발, 이행되는 자치적인 작업 팀의 능력을 발휘 하여 조직에 혁신적인 해결안을 제시한다.

3) 팀 구성 및 운영방법

(1) 구성

인원은 5~10명이 적당하며 주제와 관련된 부서의 직원이 고루 구성되어 있어야 바람직하다.

(2) 운영방법

① 일과 시간에 1시간 정도씩 정기적으로 회합한다.

② 적정진료, 서비스의 질, 고객 만족도와 관계되는 문제점들을 파악하고, 측정하고, 분석하고, 해결한다.

③ 해결 방안들을 직접 적용하여 운영한다.

④ 적용 결과 나타나는 효과들을 운영한다.

(3) 논의되는 안건들의 기본내용

① 의료서비스 질 향상

② 내부 및 외부고객 만족도 향상

③ 생산성 향상

④ 6개월 이내에 성공적 해결이 가능한 것

표 2-6. 팀워크의 회의 평가기준

안건	• 주제는 타당한가? • 주제의 리더들은 제대로 준비하였는가? • 합리적인 순서로 안건의 항목들을 조정하였는가?
효과/효율성	• 회의는 훌륭한 토론을 하면서 생산적이었는가? • 마감 시간/목표 시간이 적절했는가? • 팀에 초점을 맞추었는가? 산만하지 않고 안건에 집중했는가?
시간	• 모든 항목들을 효과적으로 다루었는가? • 안건 항목에 주어진 시간은 충분했는가? • 오늘 회의의 속도는 적당한가?
태도와 협동	• 오늘 회의에서 만족하고 신뢰감을 느꼈는가? • 팀원들이 정직하고 솔직해 보이는가? • 우리들은 실행 규칙을 따랐는가? • 팀원으로서 행동하고 서로 도우려고 애쓰는가? • 앞으로의 회의에 대해 할 수 있는 개선이 있는가? • 참석자들은 활발히 참여하였는가? • 나는 다른 업무의 압력을 무시하고 그 회의에 나의 에너지를 집중할 수 있었는가?

(4) 운영내규

① 해당 팀 자체에서 서로 간의 의사진행 방법, 참가범위 및 의무에 대해 구체적으로 규정한 기본 방침을 정한다.

② 첫 번째 모임에서 운영 내규를 제정하기 위한별도 시간을 갖는다.

③ 비밀보장

④ 팀 요원들 간의대우 원칙

⑤ 회의 참석시간 준수

⑥ 주어진 임무 완수의 서약

⑦ 회의록 작성에 관한 사항

⑧ 의사결정 방법

⑨ 성실하고 open-mind, 직접적인 비결

(5) 팀 운영의 성공적인 비결

① 팀의 구성원들이 적극적이어야 하고 보람 있는 일을 해야 한다고 생각해야 한다.

② 정기적으로 만나고 참석률이 높아야 한다.

③ 해결할 문제점은 구체적이어야 하고 내용이 있어야 한다.

④ 정해진 절차에 따라 자료를 모으고, 안건을 정하고, 기록을 남겨야 한다.

⑤ 팀의 임무를 완료하는 목표 날짜를 정해 놔야 한다.

4) 팀의 성공요인

팀워크는 저절로 생겨나는 것이 아니다. 또한 모든 집단의 사람들이 한 팀이 되는 것도 아니고 모든 팀이 효과적인 것도 아니다. 따라서 팀 형성을 뒷받침하는 몇 가지 중요한 요소들이 있다. 팀 활용을 지원하기 위해서 올바른 문화가 창조되어야 한다. 이것은 적절한 자원과 결정사항을 실행하는 능력, 경영자의 후원, 그리고 효과적인 보상과 인지 체계 등을 가져야함을 의미한다. 팀이 형성되는 동안 적절한 훈련 소재와 기술을 쌓기 위한 시간이 필요하다.

표준적인 문제 해결 과정 또한 그 팀이 업무를 수행하는 동안의 궤도 이탈을 막아준다. 마지막으로 팀의 노력을 지원하는 리더십의 발휘가 성공에 필수적이다.

7 이용도 조사(Utilization Review)

통상적으로 질 관리 활동은 치료의 후유증이나 환자만족과 같이 진료의 결과와 관련이 있는 구조나 과정을 검토한다면 이용도 관리는 진료의 과정을 중시한다.

이용도 조사는 의료서비스의 효율성과 진료시설, 재원기간이 적절히 시행되고 있는 지를 조사함으로써 부적절한 의료이용을 줄이고 의료자원을 효율적으로 사용하여 양질의 의료서 비스를 제공하는 것이다. 다시 말하면 환자에게 고도의 질적 수준을 유지하면서 병원의 궁극적인 목표점에 성공적으로 도달하기 위해 적정수준의 비용으로서 제공되었는지를 평가하는 활동을 말하며, 질병의 중증도 평가를 위한 의무기록의 이용이나 원가분석을 위한 의료기기 분석 등을 평가하는 활동이다.

병원 내원 모든 환자에게 저렴한 비용으로 능률적이고 효용성 있는 양질의 의료서비스를 제공하도록 하는 것이 이용도 조사의 기본개념이다.

1) 이용도 조사체계의 설계

이용도 조사체계는 병원의 인적, 물적 자원들을 효과적으로 활용할 수 있도록 포괄적이고, 종합적이며, 체계적인 방법으로 운영되도록 하여야 하고 병원의 운영전략계획과 부합되어야만 한다.

2) 이용도 조사의 범주

① 퇴원계획조정

② 과잉 또는 과소진료 관리

③ 진료의 질적 문제 관리

④ 진료상의 책임소재 판단

⑤ 필요시 진료감독

⑥ 진료비에 관한 사항

⑦ 의료진 및 병원 간부의 교육

⑧ 혈액사용량 및 폐기량, 수술 중 수혈의 적정성, 장비고장, 경비절감, 수익 증가를 위한 검사 시설물, 전산프로그램 등

3) 이용도 조사방법

이용도조사는 의료이용 전부가 대상이 되지만 의료이용 모두를 검토대상으로 하기에는 제약이 있으므로 우선 의료비가 많이 들고 의료의 질적인 측면에서 논란이 있는 의료서비스를 선택하여 그것을 대상으로 한다.

(1) 입원 전 조사(Prospective review)

의료이용실시 전에 검토를 하는 방법으로 입원 전 조사가 있다. 예를 들면 입원환자의 경우 입원의 필요성을 사전에 심사하는 것을 들 수 있다.

미국에서는 모든 입원환자의 의무기록에 입원 승인장을 차트 끝에 첨부하는 것을 의무화 하고 있는데 이와 같은 입원승인장이 없는 진료는 이용도조사의 대상이 되고 있다.

(2) 입원 중 지속적 조사(Concurrent review)

이용도조사 실시방법은 입원 중에 하는 검토가 있고 퇴원 후 의무기록을 이용하는 검토가 있으며, 입원 전에 심사를 하는 방법이 있다. 입원 중에 검토를 하는 것은 의료이용을 하는 동안에 의료서비스의 필요성을 현장 검토하는 것이다.

(3) 퇴원 후 조사(Retrospective review)

환자 퇴원 후 의무기록을 이용한 검토를 퇴원 후 조사라고 하며 의료서비스의 적절성과 필요성을 검토한 후 그 결과를 해당 의사에게 통보하여 이를 활용하게 하는 것이다.

(4) 선별적 중점 조사(Focus review)

비효율적인 의료이용을 줄이고 국가 의료비 절감과 병원 자체 내 의료수익 증대를 위해 필요에 의해 조사하는 것이다.

4) 이용도 조사의 업무(Actual Utilization Management)

(1) 보조적 진료행위의 검토(Ancillary Service review Delay in service)

진료(임상병리검사, 영상의학검사 등)지연 요인파악(Lab)

진료 지연 요인

① 장비 고장

② 불충분한 前 처치

③ 의사의 개인적 사정

④ 예약제도의 문제점

(2) 비 진료 대상에 대한 통고(Hospital Notice of Non-Coverage)

① 부적합한 입원

② 부적합한 재원

③ 입원 前 부적합성 판단

(3) 진료의 수준 검토(Level of Care)

① 급성/아급성

② 만성

③ 재활 치료 의뢰

④ 전문 간호시설 이송

⑤ 가정 간호

⑥ 말기 환자 치료

(4) 사례 또는 증례 관리(Case Management)

사례관리란 비용절감과 질 향상을 위해 의사소통과 활용 가능한 자원을 이용하여 개인의 건강요구를 충족시키고자 의료서비스를 조사, 계획, 수행, 조정, 감시하고, 평가하는 통합적인 과정이다.

사례관리는 1980년대 포괄수가제의 출현 후에 적용사례가 급격히 증가되었다. 사례관리의 목표는 진료의 질을 유지 · 향상시키면서 전체 의료서비스의 이용도를 낮춤으로써 비용을 절감하는 데 있어, 병원은 환자의 조기퇴원을 격려했고 책임을 진 의료제공자들은 퇴원환자에 대한 가정간호의 제공을 기대하게 되었다.

향후 사례관리는 우리의 현실적으로 다가올 것이다. 의료는 통합된 보건의료 전달체계의 개발을 통해 유지될 것이며, 환자에게 제공되는 진료의 요소에 대한 가치를 재평가할 것이다. 따라서 사례관리가 더 중요하게 강조될 것이다.

사례관리의 구체적인 제시

① 효과적인 비용과 적절한 방법으로 진료가 적시에 행해지고 있는가를 확인하는 것이 목적
② 실제 이루어진 진료행위의 최종 결과가 미리 설정되어 있는 진료 전달 체계 및 예상결과와 얼마만큼 일치하는가를 평가
③ 사례 관리의 장점 : 입원기간단축, 진료비절감, 환자만족도 향상

(5) 단계별 진료과정 파악(Clinical Progression)

① '흐름도'로 특정 진단에 대한 환자진료과정의 주요단계와 내용을 파악한다.

② 공통 진단군 환자에 대한 진료 결과의 기대치를 보여 주게 된다.

(6) 진료비 내용의 포괄적 검토(Cost Containment)

① 진료행위자의 능력과 진료의 효율성 추적

② 검사와 처치 일정을 조정함으로써 입원 기간 단축

③ 보조적 진료행위를 줄임

④ 물자, 장비, 인건비로 지불된 내용을 검토

(7) 병원운영체계의 개선 모색(Necessary Organization Changes)

① 의무기록정보와 원무체계의 개선

② 의사들의 협조 모색

③ 입원기간 단축 모색

④ 경비 절감 방안 모색

⑤ 보조 진료행위 줄이기

⑥ 수익 증가를 위한 진료의 특수화 추진

⑦ 수익대 경비 비율개선을 위해 의사들 간의 경쟁 유도

⑧ 외래 진료 활용 촉구

8 위험 관리(Risk Management)

의료분야에서의 위험 관리는 1970년대 후반 미국의 대형병원을 중심으로 의료행위 중에 발생할 수 있는 즉 예측할 수 없는 불확실한 상황에서의 사고를 예방하여 질을 향상시키고자 위험관리자를 고용하여 활동하기 시작했다. 이러한 위험관리는 병원 내에서 발생하거나 발생할 가능성이 있는 의료행위, 환자, 보호자, 직원의 안전과 관련된 위험을 발견하여 이를 평가하고 원인을 분석 · 평가하여 개선방안을 마련하고 위험을 감소시키거나 제거하고 예방하는 체계적인 활동으로 정의할 수 있다.

의료의 질 관리는 환자를 보호하고 의료서비스의 수준을 향상시키는 데 중점을 두는데, 위험관리는 안전관리로 자산을 보호하는 데 중점을 두고 있다. 또한 의료의 질 관리 과정은 표준의 설정, 표준에 대한 순응도의 평가, 표준에 맞지 않는 진료 상황의 발견 및 교정으로 이루어져 있고, 환자의 진료 과정과 결과가 긍정적이 되도록 촉진하는 데 관심을 두고 있는 반면, 위험관리는 위험한 사건의 발생 감소를 주된 목적으로 한다.

의료 질 관리에서는 대부분 후향적으로 수집한 자료들에 근거하여 문제를 발견하여 개선 활동을 하고 있으나 위험관리 에서는 주로 심각한 결과를 초래할 가능성이 있거나 결과가 발생한 단일사건 즉 적신호사건(sentinel event)에 초점을 맞추어 즉각적인 조사와 조치를 취한다는 점에서 차이가 있다.

1) 목적

위험관리는 의료서비스 중에 발생하는 위험상황이나 사고의 결과로 빚어지는 경제적 손실로부터 의료기관을 보호하기 위한 프로그램으로 다음의 4가지 기본적인 목적을 갖는다.

– 의료상 또는 비의료상의 원내사고와 그로 인한 손실을 극소화한다.
– 안전하고 건강한 환경을 유지함으로써 의료의 질을 증진시킨다.
– 재정적 손해를 최소화하기 위한 비용–효율적인 기법을 제시한다.
– 병원의 문제점을 파악하고 대처하여 후유증을 감소시키거나 극소화한다.

2) 위험 발생 관리과정

① 사고발견
② 사고 경위 확인

③ 발생한 상황에 대처할 수 있는 방안검토

④ 최선의 대처 방안을 선택

⑤ 선택한 대처 방안 신속실행

⑥ 선택한 대처 방안의 효과 검토

3) 의료행위 중 위험상황 발생되면

① 병원자산의 파괴 또는 손상이 발생하고

② 병원 자산 손상에 따른 진료 중단, 그에 따른 책임과 손해가 뒤따르며

③ 의료분쟁에 따른 소송과 고발이 발생된다.

4) 위험 관리 업무의 기능

① 사고 발생 빈도의 억제 및 조절

② 의료 분쟁 관리

③ 병원정책입안, 자격심사안, 계약조건안 심사, 병원내부 및 외부에 대한 보고서 작성 및 교육 등의 임상적, 행정적 책임 부담

④ 안전관리과의 협조

⑤ 원무과의 협조

⑥ 의료진 및 환자의 준수 사항 규정 및 단속

⑦ 위험 관리 계획 수립

⑧ 검사 과오 관리(검사실에서 위험관리 활동)

5) 위험 관리 업무

(1) 사고 보고서 작성 및 관리

사고 보고서는 사고를 목격했거나 증인이 될 수 있는 직원, 사고발견자 또는 사고발생에 관하여 알고 있는 사람이 보고서를 작성한다.

① 사고를 조기에 찾아내어 발생 초기나 직후에 수습이나 보상이 가능하도록 하는 데 그일차적 목적이 있다.

② 병원의 문제점을 파악하고 대처

③ 후유증을 줄이거나 극소화

- 사고 보고를 필요로 하는 사항들
  - 병원의 기능 정지 사고
  - 공공의 안전과 건강에 위배되는 사항
  - 통상적인 환자 진료 내용과 상반되는 사고
  - 기존의 정책과 조치에 위배되는 사항
  - 안전사고
  - 예기치 못했던 나쁜 치료 결과
  - 병원시설물의 하자 발생
  - 생물학적 장비나 기계의 고장 또는 이로 인한 문제 발생
  - 환자, 방문자 또는 가족들로부터의 적개심 어린 언성 높은 불만

(2) 의료분쟁 관리

- 소송건의 흔한 원인들
  - 오진 또는 진단을 내리지 못하는 경우
  - 부적절한 치료
  - 치료제에 의한 손상
  - 병원 장비에 의한 외상
  - 원내에서 발생한 외상
  - 동의서를 받지 않았거나 불충분한 동의서
  - 입원 실태 또는 부적절한 퇴원

- 소송에서 승소할 수 있는 경우
  - 과실이 없는 경우: 적절한 치료를 정해진 기준에 맞추어 행한 경우
  - 소송 기간이 만료되는 경우(통상 3년)
  - 진료행위 중 선의에 의한 우발적 사고(예: 심폐소생술 중의 늑골골절)
  - 환자 자신의 과실이 있는 경우(예: 의사의 지시나 권고를 거부했을 경우)
  - 위험 발생의 가능성을 예고했던 경우
  - 충분한 설명이 기록된 동의서 또는 승낙서가 있는 경우
  - 특히 수술에 있어서 의료사고의 발생빈도가 매우 높은데 수술동의서만 잘 받아도 소송을 많이 줄일 수 있음

(3) 안전관리

① 일반 안전 관리

② 안전 교육

③ 비상계획 관리－재난－화재

④ 위험물질 및 쓰레기 관리

⑤ 안전장치 관리

9 주 진료경로와 임상진료지침(Critical Pathway & Clinical Practice Guideline)

1) 주 진료경로(critical pathway)의 특성 및 기대효과

(1) 정의

주 진료 경로(Critical Pathway)는 환자에게 제공하는 진료 내용을 표준화한 계획으로, 진료 경로는 시작과 끝이 있는 하나의 과정을 정의한 것이다. 이 과정에는 입원 등과 같은 하나의 진료수준만이 포함될 수도 있고 입원, 외래, 장기요양진료, 가정 진료 등 연속선상에 있는 여러 진료 분야가 포함된다. 주 진료 경로는 환자 진료 목표를 설정하고 이러한 목표를 효율적으로 달성하기 위해서 의료기관 직원들이 취하여야 할 행동의 순서와 시점을 제시한 환자관리계획이라고 정의할 수 있다(Pearson et al 1995). 즉 의료행위들을 시간에 따라 적절하게 나열해 놓은 환자관리계획이다.

Critical Pathway 외에도 다음과 같은 다양한 용어로 사용되고 있다. Care Path, Clinical Path or Pathway, Care Map, Clinical Progression, Care Tracks, Anticipated Recovery Path로 사용되고 있다.

(2) 특성

① 진단명, 처치 또는 수술명, 환자 상태 등에 따라 각기 다른 주 진료 경로를 개발하여 특정한 환자 집단에 적용한다.

② 환자 진료와 관련된 여러 분야의 의료제공자들이 주 진료 경로의 개발과 실행에 참여하며, 이들이 과거의 진료 경험과 기존 문헌을 검토하여 합의를 도출하는 과정을 거쳐 주

진료 경로를 만든다.

③ 적용 대상 환자에게 어떠한 내용의 진료를, 어떠한 순서에 따라, 어떠한 시점에, 얼마동안 제공할 것인지를 구체적으로 명시한다.

④ 주 진료 경로를 통하여 달성하고자 하는 목표를 설정한다. 이러한 목표를 이용하여 개발된 주 진료 경로의 영향을 측정할 수 있다(대부분의 진료 경로에서는 환자의 임상적결과, 재원기간, 진료비용 또는 환자만족도 등을 측정하며, 환자가 주 진료 경로를 따를 때 거치게 되는 반드시 달성하여야 하는 중간 목표를 설정하기도 한다).

⑤ 한 번 개발된 주 진료 경로는 고정된 것이 아니라 실행 결과에 근거하여 주 진료 경로의 타당성을 체계적으로 검토하고 이를 이용하여 주 진료 경로를 지속적으로 개선한다.

(3) 주제선정

어떤 질병을 중심으로 주 진료 경로를 개발할 것인가를 결정하기 위해서는 다음을 고려하여야 한다.

① 고비용이면서, 환자 수가 많고 진행과정이 비교적 일정하며 임상적으로 예측 가능한 진단명을 선택한다.

② 처음에는 내과계 질환보다는 외과계 질환을 선택하는 것이 CP 개발에 용이하며 개발에 특히 적합하다.

(4) 기대효과

외국의 경험에 비추어볼 때 우리나라의 경우 주 진료 경로를 환자 진료에 적용할 경우 다음과 같은 효과를 기대할 수 있을 것이다.

① 환자 진료에 관련된 여러 직종이 주 진료 경로를 개발하는 과정에 함께 참여함으로써 병원 직원들의 업무 만족도를 높일 수 있고 협조적 분위기 조성에 도움이 될 수 있다.

② 재원기간 단축, 진료 원가의 절감을 통하여 병원의 경영성과를 개선할 수 있다. 주 진료 경로의 개발 및 실행과정에서 병원 내 진료 지원 체계의 문제점을 구체적으로 파악하여 이를 개선함으로써 환자 진료의 효율성을 높일 수 있다.

③ 환자 진료의 지연을 감소시키고 의료진들이 진료 과정 중 간혹 간과할 수도 있는 핵심적인 진료내용의 초점을 맞추게 되어 환자 진료의 질을 향상시킬 수 있다. 또한 주 진료경로를 환자 진료과정을 검토하는 질 관리 도구로 사용할 수 있다.

④ 환자 교육용 주 진료 경로를 이용하면 환자나 보호자가 자신의 치료 계획을 사전에 알 수 있어 의료진과 환자의 협조적 관계 형성 및 환자만족도 증진에도 도움이 될 수 있다.

⑤ 주 진료 경로의 개발 및 실행 과정에 전공의를 참여시킴으로써 비용-효과적인 진료에 대한 전공의의 관심을 유발할 수 있으며 학생, 전공의, 간호사 또는 환자 진료에 참여하 는 병원 직원들의 교육 및 훈련 도구로도 이용할 수 있다.

주 진료 경로 개발 5단계(Wall & Proyect, 1998a, 1998b)

⇒ 제1단계 : 대상 집단 및 주 진료 경로의 범위 설정
- 선정기준의 개발
- 임상적 및 재정적 측면에서 이용 가능한 자료의 검토
- 환자대상 집단의 선정 ^주 진료 경로 범위의 설정
- 주 진료 경로 개발 팀의 구성

⇒ 제2단계 : 주 진료 경로의 개발
- 주 진료 경로 과정에서의 환자진료 결과 목표 설정
- 문헌 및 비교 자료 검토
- 환자 진료 결과 목표의 달성 방법에 대한 가정의 설정
- 병원 내 진료 현황 자료의 수집
- 자료의 분석을 통한 결과와의 관계 규명
- 주 진료 경로의 작성
- 주 진료 경로의 승인

⇒ 제3단계 : 주 진료 경로의 실행
- 실행 과정의 관리
- 지원 기전 또는 도구의 개발
- 직원 교육

⇒ 제4단계 : 결과의 측정
- 진료 경로 정보의 수집
- 개별 사례의 관리
- 자료의 분석

⇒ 제5단계 : 주 진료 경로 결과의 활용
- 바람직한 성과의 강화 ^진료 프로세스의 리엔지리어링
- 주 진료 경로의 개선을 위한 계기 발견

주 진료 경로의 성공 여부는 최고 경영자의 의지, 의료진의 적극적인 참여, 적절한 모델의 설계와 프로젝트 관리 능력에 따라 좌우되고, 주 진료 경로의 실패 요인은 의료진의 참여 부

족, 의사들의 반대, 리더십의 부족, 비현실적인 목표설정, 조급한 시간 계획, 업무량의 증가 등에 따라 실패의 주요인이 된다는 것이 일반적이다.

2) 임상 진료 지침(Clinical Practice Guideline)

환자진료를 위해 세운 하나 혹은 그 이상의 계획에 따라 관리해 나가도록 제시된 지침을 의미한다. 임상 진료 지침서는 진료의 활동과정을 명확하게 규정짓는 것으로 주 진료 경로와는 차이가 있다(Pearson et al, 1995). 진료지침서가 의료인들의 의사결정을 대신하는 것은 아니기 때문에 합리적인 방향으로 의사결정을 하도록 도움을 주는 것이어야 한다. 따라서 지침서는 여러 가지 가능성을 포함하고 있어야 하며 지침서가 만들어진 근거에 관한 기본 정보들이 충분히 포함되어 있어야 하고 진료에 관한 최종적인 결정은 의사의 판단에 맡겨야 한다.

진료지침서의 단점

모든 진료의 활동에 대하여 지침서를 만드는 것은 마치 진료가 틀에 박힌 것(요리법)과 같이 만들 우려가 있고 의사들이 의료행위의 자율권에 대한 침해가 될 수도 있다는 것이다. 따라서 맹장수술, 제왕절개술, 편도수술 등과 같이 난이도가 낮거나 가벼운 질병에 대해서 만드는 것이 비교적 효과적이다.

• 임상 진료 지침과 주 진료 경로와의 차이점

① 임상 진료지침은 검사 또는 치료의 적응증을 기술함으로써 진료의 적절성에 대한 의사결정의 문제를 다루고 있으나, 주 진료 경로는 환자의 입원 여부 또는 시술의 시행 여부에 대한 결정이 내려진 후에 환자에게 제공하는 진료의 질과 효율성에 초점을 맞추고 있다.

② 임상 진료 지침은 주로 의사에 의하여 개발되고 있는 반면 주 진료 경로는 개발 및 실행 과정에 의사뿐만 아니라 환자 진료에 관련된 여러 전문 분야가 함께 참여한다.

③ 주 진료 경로는 임상 진료 지침과 달리 특정한 행동에 대한 시간 개념이 포함되어 있으며 기대하는 환자 진료 결과를 제시하고 있다.

④ 주 진료 경로에는 환자 진료에 관련된 대부분의 활동들이 포함되어 있어 의무기록의 일부로 이용할 수 있으며, 경우에 따라서는 기존의 의무기록을 대체할 수 있다.

3) 사례 관리와 증례 관리

사례 관리는 보험자의 급여 내용과 지역 사회 자원의 조정을 통하여 진료비를 줄일 목적으로 의료기관이 시행하는 활동으로 환자에게 포괄적이고 지속적인 서비스를 제공하면서 진료비용의 지불과 상환을 조정하도록 하는 환자 평가, 치료 계획, 환자의뢰 및 추구 관리 시스템이다(Rhea et al, 1988). 사례 관리에서 주 진료 경로를 사용하는 경우가 많기 때문에 사례 관리와 주 진료 경로를 혼용하여 사용하는 경우가 있다. 사례 관리가 효과적으로 이루어지려면 주 진료 경로와 같이 사전에 설정한 진료 계획이 반드시 필요하다.

증례 관리(case management)는 위중한 의료문제를 가진 환자들을 위해 고안된 것으로 효율적으로 의료문제를 관리하는 기술이라고 정의할 수 있다. 이러한 증례 관리는 환자중심으로 진행됨으로써 진료의 질을 제고하고 비용에 적절한 진료서비스를 제공하고자 한다. 이 제도는 지속적인 사정, 기획, 집행, 그리고 평가의 과정을 반드시 반복함으로써 보다 나은 진료서비스를 제공하고자 한다. 증례 관리 담당자는 의사와 함께 환자의 진료와 관련된 문제들을 중재하는 환자의 대변인 역할을 한다.

증례 관리 대상은 모든 환자들을 효율적으로 관리하는 것이 가장 좋겠지만 이것은 효율성이 떨어지기 때문에 관리를 잘못하면 환자에게 제공하는 의료서비스가 부분적으로 단절될 수 있는 경우나 과잉으로 중복 제공될 가능성이 있는 경우, 심각한 질병이나 손상으로서 복합적인 의료서비스가 필요할 경우, 아니면 진료서비스를 방해하는 복합적인 문제나 상황이 있는 경우, 다분야 전문의들이 관련되어야 하는 경우, 그리고 관리만 잘되면 의료비를 상당히 줄일 수 있다고 판단되는 경우 등이 증례 관리의 대상이 될 수 있다. 또한 증례 관리는 심각한 질병이나 손상 등을 주 진료 경로(clinical pathway)로 만드는 것으로 사례 관리와 혼돈하지 말아야 한다.

임상진료지침, 사례관리, 증례관리, 중증도 분류체계는 미국 의료계에서 사용하던 방법을 인용했기 때문에 접근하기에 어려움이 많은 것이 사실이다.

10 비용 효과적인 질 관리(Cost Of Poor Quality)

의료의 질 향상을 위한 비용절감은 모든 사업들이 질 향상 활동을 하는 원동력이 된다. 하지만 질 향상사업을 위한 주된 관심은 의료의 질을 향상시키기 위해서는 비용이 들 것이라는 점이다. 어떤 종류의 사업이든 인력, 시설, 프로그램 등의 측면에서 어느 정도의 비용은 발생되지만 질 향상을 위한 비용절감은 모든 사업들이 질 향상활동을 하는 원동력이 된다. Deming과 Juran 학자는 기업 프로세스 통제방법을 이용해서 품질문제점을 조기에 발견함으로써, 재생산 및 폐기 비용을 절감하였다. 이는 제조업의 경우 판매수익의 25~30%에 해당하는 비용을 절감하였으며, 서비스업의 경우는 판매수익의 30~50%에 해당하는 비용을 절감하였다.

의료에 있어서는 외국의 경우 질 향상 사업의 비용 효과는 대체로 비용에 비하여 효과가 더 큰 것으로 보고되고 있다. 대표적인 것이 미국 미시간 대학병원의 예로, 1987년에서 1991년 사이에 질 향상 사업을 위하여 250만 달러의 비용을 들인 반면, 효과는 약 1,770만 달러에 이른 것으로 추정되었다. 이런 결과를 근거로 한다면 질 향상사업은 그 자체로서 병원의 경영개선에 기여하는 중요한 활동이라 할 수 있다. 우리나라의 경우 질 향상사업에 투자하는 비용의 크기는 그리 크지 않은 것으로 추정된다. 이는 절대적인 비용부담 문제라기보다는 효과에 대한 명확한 전망이 없기 때문일 것이다.

비용 효과적인 질 향상사업의 효과로서 COPQ에 대해서 알아보자.

1) Cost Of Poor Quality의 개념과 중요성

COPQ는 저질 비용 즉 수준이하의 질로 인해 발생되는 비용이다. 현대적인 질 향상의 개념을 확립했다고 할 수 있는 Deming, Juran 등은 여러 사업장에서 경험을 바탕으로 실수, 태만, 헛된 노력, 부적합한 체계, 미숙함 등의 질 문제를 해결함으로써 조직 내 비용의 20~40% 정도를 줄이는 것이 가능하다고 주장했다. 즉 수준 낮은 질로 인하여 발생되는 비용이 엄청나게 많이 든다는 것이다.

COPQ의 사례

- 환자의 자세가 잘못되어 방사선 촬영을 다시 하여야 하는 경우
- 약국에 전달된 처방전을 읽을 수 없어서 의사에게 전화를 하는 경우
- 환자가 준비가 되지 않아서 대장촬영을 취소하는 경우
- 의무기록이 없어져서 환자와 의사가 진찰실에서 기다리는 경우
- 인턴이 정맥주사 기술이 미숙하여 여러 개의 주사기를 사용하는 경우

대부분의 병원에서 이러한 비용은 외형적으로 드러나지 않는다. 예를 들어 어떤 부서에서한 사람의 기사가 처리하는 업무건수가 얼마나 되는지는 알고 있는 경우가 많지만 그 기사가하고

있는 일 중의 몇 건의 COPQ에 해당하는, 예컨데 잘못된 방사선촬영을 다시 하고 있는 지 상시적으로 파악하고 있는 경우는 별로 없다. 극단적인 예로 방사선촬영의 오류가 3%라면 전체 33명의 기사가 있다고 할 때 그중 1명은 잘못된 촬영에 대한 재촬영만 하고 있는 셈이 된다. 이러한 예들은 무수하게 많다. 그러나 이러한 비용에 주목하는 의료기관은 극히 적다. 대부분의 병원들은 비용보다는 환자 수, 진료비 수익, 수술건수 등 소위 산출에 주된 관심을 가지고 있다.

2) COPQ 범위와 종류

적정 수준 이하의 질 때문에 발생하는 비용은 매우 범위가 넓다. 사실상 저질 비용은 질 향상사업과 관련된 전 범위를 포괄하고 있다고 해도 과언이 아니다. 따라서 병원은 적정수준 이하의 비용에 투자하여 결함으로 인한 비용을 줄임으로써 질과 관련된 전체적인 비용을 줄여 나가게 될 것이다.

(1) 수준 낮은 업무

① 반복 작업

② 사용할 수 없는 불량품

③ 재검사하는 시간

④ 불필요한 민원처리에 소모되는 시간

⑤ 의료 분쟁 처리에 쓰이는 비용

(2) 조달과 지원업무

① 물자공급의 지연

② 잘못된 물자공급과 정보제공

(3) 과정의 오류

① 물자 공급자에 대한 잘못된 주문

② 환자의 필요를 잘못 평가하고 시행한 작업

③ 지나치게 복잡한 과정과 고비용이 드는 조정업무

④ 무의미한 규정과 과정

⑤ 무의미한 교육과 훈련

⑥ 업무의 중복

⑦ 잘못된 인력채용, 교육훈련 미흡, 지식과 기술 부족 등으로 인한 실수와 낭비

(4) 무형의 비용(계량화하기 어려우나 가장 높은 비용임)

① 나쁜 평판

② 직원들에 대한 악영향(직업만족도, 동기, 윤리성, 창조성, 결근, 이직 등) 이러한 무형의 비용은 많은 의미 있는 비용의 문제와 연결되어 있다. 예를 들어 여러 번의 정맥주사 시도가 있었던 환자는 반드시 주사기의 수라는 유형의 비용 이외에도 환자의 고통, 지연 업무 지연과 불만족, 지역사회의 평판 등과 같은 무형의 비용을 발생시킨다.

(5) 외적 결함 비용

① 대기시간

② 손해배상 비용

③ 과오에 대한 비용

④ 고객의 불만

(6) 결함을 예방하기 위한 비용

① 질 향상 기획 및 설계

② 질을 모니터하고 결과보고 체계화

③ 질 향상 관련 교육 및 훈련

④ 질 관리

⑤ 고객요구에 대한 조사 및 연구

⑥ 실수 또는 잘못된 점을 검사

3) COPQ의 전략

(1) 관리의 질 향상

COPQ를 포함한 대부분의 질 문제의 원인은 사람 개인이 아니라 과정(PROCESS)에 있는 것이다. 이런 관점에서 보면 질 향상은 궁극적으로는 과정을 개선함으로써 바람직한 결과를

이룬다. 따라서 질 향상이 일어나기 위해서는 과정의 개선과 혁신이 있어야 한다. 과정의 개선과 혁신은 곧 관리(Management)가 얼마나 적절한가에 좌우된다. 관리의 질은 3가지 요소에 의해 결정되는데 그것은 동기(motive), 기회(opportunity), 수단(tools)이다. 동기는 조직의 구성원들이 조직문화로서 관리의 질적 수준 향상을 기본적인 지향성으로 갖는다는 것을 뜻하고 기회라 함은 교육과 지원, 훈련받은 수단들을 활용할 수 있는 시간 등을 의미한다.

구체적으로 관리의 질을 향상시키기 위해서는 문제를 발견하여 우선순위를 정하여야 한다. 이때 고려되어야 할 사항들은

① 어느 문제가 서비스 제공 과정에 가장 많은 비용이 들게 하는가?

② 어느 문제가 해결하는 데 가장 적게 비용이 드는가? 즉 투자에 대해 가장 높은 회수율(return on investment)을 내는가?

③ 해결하기에 어느 문제가 가장 쉬운가?

(2) 자료에 근거한 접근

질 향상은 정보에 의해 가능하다. 사실에 대한 정보 없이 결론을 내리는 것은 대부분 잘못된 결정이 되기 쉽고 시간과 자원을 낭비하게 된다. 현재의 과정에 대한 신중하고도 과학적인 분석을 행하는 것은 물론 과정의 결과가 어떤 변이(variation)를 보이고 있는지에 대해서도 정확하게 파악하여야 한다. 결과의 변이에 대한 이해는 과정의 개선과 밀접한 연관이 있기 때문이다.

11 병상이용의 적절성 평가(Appropriateness Evaluation Protocol)

적절성 평가 지침서(AEP)는 병원에서의 입원 및 재원이 적절하게 이루어졌는지에 대해 효과적이고 능률적으로 판단하기 위한 도구이다. AEP는 큰 규모의 표본에 적절히 적용하면 부적절한 의료서비스 이용의 비중을 매우 정확하게 파악할 수 있다. 하지만 AEP도구를 이용하여 입원이나 재원이 부적절한 판단이 내려졌다고 해서 그것이 반드시 환자를 퇴원시켜야 함을 의미하는 것은 아니다. 만약 장소가 아닌 시점이 부적절하거나 혹은 다른 의료시설의 부족으로 인해 부적절하게 입원해 있는 것과 같은 환경적 이유로 인하여 부적절한 의료이용이 생겨

난다면, 그 환자는 계속 입원해 있어야 할 필요가 있는지도 모른다. AEP의 기준들뿐만 아니라 부적절한 의료이용(입원 및 재원)의 이유와 번복기준(override option)을 적절하게 적용하면, 이를 분명히 구별할 수 있고, 부적절한 의료이용의 문제들을 해결하기 위해 필요한 시정 조치를 결정하는 데 도움이 된다.

AEP는 입원자에게 전향적, 동시적, 후향적으로 적용할 수 있기 때문에 적용시점이 다양하다. 따라서 적용시점에 따라서 얻을 수 있는 정보의 양과 정보원이 달라진다.

1) AEP 내용 및 특성

(1) 내용

① 환자가 급성진료시설에서 치료받을 필요가 있는지 여부

② 그 치료가 시의 적절했는지 여부

(2) 특징

① 진단명과 무관하게 적용 가능(diagnosis-indepent criteria)

② 의료이용의 적절성에 대한 선별도구(screening tool)

2) 전향적 검토(Prospective Review)

전향적 검토는 입원의 사전승인이 필요할 경우 의사가 입원이유와 진료계획을 기록한 양식이나 구두로 얻은 정보를 근거로 평가한다. 입원 전 검토(입원승인)에서는 의사가 입원이유와 진료계획을 기록한 양식이나 또는 구두로 정보를 얻는 경우 모두에서 제한이 따른다. 필요한 정보를 얻기 위해서는 적합한 질문을 할 수 있어야 한다. 전향적 검토는 동시적 검토나 후향적 검토에 비해 제한된 자료로서 입원계획양식이나 전화를 이용한 환자질문서 등이다.

3) 동시적 검토(Concurrent Review)

의사가 개별환자를 대상으로 적절성 여부에 대한 심층적 판단에 이용할 수 있으며, 동시적 검토에서의 의무기록은 가장 중요한 자료원으로 필요한 정보를 의무기록에서 찾지 못할 수도 있다. 만약 의무기록에서 얻을 수 있는 이상의 정보를 필요로 할 경우에는 의사, 간호사 그 외 관계된 직원에게 직접 물어볼 수 있을 것이다.

4) 후향적 검토(Retrospective Review)

전향적 검토, 동시적 검토보다 시행이 가장 쉬운 방법으로 환자를 대상으로 적용이 가능하다. 후향적 검토에 있어서의 완전한 의무기록은 적절성 검토 지침서가 신뢰도와 타당도를 높이게 될 것이다.

5) 적절성 평가의 종류

환자군별로 적용하는 AEP의 종류는 성인 내−외과기준, 소아기준, 대기수술기준(Elective Surgery)으로 구분된다.

(1) 성인 내 · 외과기준

입원일과 재원일의 적절성을 평가하기 위한 것으로 내과, 외과, 산부인과의 성인 환자에게 적용된다. 입원 적절성 평가기준은 환자상태와 임상서비스의 두 부분으로 나누고, 재원일 적절성 평가기준은 의사의 진료서비스, 간호서비스, 환자상태의 세 부분으로 나눈다.

(2) 소아기준

6개월 이상의 모든 소아 환자에게 적용되며, 입원일과 재원일의 적절성을 평가하기 위한 것이다. 소아기준은 나이와 관계없는 요소들 즉 소아와 성인 기준 양쪽 모두에 수록된 항목들과 함께 소아에게만 적용되는 항목들을 포함하고 있다는 면에서 성인 내 · 외과 기준과는 차이가 있다.

(3) 대기 수술기준(Elective Surgery)

수술을 위해 입원한 환자들을 대상으로 수술장소의 적절성(입원과 외래)과 수술 시점의 적절성(수술 전 입원기간의 필요성)을 판단하는 데에 이용된다. 이 기준은 동반질환(수술의 종류에 무관하게 환자를 특별히 위험하게 하는 동반 질환의 존재), 후유증의 위험성과 수술 후 집중적인 가료의 필요성 등 세 부분으로 구성되어 있으며, 이 기준 중의 하나라도 충족되면 수술을 위한 입원은 적절한 것으로 판단된다. 특히 동반질환은 진단명이나 측정치가 기록되어 있어야 하며 입원 전 4개월 이내에 해당하는 자료(검사결과나 임상적 관찰)가 있어야한다.

6) 부적절 이용의 원인

(1) 부적절 입원

① 필요한 진단과정이나 치료가 외래에서도 가능한 경우

② 진단을 위한 검사가 외래에서 시행이 가능하거나 해야 함에도 불구하고 입원한 경우(치료나 검사가 신속히 시행되어야 하나 환자가 병원에서 너무 멀리 떨어진 곳에 거주하고 있는 경우는 제외)

③ 진단과정이나 치료가 외래에서 시행이 가능하거나 해야 함에도 불구하고 신속하게 일정을 잡을 수 없어 입원한 경우

④ 의료기관에서 진료를 받을 필요가 있으나 급성진료시설 이하의 수준에서도 가능한 경우

⑤ 만성 질환(장기치료시설)에서의 진료를 필요로 하는 경우

⑥ 숙련 간호 시설(skilled nursing facility)에서의 진료를 필요로 하는 경우

⑦ 비숙련간호시설(non-skilled nursing facility)에서의 진료를 필요로 하는 경우

⑧ 입원진료과정이 시작되기 전에 조기 입원하는 경우

⑨ 진단이나 치료에 대한 분명한(문서화된) 계획이 없는 경우

⑩ 외래에서 시행해야 하는 외과적 시술 때문에 입원한 경우

⑪ 기타

(2) 부적절 재원

① 환자가 입원하게 된 이유가 되는 검사나 치료가 늦어진 경우

㉠ 수술일정 수립의 문제

㉡ 진단과정 일정 수립의 문제

㉢ 조기 입원

㉣ 예정된 진단과정이나 치료가 어떤 이유(응급수술이 갑작스럽게 생긴 경우, 꼭 필요한 인력이 아파서 빠진 경우 등)로든 차질이 생긴 경우

㉤ 병원의 업무가 쉬는 경우: 특정 검사 등은 주말이나 휴일에는 시행하지 않음

㉥ 진단을 위한 검사나 자문 결과가 치료의 방침을 결정하기 위해 필요한데도 불구하고 아직 나오지 않은 경우

② 입원의 의학적 목적이 이미 달성되었거나 급성진료시설이 아닌 곳에서도 가능하게 된 경우

㉠ 퇴원계획은 세워졌지만 아무런 처치, 명령도 작성하지 않은 경우

㉡ 시의 적절한 퇴원계획을 수립하지 못한 경우

㉢ 입원의 목적이 달성되었음에도 불구하고 즉각적인 퇴원을 태만히 한 경우 : 급성 진료시설에서의 입원진료를 더 이상 필요로 하지 않는 시점을 넘어서도 의사가 환자를 계속 잡아 둠

㉣ 진단과정이나 치료 계획이 더 이상 없는 경우

㉤ 필요한 진단이나 치료가 외래에서도 가능한 경우

㉥ 기타

③ 환자나 가족의 책임

㉠ 가정에서 간호할 가족이 없는 경우

㉡ 가정에서 환자를 돌볼 준비가 되지 않은 경우

㉢ 다른 적절한 의료시설에서의 진료가 가능함에도 불구하고 환자나 가족이 이를 거부한 경우

㉣ 기타

④ 환경의 책임

㉠ 건강에 위해한 환경으로부터 병원에 입원한 환자가 그 환경이 다시 좋아지거나 다른 시설을 발견할 때까지 입원해 있는 경우

㉡ 환자가 질병으로부터 회복되고 있고 다른 시설에서 72시간 미만 머무를 것으로 기대되는 경우

㉢ 다른 매체 의료시설을 구할 수 없어 머무르는 경우

㉣ 가정진료(home health care) 같은 비의료 시설 치료(nom-facility-based trea-tment)가 어려워 머무르는 경우

㉤ 기타

12 의료감사

현대의 의료는 대형화됨으로써 조직체계가 너무 세분화 되어 있고, 부서 간에 내부견제 제도가 확립되어 있지 않기 때문에 전체적인 통합기능이 없다. 또한 업무의 전문성 때문에 개인이나 부서별 행동이 많아 귀속감이 없고 주인의식이 결여되어 있으며 조직이 너무 방대하기 때문에 이러한 문제점을 해결하기 위한 경영관리측면의 감사부분과 의사들이 환자에게 의료서비스를 제공한 후에 의료의 질적 수준을 평가하는 방법인 의료행위 감사로 구분할 수 있다.

경영관리감사는 회계기록의 정확성과 타당성을 검증하고 부정과 오류를 발견함으로써 경영관리의 능률과 효과를 평가하는 것인 반면 의료행위감사는 의사들이 의무기록을 정기적으로 검토하여 환자 치료의 질을 평가하고 문제점을 확인하여 해결조치 함으로써 진료의 질적 향상을 위한 평가라 할 수 있다. 따라서 본장에서는 경영관리감사보다는 진료의 질적 수준향상을 위한 의료감사에 대해서 설명하고자 한다.

의료감사(Medical Audit)는 1972년 병원합동신임위원회(JCAHO)가 개발한 의료의 질 평가방법 중 하나로서 진료의 질적 향상을 평가하는 프로그램이다. 1974년 미국병원협회에서는 병원의 주요 진료부서에서 연간 2회의 의료감사를 실시하라는 병원심사규정을 만든 후에 의무화되어 상당히 활발히 진행되었다. 이러한 업무는 의무기록위원회 또는 의료감사위원회에서 주관하였으며 시행방법이 객관적이어서 평가기준을 잘 설정하면 신뢰성을 더욱 높일 수 있는 방법이다.

의료감사로서의 의무기록은 의사의 임상 수행능력을 평가하기 위한 도구로 광범위하게 사용되어 왔으며, 우리나라에서도 진료평가 방법 중 가장 널리 이용되고 있는 도구이다. 동료심사 즉 Peer review에 의한 의무기록조사는 특히 영국, 유럽지역에서 많이 시행하고 있는 방법으로, 의료서비스제공 후에 의무기록을 통하여 특정의료서비스가 환자치료에 필수적인 것이었는지 그리고 진료가 적정한 수준으로 제공되었는지를 의무기록을 통하여 진료의 질을 평가하는 방법이다. 이 방법은 미리 정해진 평가 항목별로 기준을 설정하고 여기에 따라 진료의 적정성을 평가한다. 진료의 적정성을 평가하기 위하여 의무기록을 이용할 때 가장 큰 문제점 중의 하나는 진료한 의사가 자신의 진료행위를 의무기록에 정확히 남기지 못한다는 것이다. 이러한 문제점들은 의무기록 완성도와 정확도가 얼마나 높으냐에 따라 좌우된다.

1) 의료감사와 의무기록

의무기록은 의료의 질 관리에 있어서 가장 중요한 정보원이자 기본적인 도구로 사용되고 있기 때문에 의무기록 조사는 모든 의료의 질 관리사업의 가장 기본이 되는 중요한 사업이다. 의무기록조사는 의료서비스 제공 후에 의무기록을 바탕으로 하여 진료의 질을 평가하는 방법으로 미리 정해진 평가항목에 따라 양질의 진료를 상정하고 병력, 진단, 치료, 추적관찰, 재활 등에서 실제의 진료가 평가항목을 얼마나 만족하는지를 평가한다. 따라서 치료에 관한 모든 사항을 정확하고 완전하게 기록하여야 사실 그대로의 평가가 가능하며, 빈약하고 불완전한 기록은 부족한 치료를 한 것으로 평가될 수밖에 없다.

의무기록조사에서 사용되는 평가기준은 크게 내면적(implicit)인 평가기준과 외형적(explicit)인 평가기준으로 나눌 수 있는데, 내면적 평가항목을 사용하면 의사가 환자의 전체 의무기록을 열람하고 진료과정의 적정성 여부를 종합적으로 판단하게 되며 외형적 평가항목을 사용하는 경우에는 미리 정해진 평가항목에 의해 주로 의사가 아닌 열람자가 평가항목을 충족하는지를 판단하는 것이다.

표 2-7. 의무기록조사 평가방법의 장^단점

	장점	단점
내면적 평가 기준	• 진료의 다양한 요소를 고려 • 광범위한 범위의 문제에 대해 평가가 가능	• 평가자 사이의 일치율 감소 • 주관적 • 평가의 많은 비용 소요
외형적 평가 기준	• 다수의 병원과 의사에게 동일한 평가기준 적용 가능 • 평가기준 설정 후 비의사 인력이 조사가능 • 전산화 용이	• 각 질환에 대해 별개의 평가 항목 필요 • 평가 항목 개발 곤란 • 진료의 획일화가 발생
공통점	• 의무기록에 접근 가능 • 환자의 비밀유지 용이	• 의무기록이 실제진료를 반영하지 못함 • 신체적 질환만 평가 가능 • 의사, 환자관계 파악 불가능

2) 보건의료정보관리사(의무기록사)의 역할

보건의료정보관리사는 의료감사위원회의 간사나 실무자서 의료감사 첫 단계부터 과정, 결과에 이르기까지 핵심적인 업무를 맡게 된다. 주제 선정의 보조 역할로서 자료를 수집, 정리 및 요약 한다. 이는 의료감사의 평가기준에 맞추어 의무기록을 검토하는 기술이 필요하기 때문이다.

이러한 감사과정을 반복함으로써 문제점을 찾아 개선하고 전공의들의 진료경향을 파악하며 최선의 효과적 치료법을 전공의들에게 가르칠 수 있어 전체적으로 진료의 질을 높여나감으로써 보다 높은 양질의 의료를 서비스할 수 있게 된다.

Richard E. Thompson이 제시한 의료감사 시행과정 15단계는 다음과 같다.

① 주제를 선정한다.
② 표본의 수를 결정한다.
③ 감사의 목적을 정한다.
④ 평가기준을 설정한다.
⑤ 평가기준에 맞는 의무기록을 검토하여 감사 자료를 작성한다.
⑥ 검토결과를 정리하고 위원회에 상정한다.
⑦ 위원회에서 자료를 검토한다.
⑧ 평가기준에 맞지 않는 변이사항의 이유를 규명한다.
⑨ 타당성이 인정되지 않는 변이사항을 정리한다.
⑩ 발견된 문제점들을 유사한 것끼리 분류한다.
⑪ 발견된 문제들을 시정할 수 있도록 조치를 취한다.
⑫ 위의 과정을 재정리한다.
⑬ 시행과정에서 문제점들을 작성하고 발견되었던 문제점들이 시정되었는가를 재확인한다.
⑭ 의료감사에 대한 내용을 작성하여 병원장에 보고한다.
⑮ 의료감사장부에 기록한다.

13 중증도 분류체계

질병의 중증도 분류체계는 미국 예일대학 연구팀이 1960년대 말부터 DRG 지불제도를 개발하면서부터 시작되었다. DRG 지불제도는 병원의 진료개선과 의료비 지급의 상승을 억제하기 위하여 개발된 입원환자 중심의 분류체계로서 1983년 Medicare 환자들에게 처음으로 적용되었다. 이 DRG 시스템은 1970년도 초에 예일대학의 Thompson과 Fetler에 의해 Casemix를 분석하고 비교하기 위한 도구로 개발되었다.

DRG 시스템은 의무기록에서 이용 가능한 UHDDS(Uniform Hospital Discharge Data Set)를 사용하며, 환자의 배당은 주 진단에 의해 23개 주요 진단 분류 중 1개에 의해 이루어진다. 그런 다음 환자는 주 진단명, 나이, 시술, 공동 유병의 존재, 퇴원상태에 기초하여 467개 DRG 중 1개로 배당된다. DRG의 수는 후에 많이 확대되어 사용되었다. DRG 시스템의 많은 문제가 지적되었고, 질환의 중증도에 대한 조정기능이 없다는 것이다. 또한 의사들이 같은 질환을 진단하고 치료하는 데 있어서 차이점이 있다는 것이 DRG하에서는 제대로 인식되지 않는다는 것이다. 이러한 차이점은 가용자원에 대해 상당한 영향력을 미친다. Outliner(재원기간 또는 병원비가 DRG의 상한을 넘는 경우)는 부적절한 DRG code 숫자, 환자를 치료하는 의사의 개 개인의 차, 부적절한 환자 치료 방법, 또는 의무기록지로부터 추출한 정보의 부적합 때문일 수도 있다. DRG 시스템은 앞에서 지적된 것과 같이 질병의 중증도에 대한 조정 기능이 없었으므로 중증도 지표를 개발해서 사용하게 되었다.

1) MedisGroups

MedisGroups는 Medical Illness Severity Grouping System의 약어로서 메사추세츠주 Worcester에 있는 St. Vincent 병원의 Alan Brewster와 Bruce Karlin에 의해 개발되어 Medi-Quals systems Inc.에 의해 상용화되었다. 이들 의사는 사망자료 자체가 환자에게 제공된 치료의 완전성을 평가하는 데 적절하지 못하여 환자들의 질병의 중증도를 나타내는 주요 임상정보(Key Clinical Findings, KCF) 평가도구를 개발하였다.

KCF는 중증도를 표시하는 0부터 3까지의 숫자로 배분되었으며, 260개의 KCF 중에서 3분의 1 이상이 중증도 그룹 0에 속해 있다. 점수는 두 개의 상황에서 기록된다. 첫 번째는 입원 시점에서 기록되고 입원 전 48시간 입원 후 48시간 동안에 계속 축적된다. 정보는 입원 당시 상태 및 이학적 검사, 임상병리검사, 방사선검사 등의 자료에서 수집한다. 수술환자는 수술 직전까지 수집한 자료가 고려되고, 수술이 입원 4일 후에 실행될 때는 처음 2일간의 자료를 고려하여 0~4점까지 매겨지며, 가장 높은 중증도 점수가 부여된다. 이후에 입원하고 있는 동안은 2번째 MedisGroups 점수는 0~4점 대신에 3개의 숫자 대신 정상(none), 유병(morbid), 주요 유병(major morbid)으로 선택된다. 두 번째 점수는 입원일 3일째부터 7일 사이에서 얻어지며 재원기간이 7일을 초과하지 않으면 2번째 점수는 수술 후 5일간에 모아진 자료를 사용한다. 검사 결과와 다른 생리적 검사 자료는 수술 직후 발생하는 일시적인 이상 소견을 배제하기 위해 마지막 48시간만의 결과를 취합한다. 처음 입원 시 MedisGroups 점수는 좋지 못한 결과의 가능성에 대비하기 위해 디자인되었다. 이것은 환자가 특정 처치에 노출되기 전에 병원에 도착했을 때 병의 중증도를 판단하기 위해 만들었다. 두 번째 점수는 의인성 발생(iatrogenic occurrences)을 반영하기 위해 고안되었으며 이것은 결과 측정으로써 작용할 수 있도록 고안되었다. 점수화하는 기간 동안 가장 비정상적인 수치가 고려된다. 의무기록에서 추출된 자료가 기록된 후 컴퓨터에 저장하고 algorithm이 점수를 결정한다. MedisGroups의 점수는 CSI(Computerized Severity Index)와 Disease Staging과 같은 진단이 고려되지 않는다. 한편 연령, 성별과 주호소(Chief Complaint)는 고려되지 않으며, 연령의 중요성은 질병 중증도에 비하여 상대적으로 적다는 연구결과가 있다.

2) Disease Staging

Disease Staging은 1970년 중반기에 Philadelphia의 Jefferson 의과대학의 Gonnella와 그의 동료들에 의해 개발되었다. 이후 캘리포니아의 Santa Barbara에 있는 Systemetrics사의 Daniel Louis와 그의 동료들에 의해 발전되었다. 그들의 최근 상품인 EQCEL(Evaluation of Quality, Costs and Effectiveness Levels)은 중증도, case-mix 분석, 질 관리, 이용도 조사와 재정분석을 통합한 소프트웨어 패키지이다. Disease Staging은 1950년대 암전문가에 의해 개발된 Staging(병기별) 기준에 있다. 그들은 암치료의 효과를 판정하기 위하여 Staging System을 고안하였다. Gonnella, Louis 등의 전문가들은 모든 질환에 적용했고 중증도에 따라 4가지 단계로 나누었다.

- Stage I : 부작용이 없거나 최소한의 심각성을 가지고 있는 상태
- Stage II : 단일 장기나 시스템에 국한된 문제, 부작용의 위험도는 유의하게 증가됨
- Stage III : 다수 장기(site)를 침범함, 전신적인 문제, 예후가 불량함
- Stage IV : 사망

각 단계마다 하부단계가 있고 그것들은 소숫점 이하의 숫자로 표시된다. 예를 들면 충수염 환자에게서 환자의 상태는 다음 단계 및 하부단계 중 어느 한 단계에 맞아 떨어진다.

1.0 충수염

2.1 국소적 복막염을 일으키거나 복막농양을 만드는 천공성 충수염

2.2 범발성(generalized) 복막염을 일으키는 천공성 충수염

2.3 장폐쇄

2.4 문맥염(간농양 여부에 관계없이)

3.1 패혈증, 균혈증

3.2 쇼크

4.0 사망

환자 입원 기간 중 어느 때라도 단계를 매길 수 있다. 높은 단계로의 변화는 치료에 문제가 있다는 것과 질환의 자연경과를 말한다. 부작용과 공동 유병은 서로 관계되고 더 높은 단계로 분류해서 특정화하거나 환자를 다른 질병 범주에 넣어야 한다. 예를 들면 다음의 ICD-9-CM 진단코드의 환자를 살펴보자.

402.11 울혈성 심부전이 있는 고혈압 심장 질환

436 뇌졸중

303.9 만성 주성 중독

571.2 이 환자는 Disease Staging Unrelated Comorbidity Algorithm으로 아래와 같은 Staging Disease Category로 분류할 수 있다.

829 원발성 고혈압, Stage 3.1

242 주정 중독, Stage 3.4

3) APACHE III

APACHE는 II판에 이어 현재는 III판이 사용 중이며 Washington D.C.에 있는 APACHE Medical Systems(INC) 주식회사에서 컴퓨터화 version을 발매하고 있다. APACHE는 Acute Physiology와 Chronic Health Evaluation의 약어로 의무기록조사를 통해 환자의 생리적 측정값을 조사해서 중증도 점수를 산출해내는 도구로서 쓰이고 있으며, ICU 환자의 치료결과 및 사망률을 예측하는 데 정확한 방법으로 입증되었다.

Washing D.C에 위치한 George Washington University Medical Center의 마취과의 ICU Research Unit에서 1980년초에 APACHE를 개발했다. APACHE는 점수를 매기는 시스템을 ICU 환자에게 쉽게 접근할 수 있는 객관적인 자료를 사용한다. 이것은 MedisGroups와 다르게 특수환 질병에 바탕을 두지는 않는다. 대신 이 측성시스템은 많은 질환의 최종 공통분모를 반영한다.

APACH의 점수는 2가지로 구성된다. 하나는 급성질환의 중증도를 나타내는 생리점수이며 다른 하나는 급성질환 발생 전의 건강상태를 측정하는 만성건강점수이다. APACH I은 생리적 점수를 내기 위해 34가지를 측정하였고 APACH II는 34개의 생리적 측정값 대신 12개의 값을 사용하였으며, 점수가 낮은 환자는 ICU에 입원할 필요가 없거나 ICU에서 퇴원할 수 있다. APACH III는 장기 시스템과 수술 상태에 따라 150개영역으로 분류되었으며 질병에 따른 정보를 통합하는 것으로는 CSI와 다른 질병과 연관된 중증도 지표와 매우 유사하다. 특히 생리적 측정, 만성 건강 측정 및 질병분류에 중점적으로 개발되었다.

표 2-8. APACH의 연령 점수

Age	Points
< 44	0
45~54	2
55~64	3
65~74	5
≥75	6

APACH에 사용된 만성건강점수는 환자의 기능적 상태, 생산성 그리고 입원 6개월 전에 의료진을 만난 종류 및 빈도를 포함하였다. 가장 핵심적인 생리적 기능을 평가하는 것이기 때문에 특정 진단명과 무관하게 중환자실에 입원할 정도로 상태가 중한 모든 성인 환자에게 적용이 가능하며 중증도 점수를 계산할 때 연령별 구분을 적용하며, 7가지의 동반 질환 유무도 평가한다.

APACH를 이용한 임상적 평가는 ICU 이용도를 향상시킬 수 있다. APACH 점수는 중환자실 입원 24시간 이내에 결정되어야 하며 측정치의 가장 비정상적인 값에 선택된다. 그리고 조사자의 의도에 따라 점수를 매기는 것은 입원 중 다시 매겨질 수 있다.

표 2-9. Glasgow coma scale

Vital signs(활력증후 검사)	심박동수, 평균혈압, 호흡수, 체온
Venous blood(정맥혈액 검사)	헤마토크리트, 백혈구 수, 혈청포타슘, 소디움 및 크레아티닌
Arterial blood gases(동맥혈액 검사)	pH, PaO_2

4) CSI (Computerized Severity Index)

CSI는 Manual Severity of Illness Index(수기법 질병 중증도 지수)에서 발전된 Computerized Severity Index의 약자이다. 수기법 질병 중증도 지수는 1980년대 중반 Susan Horn 등에 의해 Johns Hopkins 대학의 Hospital Finance & Management Center에서 개발되었다.

이 지표는 DRG체계 하에서는 설명되지 않는 자원의 병원 대 병원의 차이점을 설명하기 위하여 고안되었다. CSI는 MedisGroups와 APACH와는 달리 질병에 중점을 두었다. Horn은 주진 단명, 공동 유병의 조건과 합병증, 질병 중증도 및 질병에 대한 환자의 반응을 고려하여 환자의 질환을 평가하고자 하였다.

수기법 질병 중증도 지수(Manual Severity of Illness Index)는 원래 질병에 국한하지는 않았으며 환자의 질환에 중대한 영향을 미치는 7가지 영역에 기초하였다.

• Manual Severity of Illness Index의 7가지 영역

① Stage of principal diagnosis on admission

② Complications related to principal diagnosis

③ Concurrent interacting conditions or comorbidities

④ Dependency on hospital staff

⑤ Non-operating room procedures

⑥ Response on treatment

⑦ Residual disease at discharge

수기법 질병 중증도 지수를 적용하는 것이 어렵고 시간이 많이 소모하자 Horn이 다시 CSI를 개발하였다. 그리고 미국의 대부분 병원에서 사용되는 ICD-9-CM 진단 코드시스템에 중증도 지표를 연계시키는 작업도 병행되었다. ICD-9-CM 지난코드는 주 진단명, 공동상병과 합병증의 코드로서 5자리까지 포함하며 퇴원요약지(UHDDS)에 기록한다. ICD-9-CM 5자리에서 1자리를 더 부여해 6자리를 제안하였다. 6번째 자리는 중증도에 따라 1부터 4까지 점수가 주어지지만 중환의 정도를 나타내는 1부터 4는 단지 순서를 나타낼 뿐이다. Horn은 몇 가지 비슷한 코드를 합하였으며 그 그룹의 코드에 중증도를 나타내는 기준을 한 가지만 사용하였다. 같은 증상도 다른 기준에서는 다른 중증도 레벨에 적용된다. 예를 들면, 폐렴에서 화씨 102도는 중증도 2에 해당한다. 환자가 중증도 기준에 어디에도 해당하지 않으면 0이 할당된다. 그리고 진단 역시 의문시된다. 중증도 레벨을 정하기 위해서는 적어도 2가지 기준에 부합하여야 한다. 즉, 레벨 2인 발열과 3인 혈액 소견이 진단의 중증도 레벨 2에 필요하다. 그러므로 한 가지 극단의 기준이 중증도의 정도를 오류 나게 하지는 않는다. 전반적인 중증도 점수가 개개 환자에게 결정된다.

14 조사방법

1) 조사방법의 종류

(1) 기록조사

기록조사는 의무기록, 행정기록, 전산자료 등을 이용하여 자료를 수집하는 방법이다. 기존의 기록을 활용한다는 점에서 다른 방법에 비하여 시간 및 비용이 적게 소요된다는 점과 기록의 향상을 위하여 노력을 기울이게 된다는 장점이 있으나, 기록이 부실한 경우 평가결과가 부정확해지고 기록에 너무 치중하게 되는 경우 환자의 진료/서비스에 지장을 줄 수 있다는 단점이 있다.

(2) 면접조사

면접조사는 미리 훈련된 조사원이 지정된 조사대상을 방문하거나 면접하여 설문지를 작성하는 방법이다. 피면접자가 잘 이해하고 있는지 여부를 확인할 수 있으며, 면접을 계획할 때 누락된 문제를 피면접자가 제시할 기회를 가질 수 있고, 비구조화된 면접의 경우 피면접자의 태도, 의견 등을 더 깊이 파악할 수 있다는 장점이 있다. 그러나 면접자가 부정적인 의견을 제시하기 힘들고, 시간과 비용이 많이 들며, 무의식중에 피면접자의 응답에 영향을 미칠 수 있다는 단점이 있다.

(3) 설문조사

조사하고자 하는 내용을 설문지 양식으로 개발하여 조사대상자의 의견이나 성향을 조사하는 방법이다. 시간과 비용이 적게 들고 면접 시 발생할 수 있는 비뚤림을 제거할 수 있으며, 익명으로 실시하는 경우 정직한 응답을 얻을 수 있다는 장점이 있다. 질문이 불명확할 경우반응이 부정확해지고, 설문의 유형이나 개별문항의 표현이 응답을 일정한 방향으로 유도할 가능성이 있으며, 일반적으로 응답률이 낮다는 점에서 문제가 있다.

(4) 직접관찰

관찰을 통해 주제에 관련되어 일어나는 여러 현상을 조사하는 방법이다. 직접관찰은 평가를 즉시 할 수 있으나, 피관찰자가 관찰을 의식하여 행동할 가능성이 있고 관찰자에 따라 평가가 달라질 수 있다는 단점이 있다.

2) 조사대상

조사대상을 선정하기 위해서는 조사대상의 모집단을 정의하고, 이를 대표할 수 있는 표본을 추출하여야 한다.

(1) 모집단과 표본

분석자가 관심을 가지고 있는 모든 사건들의 집합을 모집단이라 한다. 모집단의 일부로서 연구의 대상이 되는 사건들의 집합을 표본이라 한다.

(2) 표본추출방법

표본추출은 조사대상이 되는 인구집단 중에서 실제 조사가 이루어질 소집단을 골라내는 작업을 말한다.

표본추출의 대원칙은 조사결과를 일반화할 수 있어야 한다는 것이다. 조사는 비록 전체가 아닌 일부분만 했지만 그 결과가 전체에도 그대로 적용될 수 있는 것이 일반화이다.

3) 설문지조사방법

(1) 설문지 문항내용 결정

필요한 개념을 정확하게 측정하기 위해서는 어떠한 내용의 문항이 포함되어야 할 것인지를 결정하여야 한다.

→ 꼭 필요한 내용인가? 불필요한 내용은 시간과 비용의 낭비를 가져오고 응답상의 부담을 주어 중요한 내용만을 선별하여 설문량을 줄여야 한다.

→ 한 문항으로 충분한가? 특정 개념을 측정하기 위해서 하나의 문항으로 볼 충분한 경우에는 복수의 문항으로 질문할 필요가 있다.

→ 연구자가 요구하는 정보를 응답자가 대답할 수 있는가? 응답자가 잘 모르는 내용을 질문해서는 안 된다. 잘 모르는 경우 엉뚱한 응답을 할 가능성이 높기 때문이다.

→ 응답하는 데 노력이 많이 들지 않을까? 응답자가 정보를 가지고 있더라도 응답을 하기위해서 시간적, 정신적으로 많은 노력이 필요하면 응답을 회피하거나 무성의한 응답을 할 가능성이 높다.

→ 응답자가 기꺼이 정보를 제공할까? 정보를 제공하는 데 노력이 적게 든다 하여도 여러 가지 문제로 인하여 응답해주려 하지 않는 경우에도 응답을 회피하거나 엉터리 응답을 할

가능성이 높다.

→ 응답을 정확히 할 수 있을까? 정보를 제공하는 데 위의 문제들은 없으나 정확히 응답할 수 없는 경우가 있다. 따라서 응답자의 특성에 따라 정확도를 잘 조정하여야 한다.

(2) 문항의 표현

→ 표현을 명확히 한다.
→ 두 가지 내용을 하나의 질문에 포함시키지 않는다.
→ 어려운 용어를 사용하지 않는다.
→ 너무 자세히 설명하여 응답자를 무시하는 인상을 주지 않는다.
→ 부정이나 이중 부정의 표현을 사용하지 않는다.
→ 편견이 작용할 가능성이 있는 용어는 사용하지 않는다.
→ 미묘한 차이가 있는 용어의 사용에 주의한다.
→ 질문의 초점을 명확히 한다.
→ 조건이 포함되는 질문에 주의한다.
→ 문제표현의 강도에 주의한다.
→ 그리고, 와, 과의 사용에 주의한다.
→ 당연한 질문은 제거한다.
→ 응답자의 자존심을 건드리는 표현은 피한다.
→ 기간이나 내용이 광범위한 표현은 피한다.
→ 유도적인 표현은 피한다.
→ 첫 질문은 쉽게 대답할 수 있는 문항으로 선택한다.
→ 응답자들이 정확한 대답을 모르는 경우에는 중간 값을 선택하는 경향이 있음을 주의한다.

(3) 문항의 순서

문항의 순서는 응답하기 쉬우면서도 솔직한 응답을 할 수 있도록 배열한다.

→ 오리엔테이션 질문을 가장 먼저 배열한다.
→ 가장 흥미 있는 문항을 앞부분에 배열한다.
→ 어렵고 지루한 질문은 설문의 중간부분에 배열한다.
→ 질문내용이 심각하거나 민감한 내용은 뒷부분에 배열한다.

→ 인구학적 배경이나 경제상태에 관한 질문에 맨 뒤에 배치한다.

→ 질문내용이 범위가 넓은 질문에서 좁은 질문 순으로 배열한다.

(4) 예비조사실시

4) 조사양식지 개발

조사항목이 정해진 후에는 조사양식지를 작성한다. 정확한 용어를 사용하고 조사항목과 분류번호, 조사일, 조사자 등을 기록하기 쉽게 배열한다. 조사항목을 배열할 때에는 환자의 일반적 사항과 구체적인 조사항목을 구분하는 것이 좋다. 또한 기입하기 편한 순서대로 항목을 나열하면 시간을 절약할 수 있다. 조사양식지를 수정작업을 거치지 않고 무턱대고 100~200장 복사했다가 양식지를 수정하게 되면 시간낭비, 돈 낭비가 될 것이다.

15 용어의 정의

의료의 질 향상 활동 경험이 적은 병원에서는 표준이나 역치를 설정할 만한 기초 자료가거의 없는 경우가 대부분이다. 따라서 타 병원의 사례나 어느 정도 자료가 축적될 때 표준이나 역치를 설정하는 것이 바람직하다.

1) Indicator(지표)

질적 수준이나 목표의 달성정도를 나타내는 측정 가능한 변수(variable)나 특성(characteristic)을 지표라고 한다. 즉 달성하고자 하는 목표에서 현재 수행되고 있는 과정의 수준을 정확하고, 신뢰성 있게 정략적으로 나타낸 것이다.

지표는 질 그 자체를 나타내는 것은 아니지만 진료 또는 의료서비스의 영역 중 개선의 여지가 있는지의 여부를 판단하기 위하여 사용하는 모니터링 도구이다. 지표는 분자와 분모가 있는 비(ratio) 또는 비율(ratio)의 형태로 표시하는 것이 바람직하며, 지표를 정의하기 위해서는 사전에 분자와 분모를 명확하게 규정하여야 한다(예; 우리나라의 대표적인 지표는 1995년, 1996년 한국 의료QA학회 주관으로 시행된 의료 질 향상조사 사업으로 계획에 없던 재입원률, 계획에 없는 재수술율 등의 지표 사업이다).

(1) 임상지표의 범주

① 적신호 사건 지표(sentinel event indicator)

사건이 한 번이라도 발생하면 정밀 조사를 시행하여야 할 만큼 중요한 개별 사건(역치가 0인 경우)으로서 대부분의 적신호 사건은 바람직하지 않은 사건으로 매우 드물게 일어나며, 위기관리에 주로 이용된다. 즉, 부적절한 사건이 발생하거나 심층조사가 필요한 사건을 골라내는 역할을 한다. 또한 적신호 사건은 낮은 성과수준(Poor Perfprmance)로 표현되고, 위험관리 대상을 색출해내는데 사용된다. 예를 들면 낙상건수, 투약오류건수, 모성사망, 수술 중 사망환자 수 등이다.

② 집합 자료 지표(aggregate data indicator)

많은 수의 사례를 모은 과정 또는 결과를 계량화한 것이다. 빈도가 있는 자료를 사용하여 지표를 생성하고, 표본집단의 평균값, 비율, 비(Ratio)로 나타낸다.

위험에 노출된 집단의 분모와 실제 발생한 수로 표현되는 분자가 필요하다.

㉠ 비연속변수 : 비의 형태로 표시(예: 신생아사망률)

㉡ 연속변수 : 평균치의 형태로 표시(예: 응급실 대기시간)

(2) 임상지표의 속성

① 명확하게 정의될 수 있어야 한다.

② 중요한 의료서비스 요소가 모두 포함되어야 한다.

③ 산출에 수반되는 자료 수집이 정확하고 용이하여야 한다. 과학적인 근거에 기반 한다.

④ 임상적으로 타당하며, 진료서비스 결과와 관련 등 신뢰성이 있어야 한다.

⑤ 중복되지 않으면서 가치 있는 정보를 제공하여야 한다.

⑥ 전문가 및 최근 문헌 또는 병원의 실정에 기초를 두어야 한다.

⑦ 지표를 통하여 측정한 결과는 진료서비스 개선에 적용 가능하여야 한다.

⑧ 임상 질 지표는 변별력이 있어서 양질의 의료서비스와 그렇지 못한 의료서비스를 잘 구분할수 있어야 한다.

(3) 임상지표 개발과 적용의 시작

① 임상지표 실행 계획에 누구를 참여시킬 것인가?

② 기존 질 향상 프로그램과 임상 지표를 어떻게 연계시킬 것인가?

③ 지표 프로그램의 감독과 관련 자료의 수집, 해석과 분석은 누가 책임질 것인가?

④ 임상 지표 자료 수집원과 방법의 확인과 계획에 의료진들이 적절히 참여하고 있는가?

⑤ 의료진은 임상지표 프로그램의 내용과 의도를 잘 알고 있는가?

⑥ 자료 수집방법과 인력은 기존 정보, 자료 분석 체계, 도구와 전문기술을 충분히 활용할 수 있도록 선정되었는가?

⑦ 임상지표의 결과가 적절한 인력에 의해 토의되고 실행될 수 있도록 하기 위해 어떤 제도적 장치를 마련할 것인가?

⑧ 자료 수집방법과 자료원에 대해 QA전담자, 보건의료정보관리(의무기록)책임자, 정보체계관리자와 논의하였는가?

(4) 임상지표의 활용

① 병원 내에서 심층 분석을 해야 할 사항 또는 새로운 조사를 위한 아이디어제공, 내부적인 목적의 지표개발에 활용함으로써 질 향상 사업에 있어 문제를 정하고 활동의 우선순위 결정에 도움을 준다.

② 진료 또는 기타 서비스 결과의 객관적인 측정과 수준의 비교를 통하여 병원에서 자발적인 질 향상 사업을 진행하는 데에 유용하게 활용한다.

③ 질 향상 활동에 관한 객관적인 결과를 제시한다는 데 큰 의의가 있다.

④ 임상지표 결과를 비교할 때 고려할 사항

㉠ casemix

㉡ 분자에 속하는 환자들의 질병 중증도

㉢ 자료 수집의 정확성과 신뢰도

㉣ chance variation과 유의성 같은 통계학적 요소

⑤ 지표 개발팀 구성

실무 전문가 중심으로 팀을 구성하고, 업무를 조직화하고 역할을 명확히 정해야 하며, 연구 혹은 역학 전문가 포함으로 구성하여야 한다.

(5) 지표 선정 시 고려 사항할 사항

① 병원의 미션 및 사업계획과의 연관성

② 환자안전 연관성

③ 다빈도 문제 발생 가능성

④ 개선활동의 용이성

⑤ 내, 외부 고객에 미치는 영향

⑥ 외부평가 기준/ 각종 법규 관련성

(6) 자료수집

자료 수집은 원(row)자료형태로서, 구체적이어야 한다. 일정기간 또는 장기간 동안 다양하게 수집한다.

수집방법	내 용
기록조사	의무기록정보, 전산자료, 원무자료 등
면접조사	지정된 조사대상을 방문, 면접
설문조사	조사하는 내용을 설문지 양식으로 개발하여 조사
직접관찰	관찰을 통해 주제에 관련된 여러 현상을 조사

① 자료원과 방법

㉠ 각 병원의 체계와 질 향상 활동 프로그램의 다양성을 고려하여야 한다.

㉡ 대부분의 자료는 의무기록정보와 전산 자료에서 산출이 가능하다. 의무기록정보가 부실할 경우에는 별도의 자료수집 양식을 만들어서 전향적 조사를 한다.

㉢ 원칙적으로 가능한 한 이미 존재하는 자료원과 질 향상 활동 기전을 이용한다.

② 기간

해당되는 환자나 사례의 수가 통계적으로 의미 있고, 어떤 일관된 경향을 나타내기에 충분할 정도의 기간이 요구된다. 각 기관의 크기와 환자의 구성, 그 밖의 요인들에 의해 변동될 수 있다. 호주 병원표준 신임위원회에서는 병원 신임을 위하여 임상 지표 조사를 하는 경우 최소 3개월 동안의 자료수집을 하도록 한다.

표 2-10. 존스 홉킨스 대학병원의 임상지표(1995년)

Indicator	역치/표준(%)
수술 후 창상 감염률	2.6
체류 6시간 이상의 응급실 환자 비율	8.2
사망률	6.3
퇴원 30일 이내 재입원율	9.2
1800 g 이상 신생아의 사망률	6.8
외래수술 취소율	11.9
혈액 반납 및 폐기율	2.0
투약오류 발생률	0
중환자실 재입실률	9.4
동일 입원 내 계획에 없던 재수술률	1.5
내시경 취소율	18.9
입원연인원 1,000명당 균혈증 발생률	0

(7) 정확한 자료 분석을 위해서는 구체적인 분석방법을 기술하여 자료를 제시하는 것이 중요하다.

① 지표 정의에 따라 분석대상을 설정; 환자군, 전수조사 또는 표본조사를 한다.
분석단위를 설정 : 환자, 수술(시술, 약물처방, 진단검사 등) 등

② 통계분석 방법 선택 : 측정한 자료가 연속변수는 대표 값으로 평균, 중앙값, 최빈값으로 분포의 중심값으로 한다. 또한 분포의 중심에서 각 변수 값이 퍼져 있을 때는 분산, 표준편차, 범위값으로 한다.

③ 질 평가 방법 : 의무기록(진료기록, 수술기록, 중환자실, 응급실), 체크리스트 등

④ 위험보정 방법 : 환자의 건강에 영향을 미치는 요인 표준화

⑤ 자료제시 방법 : 표(빈도표, 상대 빈도표), 그림(막대, 원그래프 등)으로 발생빈도, 백분율, 키기 비교를 나타내며, 시간의 따른 추세로 런챠트, 관리도, 분포시간과 무관한 히스토그램, 두 사건의 관련성을 산점도 등으로 제시한다.

벤치마킹은 목표에 도달하지 못했을 때, 지표의 변이가 있을 때 사용하기에 좋은 방법이다.(추이분석, 인증기관 또는 법규가 정하는 기준비교, 유사한 의료기관과의 비교, 장기간의 특성 추이 파악, 문헌비교 등)

(8) 우리나라 인증제의 성과관리에서 사용하고 있는 지표이다.

영역별	지표
환자안전 지표	환자 확인 관련 지표, 손 위생 수행 관련 지표, 의사 소통 관련 지표, 수술 및 침습적 시술 관련 지표, 낙상관련 지표, 인공호흡기 관련 폐렴 지표, 욕창 관련 지표, 카테터 관련 요로감염 지표, 카테터 관련 혈류감염지표
진료영역 지표	의무기록 관련 지표, 환자평가 관련 지표, 의약품 관련 지표, 협의진료 관련 지표, 영상검사 관련 지표, 병리검사 관련 지표, 진단검사 관련 지표, 심폐소생술 관련 지표, 마취 및 진정 관련 지표, 혈액제재 관련 지표, 모성 및 신생아 관련 지표, 사망률 관련 지표
질환영역 지표	질환영역 지표; 예방적 항생제 관련 지표, 폐렴관련 지표, 혈액투석 관련 지표, 암 관련 지표, 뇌졸중 관련 지표, 급성 심근경색증 관련 지표
관리영역 지표	인사관리 관련 지표, 직원 안전 관련 지표, 직원교육 관련 지표, 직원 만족도 관련 지표, 환자만족도 관련 지표, 이용도 관련 지표, 재무관리 관련 지표

2) Standard(표준)

병원에서의 QI 활동을 통하여 도달하고자 하는 목표를 명확하게 기술한 것이다. 다시 말하면 해당 주제에 대하여 병원이 목표로 하고 있는 진료/서비스의 질적 수준을 기술하거나 수치로 표현한 것을 말한다. 표준은 원칙적으로 현재 달성할 수 있는 가장 높은 정도의 질적 수준을 고려하여 설정하여야 한다. 표준은 정량화(quantification)가 가능한 형태로 표시하는 것이 바람직하다.

예 1) 외래환자의 90%는 진료대기 시간이 30분 이내이다.

예 2) 혈액 반납 폐기율이 3% 미만이어야 한다.

3) Threshold(역치)

지표를 통하여 모니터링 결과에 따라 일정 수준 이상 또는 이하일 때에는(진료 또는 서비스 측면에서 심각한 문제가 있다고 판단될 때에는) 정밀 검토나 개선 활동을 시작할 것인지를 판단하는 기준점을 역치라고 한다. 표준과 역치는 일치할 수도 있으나 대부분 표준보다는 역치가 낮은 수준을 보이는 경향이 있다.

표준이나 역치는 해당 병원의 과거 자료, 다른 병원의 참고치, 논문이나 교과서의 권위 있는 문헌에 제시된 참고치 등을 이용하여 설정할 수 있다. 이러한 표준이나 역치를 설정할 때에는 의사, 간호사, 관리자 등 병원 내 해당 분야의 전문가를 참여시키는 것이 바람직하다.

이러한 과정을 통하여 후에 이루어질 집중 검토와 이에 따른 개선 활동을 촉진시킬 수 있다.

4) Criteria(기준)

기준은 표준을 충족시키기 위하여 반드시 달성하여야 할 진료/서비스의 질적 수준을 측정 가능한 형태로 기술한 것으로 구조(structure), 과정(process), 결과(outcome) 중 하나 이상을 이용할 수 있다. 기준은 평가항목이라고도 하며, 측정이 가능하고 표준을 설정한 의도를 반영할 수 있어야 한다(지식과 경험을 토대로 지표를 평가할 수 있는 객관적이며 기 설정된 기준을 사용하는 것이 좋다).

5) Benchmarking(수준점설정)

벤치마킹은 최고의 의료기관으로 도달하기 위해 보다 상위의 의료기관을 선정하여 그 방식을 배우면서 자기 혁신을 추구하는 기법이다. 장점은 상위의 의료기관과 자기수준을 비교 평가함으로써 현실적이고 목표설정이 가능하고 목표달성을 위한 방법을 쉽게 찾아낼 수 있다는 것이다. 벤치마킹은 목표에 도달하지 못했을 때 지표의 변이가 있을 때 사용하기 좋은 방법이다. 의료서비스 향상을 위해서는 최적의 진료를 모색하고 이를 시행하기 위해 자신이 행한 진료와 서비스 그리고 그 최종결과들을 지속적으로 측정하면서 경쟁 의료기관과 비교하여 개선시키기 위한 활동이다. 이때 비교상대자는 현재 의료기관 수준, 표준, 상위의 의료기관, 최고수준이다. 방법으로는 추이분석, 인증기관 또는 법규가 정하는 기준비교, 유사한 의료기관과의 비교, 장기간의 특성 추이 파악, 문헌 비교 등이다.

16 부서별 질 관리 기준 및 지침

미국의 병원신임합동위원회(Joint Commision on Accrediation of Healthcare Organization, JCAHO)는 병원에 대해 표준을 세우고 지도를 하는 민간단체로서 자발적인 신임을 받는다. 불신임은 주정부와 연방정부의 기금을 받지 못하게 된다는 점에서 병원에 해를 끼친다. JCAHO는 치료의 체계를 이루는 병원의 기준 즉 시설, 사용 가능한 기술, 안정성, 신임행위 등을 전통적으로 구축해 왔다. 과거 몇 년간 JCAHO의 지침은 관리의 과정에 이르기까지 그 영역을 넓혔고 최근에는 치료의 결과에까지 역점을 두어 다루기 시작했다. 또한 이와 병행해서 점차적으로 지출이 증가되는 것과 함께 비용 제공자의 치료의 질과 결과에 대한 의문에 역점을 두고 있다.

의료기관이 효과적인 질 관리 사업을 개발함에 있어 가장 큰 문제점

① 의사의 참여를 구하고 유지한다.
② 진료에 대한 일반적인 평가를 통해 문제를 발견하고 이를 객관화시켜야 한다.
③ 환자진료의 실제 문제를 규정하고 기술할 수 있는 강력한 권한의 위임체계를 개발할 수 있어야 한다.

다음 표 2-11은 1985년 JCAHO에서 10단계 감시평가 모형을 개발하여 병원 전 부서에 공통적인 감시평가과정을 제시하였다.

표 2-11. 10단계 감시 및 평가 과정

1. 모니터와 평가활동을 위한 책임을 지정
2. 의료 영역의 설정
3. 의료 영역의 중요 측면 발견
4. 의료 영역의 중요한 부분을 모니터할 수 있는 지표를 확인
5. 의료평가를 유발하는 지표들의 위험수준(thresholds)을 설정
6. 각 지표들의 자료수집 및 정리
7. 의료를 향상시킬 수 있는 기회 또는 문제점 확인을 위한 의료의 평가
8. 의료 향상을 위한 조치 또는 확인된 문제점을 시정하는 조치를 취함
9. 개선활동의 평가 및 기록
10. 전반적인 QA 프로그램과 관련된 정보의 교류

1) 응급실

미국에서의 응급의료에 대한 질 평가는 1970년대 이후 JCAHO에서 연 12회의 환자치료에 관한 관리 감사를 시행한 이후 극적으로 변화되었다. 1990년대부터는 정부 및 보건관리자, 병원측에서 JCAHO에 참가하여 응급 의료의 질 향상에 적극적으로 참여하고 있다.

JACHO의 응급실 MANUAL은 QI 표준화를 포함하고 있다. QI 표준화에는 질적 향상의 기회 및 경향과 함께 가장 중요한 의료 즉 빈번하고, 위험성이 높고, 혹은 전문의에게 문제의 소지를 일으킬 수 있는 의료에 관한 종합적이고 계획적인 질적 향상 및 의료의 적절성 여부가 포함되어 있다. 이러한 표준화에는 일차적으로 응급실에서 시행하는 모든 검사를 기록하고 추적 진료를 쉽게 하고 방사선, 심전도 등 기타 모든 검사 결과를 review하는 등의 과정들을 포함한다. 또한 notify하거나 환자의 재추적검사 등의 protocol도 있어야 하고 기타 환자이송, 수혈, 약의 사용 및 의무기록 검토 등의 규정도 표준화에 포함되어야 한다.

응급실의 종합적인 QI의 요소는

① 환자 처지의 적절성 여부 및 질적 관리의 지속적 관찰

② 고위험군 질환의 선별 방법

③ 문제점 및 사건에 대한 간편하고 평준화된 보고 방법

④ 환자만족도에 대한 평가 방법

⑤ 장, 단기적인 문제에 대한 특별감사

⑥ 장비 검사 및 응급실에서 시행한 검사에 관한 QC

(1) 질 모니터링

① 임상적 측면

- 일상점검－방사선, 심전도, 임상병리 결과지 등
- 의무기록 점검－기록표준에 부응 여부
- Major Invasive Procedures점검－Central Lines, Lumbar Lunctures
- 사망사례 점검
- Respiratory Arrests, Cardiac Arrests

② 행정적 측면

- 대기시간 측정

- 환자 및 직원 불평점검
- 병실 후송시간 측정

(2) Audit

① 임상 위험도가 높은 증상환자 감사－천식, 화상, 두통, 뇌손상, 흉통 등

② 다음 사례는 점검을 요함

- 의사 검진 없이 입원 및 퇴원
- 환자의 치료 및 입원거부
- 환자의 임상검사 및 방사선 결과 판독 전에 귀가
- 입원 후 48시간 내 사망
- 동일 증상으로 48시간 내에 응급실에 다시 내원
- 40세 이상의 외상없는 흉통환자의 심전도 기록이 없는 경우
- 복통환자의 직장검진이 없는 경우
- 복통 여성환자의 골반검진이 없는 경우
- 안질환 시 시력측정이 안 된 경우
- Cardiac Enzymes 검사 후 응급실에서 퇴원한 경우

응급실 임상지침 및 활동주제

① 본 병원에서 퇴원한 이후 15일 이내에 응급실로 내원한 환자
② 일단 치료를 받고 귀가하였으나 72시간 이내에 다시 응급실로 내원한 환자
③ 응급실에 있는 동안 발생한 심장/호흡마비
④ 의사의 진찰을 받기도 전에 병원을 떠난 환자(AWOL)
⑤ 의사의 진찰을 받았으나 치료 도중 병원을 떠난 환자(AMA)
⑥ 응급실에 있는 동안 발생한 사망자
⑦ 응급실에서 투약 후의 투약의 역반응
⑧ 응급실 내에서 환자에게 발생된 사고
⑨ 응급치료 후 다른 병원으로 후송된 경우
⑩ 응급환자 처치가 부적당하게 분배된 경우
⑪ 6시간 이상 체류환자의 원인분석

2) 내과

내과계 임상지침 및 활동주제

① 예기치 못한 사망
  ㉠ 진단명에서의 모순
  ㉡ 치료의 부작용
  ㉢ 입원 중에 발생한 병원 내의 사고
  ㉣ 입원직후 24시간 내의 사망
  ㉤ 폐의 폐색증
  ㉥ 감염
② 퇴원 후 3일 이내에 재입원한 경우
③ ICU나 CCU로 전과된 경우
④ 심장 · 호흡의 마비(치명적인 환자는 제외)
⑤ 최종 진단명과는 상관없이 생긴 합병증
⑥ 다빈도 질환의 치료적절성 평가
⑦ 항생제사용의 적절성(예방적, 치료적 사용)
⑧ 외래환자의 질병별 치료 적절성 평가
⑨ 진단방법의 적절성 평가
⑩ 입원기간의 적절성 평가
⑪ 예기치 않은 재입원율 및 사유조사
⑫ 마약사용의 적절성 평가
⑬ 기타
  ㉠ 수혈 후의 민감 반응
  ㉡ 병원 내의 감염
  ㉢ 약물반응

3) 산부인과

미국 산부인과의사협회(American College of Obstetricians and Gynecolo-gist)에서의 QI는 ACOG의 노력과 방법론을 대부분 보여주고 있다. ACOG의 프로그램은 임상지침(Clinical indicators)과 판정기준(Criteria sets)에 근거를 두고 임상진료를 평가하는 것을 기본으로 하고 있다. 양질의 의료관리 실무지침은 일련의 임상지침들을 다음과 같이 개발하였다.

미국산부인과협회(ACOG)에서 사용하는 임상지침

① 계획에 없던 14일 이내의 재입원
② 같은 문제로 응급실 재방문 후의 입원
③ 심폐 정지
④ 현재 입원하지 않은 상태에서 감염 발생
⑤ 계획에 없던 중환자실 입원
⑥ 같은 입원 동안에 계획되지 않은 수술실 방문
⑦ 통원수술환자의 입원 또는 수술 또는 마취합병증의 유지
⑧ 부인과 수술, 근치적 자궁절제술 또는 장기적출의 제외, 혈액 또는 수술 후 2단위 또는 그 이상 사용. 24%보다 적은 hematocrit 또는 8 g보다 적은 hemoglobin
⑨ 계획에 없던 절제, 손상, 수술과정 동안의 기관의 회복
⑩ 수술 후 24시간 이상 항생제 사용
⑪ 수술 전 진단과 수술 후 조직보고서의 불일치
⑫ 평활근종을 위해 280g보다 적은 자궁의 절제
⑬ 단순 낭종 또는 난소체의 절제
⑭ 악성종양을 제외한 30세 이하 여성의 자궁절제술 시행
⑮ 부인과 사망

– 산부인과 임상기준 예

① 처치 : 자궁적출술, 복식(68.4) 또는 질식(68.5)

② 적응증 : 가임 연령 여성에서의 비정상 자궁출혈

③ 적응증의 확인

- 기왕력–과도한 자궁출혈
- 한 월경 주기보다 더 긴 8일 이상의 출혈
- 보조적인 조치가 필요할 정도의 심각한 출혈
- 출혈을 초래하는 투약이나 출혈성 경향의 기왕력이 없음
- 환자의 삶의 질에 영향이 없음
- 자궁에 대한 이학적 검사나 자궁경부 세포진 검사상 비정상 출혈을 일으킬 만한 다른 병리적 소견을 찾을 수 없음
- 실험실 데이터

자궁내막 종양의 소견이 없음

자궁경부 세포진 검사에서 악성종양의 소견이 없음

- 자궁내막폴립의 소견이 없음(자궁소파술, 자궁적출술 및 자궁조영술상)

④ 처치 전단계의 조치

- 환자의 자궁 적출술과 관련된 의학적 및 정신적 위험을 고려한다.

⑤ 금기사항 : 임신을 원할 때

산부인과 임상지침 및 활동주제

① 산모의 사망
② 자궁 내의 사망
③ 초생아의 사망
④ Apgar 5보다 미만: 1분 동안 측정 시
⑤ Apgar 7보다 미만: 5분 동안 측정 시
⑥ Forceps 곤란
⑦ Prolapse된 탯줄
⑧ 태반탈락(Placenta Previa) maternal blood loss
⑨ 자궁파열
⑩ 기타

Unplanned Return to Delivery Room

① 자궁수축 부전
② 4 이상 파열
③ 잔류태반(Retained Placenta)
④ 출혈
⑤ 분만 후 ICU로 옮겨간 경우

Infant Injury

① Skull Fracture
② Brochial Palsy
③ Severe Forceps mark
④ 분만 시 의사가 곁에 없는 경우
⑤ 기타

4) 외과

양질의 의료 관리 표현에 있어 전문적 외과 수술의 단순화 목적은 궁극적으로 환자의 치료 결과를 증대시키기 위함으로 치료결과뿐 아니라 치료과정과 결과와의 연구까지도 수행되어야 하며 이러한 과정과 결과와의 관계에 대한 연구는 임상적 연구와 외과치료에 대한 의료감사를 통한 결과의 분석에 의한다.

JCAHO에서는 병원의 양질의 의료관리 계획으로서 외과 수술로 제거된 조직의 평가가 아니라 외과 임상 예의 고찰을 중시하였으며, 이러한 고찰은 병원 내에서 시행된 외과 임상 예의 질적 평가를 위하여 정규적으로 매달 시행하여야 함을 주장하고 있다. 대상 예의 선정은 각 개인의 외과 의사에 의하여 시행된 치료 예 및 외과적 술기의 질과, 참고가 가능한 예를 선정하였으며 수술 전과 수술 후의 진단의 현격한 차이가 있는 모든 임상 예를 대상으로 하였다.

외과 임상지침 및 활동주제

① 수술 도중 수술계획에 없었던 기관이나 부분의 절제(제외 : 악성 암이 예상했던 것보다 더 넓게 전이되어 예상보다 더 많은 부위를 절제해야 하는 경우)
② 수술로 인한 좌상, 파열 또는 천공
③ 전 수술로 인한 재입원(제외 : 고질병인 COPQ나 악성 암 등)
④ 병원 내의 사고(제외 : 퇴원예정일 이전에 다 치유된 것)
⑤ 환자의 민감 반응
⑥ 스펀지, 주사바늘, 수술기구 등을 제대로 점검하지 않은 경우
⑦ 일반 환자병동에서 특수병동으로 이송된 경우
- 제외 : 대수술 후
  수술하기 전에 이미 예상되었던 이송
  회복기간을 위하여 격리된 경우
  방사선 치료를 받기 위하여 격리된 경우

⑧ 기타다른 종합병원으로 이송된 경우
- 제외 : 정부 또는 AMO로 인한 이송
  수술을 받을 수 없는 병원시설로 인하여 이송된 경우

⑨ 입원 당시에는 없던 신경계통의 질환
⑩ 병원 내의 감염(감염위원회에서 인정함)
⑪ 심장마비
⑫ 기타 합병증
⑬ 사망
⑭ 조직검사 결과로 수술 전과 수술 후의 진단명이 달라진 경우
⑮ 수술 전 진단방법의 적절성
수술 후 진단방법의 적절성

5) 마취과

JCAHO는 의료 영역의 QI를 주도하고 있다. 의료 각 분야에 해당하는 출판물에서 이미 의료의 QI가 무엇이 되어야 하는지를 명확히 규명한 바 있다. 또한 해마다 갱신되는 QI와 수술 및 마취에 관한 표준안을 담을 문서를 발표하고 있다.

또한 JCAHO는 마취과에서 환자 관리의 질과 적정성, 각 개인의 임상적 성취도를 의료진의

월별 회의, 증례토론, 약물사용 검토, 의무기록 검토, 처방 및 치료약물 검토 등을 통해 모니터하고 평가할 것을 요구한다. 이러한 QI의 모든 과정은 해당과 부서의 방침이나 규정으로 기록되어 보존되어야 한다. 마취과 영역의 의료 질 향상은 잠재적인 문제점들의 효율적인 확인과 이들 문제점의 원인에 대한 객관적 평가와 이들 문제점들을 제거하기 위한 조치의 이행 및 그 과정을 모니터할 수 있게 하여주는 과정을 말한다.

마취과 임상지침 및 활동주제

① 마취로 인한 감염
② Spinal headache(척추마취 후 호소하는 두통)
③ 마비
④ 신경의 손상
⑤ 수술 후 마취와 관련된다고 생각되는 폐렴
⑥ 약물의 민감 반응 및 투약경험을 체크하지 않은 경우
⑦ 과거 마취경험의 유무를 체크하지 않은 경우
⑧ 마취로부터 완전히 회복된 후 환자를 방문하지 않은 경우
⑨ 전신마취가 정상으로 회복되는 데 3시간 이상이 경과한 경우
⑩ 수술 전의 투약으로 정상회복에 차질이 생긴다는 의심이 가는 경우
⑪ 수술 후의 투약으로 정상회복에 차질이 생긴다는 의심이 가는 경우
⑫ 마취 도중의 우발적인 사고
⑬ 기관 내의 삽관(마취를 위하여)을 반복해서 시행하는 경우
⑭ 환자가 편히 누워 있는 상태에서 혈압이 수술 전의 기초상태보다 40 mmHg 증가한 경우
⑮ 마취 도중 마취로 인한 이물질을 들여 마신 경우

- 악성 Hyperthermia
- Pseudocholinesterase치수가 비정상적으로 낮은 경우
- 마취 도중 심장마비
- 호흡마비
- 회복실 내의 사망
- 마취 도중 마취기구로 인한 상태
- 수술이 끝나고 곧 수술대로 환자가 다시 돌아온 경우
- 병동으로 옮기는 도중에 받는 부상
- 병동으로 옮긴 후 다시 회복실로 돌아온 경우

6) 소아과

JCAHO의 종합병원 소아과에 적용할 수 있는 기준은 1989년에 발행한 병원신임도 평가 지침서에서 찾아 볼 수 있다. 어떤 특정한 소아과를 어느 기준으로 적용할 것인가는 그 소아과가

제공할 의료서비스가 어떻게 조직되어 있는가에 달려 있다. 만일 어느 소아과의 경우, 단지 응급 입원환자의 처리 기능만 믿고 다른 기능들이 전혀 갖추어져 있지 않다면 즉 병원 차원적인 외래환자 진료기능(응급 후송 진료 혹은 소아 응급처리)과 신생아와 영아 및 소아대상의 중환자실, 소아외과적 특수설비, 인공신장센터와 같은 재활 및 특수 진료설비 등이 전혀 갖춰져 있지 않다면, 단지 특정한 기준만이 적용될 것이다. 그러나 만약 어느 소아과의 경우 위와 같은 다양한 의료서비스를 제공할 수 있게끔 조직되었다면 이러한 개개의 서비스들에 대한 기준들도 역시 적용될 것이다.

소아과 임상지침

① 수술환자의 경우 수술로 인한 합병증으로 재입원했거나, 전에 입원하고 있는 동안 완치하지 못하여 재입원한 경우(제외: 만성병)
② 병원 내의 사고
③ 환자의 민감 반응
④ 일반 소아병동에서 특수병동으로 옮긴 경우
⑤ 다른 병원으로 후송된 경우
⑥ 현 입원 중 수술 방으로 되돌아온 경우
⑦ 수술 도중에 계획에는 없었으나 응급으로 기관을 절제한 경우
⑧ 입원 당시에는 없었던 신경계통의 질병
⑨ 수술 도중에 발생한 파열, 열창으로 인한 치료를 한 경우
⑩ 병원 내의 감염
⑪ 심 · 호흡마비
⑫ 그 외의 합병증
⑬ (모든)사망

7) 정신과

JCAHO는 연방정부가 정신건강시설의 기준개발을 하는 데 부수적인 역할을 하였으며, 질보장 기준을 포함한 AMH(Accreditation Manual for Hospital)를 발행하였다. 성인의 정신질환치료, 아동과 청소년의 정신질환치료, 공공의 정신건강센터와 주정, 마약남용프로그램을 위한 기준을 확립하였다. 이것이 CSM(Consolidated Standards Manual)이다. CSM은 독립된 조사의 한 방법으로 사용되었고, 정신질환 장기적 치료프로그램은 AMH에서의 survey에는 적절하지 않았다. AMH는 일반병원에서 정신과서비스를 평가하는 데 사용되고 있다. JCAHO는 임상가들이 관리의 중요한 부문의 임상적 지침으로 확인, 감시할 수 있도록 이용 가능한 10가지

단계 과정을 서술하였다. 이러한 과정은 관리 시의 문제를 확인, 개선, 교정할 수 있는 기회를 제공하고 있으며 관리단계의 강조점은 많은 환자의 위험률과 관계가 있고 환자와 스텝에 문제를 제기할 수 있다.

이러한 10단계는
① 과정의 감시, 평가
② 공공시설에 의해 제공되는 의료범위의 윤곽 설계
③ 관리의 중요국면 확인
④ 이러한 관리를 감시하는 지침의 확인
⑤ 평가를 심화시키기 위한 관리의 임계치 지침의 확립
⑥ 지침자료의 수집
⑦ 지침 임계치가 도달될 때 확인되는 특별한 의료요소에 대한 문제점 평가
⑧ 관리에서의 결함의 지적
⑨ 교정행위의 효과를 확인하는 관리의 재평가
⑩ 기관을 통한 감시과정결과의 전달이다.

정신과 임상지침 및 활동주제

① 사망
② 심 · 호흡마비
③ 최종 진단명과 상반되는 합병증
④ 퇴원 후 7일 이내의 재입원
⑤ 입원 중 자살기도
⑥ 특기할만한 약물반응
⑦ acute medical/surgical 병동으로 이송된 경우
⑧ 내과/외과 병실로 이송된 경우
⑨ 감금된 환자
⑩ 72시간 감금실로 응급 이전된 경우

8) 중환자실

JCAHO에서는 치료의 적정성과 질을 평가하고 모니터하는 데 10단계 과정을 요구하고 있다. 객관적이고 체계적으로 환자치료의 질과 적정성을 모니터하고 평가하기 위해 고안된 질 평가 프로그램은 환자치료를 증진시키고 규명된 문제를 해결하는 일이다. 중환치료에서 질 평가의 가장 효과적인 방법은 특이한 증례를 통해 토론하는 것이다.

JCAHO의 문헌과 저자의 병원에서 나온 예들이 중환치료에서 질 평가의 특이성을 증명하기 위해 이용될 것이다. 단위(Unit)를 기초로 하는 프로그램은 두 가지 이유로 중요하다. 첫째, 중환자실에서 함께 일하는 간호사와 의사는 단위의 기능을 효과적으로 모니터할 수 있으며 동시에 환자치료를 제공한다. 둘째, 그들은 문제를 바로잡는 데 필요한 변화를 이끌어 내는 것에 가장 효과적이다. 간호직원의 참여가 중환자실 안에서 질 평가프로그램의 성공에 중요하기 때문이다. 각각의 중환자실은 독특하며, 질 평가의 가장 중요한 측면은 특별한 단위의 요구에 프로그램을 적용 시키는 것이다.

중환 치료에 적용되는 10단계 과정은 다음과 같다.

① 책임의 분배
② 치료 범위 기술
③ 치료의 중요한 양상 규명
④ 지표설정
⑤ 역치설정
⑥ 자료 수집과 조직화
⑦ 치료의 평가
⑧ 문제해결을 위한 활동
⑨ 행위를 관찰하고 진보된 사항을 기록
⑩ 질 평가 프로그램을 조직화하기 위해 의미 있는 정보를 전달

질 평가의 방식은 중환자실에 근무하는 요원에게 효과적인 피드백을 제공하며 특별한 곳에서 효과를 수량화할 수 있는 반면, 중환자실에서 행해진 전체적인 치료에 대한 이득을 명백하게 하지는 않는다. 그러므로 중환자실에서 제공하는 질적인 치료를 거시적으로 사정하는 이 방법에 더하여 중환자실의 효과를 전체적으로 사정하는 방법이 설정되어야 한다. 거시적 사정은 두 가지 단계를 가진다.

첫째, 치료결과와 중환자실 이용에 대한 평가가 이루어져야 한다. 이것은 중환자실 입원기

간, 부적절한 입원뿐만 아니라 생존율(결과)에 대한 평가를 포함한다. 둘째, 전달되는 health care를 통해 과정의 평가가 이루어져야 한다. 결과의 측정은 단지 질병의 중증도가 참작될 때 의미가 있다. 중환자를 위한 질병 점수 체계의 중증도가 유효해졌고, 이제 결과를 의미 있는 형식으로 측정할 수 있게 되었다. 질병점수 체계의 중증 도는 내과와 외과 중환자실 집단에 적합하다. 가장 효과적이고, 일반적으로 이용되는 3가지 체계는 만성건강체계(APACHE), 사망률예측 모델(MPM), 치료적 중재점수체계(TISS)가 이용된다.

APACHE는 1981년 Knaus 등에 의해 발전되었고, APACHE II는 치료결과, 입원기간, 그리고 모니터링을 위해 중환자실에 입원한 환자의 잠재적 불안전성 등에 영향을 주는 정보를 야기시키는 것 등으로 질 관리에 가장 유용하다. APACHE는 사망률의 예견된 위험을 능가하며, APACHE 프로그램에 포함된 환자들의 전체적인 집단의 적합한 입원기간을 산출한다. 그래서 관찰되어 이상적인 입원기간이 비교될 수 있다. 비록 환자들이 만족할 만큼 안정되기 전에 퇴원할 수 없으나, 그들은 또한 필요한 것보다 더 길게 중환자실에 남아 있을 수는 없다. 이것은 부족한 의료행위와 불필요하게 중환자실의 잠재적인 치료로 인해 생기는 합병증에 환자를 노출시키는 것을 나타내기도 한다.

MPM (Mortality Prediction Model)은 1985년 사망률과 관련된 변수를 선택하기 위해 통계적인 분석을 이용하는 Teres 등에 의해 발전되었다. MPM은 입원 자료에 바탕을 둔 사망률의 위험을 설정하였다. 그러므로 이 예견된 목록은 치료의 명백한 비의존성에 해당된다. 더욱이 MPM은 24~48시간에 환자를 재평가할 수 있도록 한다. 이 간격으로 환자들을 점수화하기 위해 이용되는 변수들은 또한 통계적인 분석을 통해 선택되며 입원 시에 이용되는 변수들과는 상당히 다르다.

MPM은 다수의 선형회귀모델을 이용함으로써 개개의 환자들에게 사망의 위험을 설정한다. 이는 죽음에 대한 확률을 산출하며 그것은 0.0~1.0으로 떨어뜨릴 수 있다. 비록 APACHE보다는 덜 광범위하게 사용되지만, MPM은 질병 점수화 체계의 중증도를 확인해주며 자료수집이 간편하다. MPM은 첫 48시간 동안 전개되는 상태변화를 설명한다. 그러므로 그것은 중환자실 내에서 관찰된 결과를 사정하는 데 신뢰성 있게 이용된다.

TISS (Therapeutic Intervention Scoring Systems)는 1974년 Cullen 등에 의해 확립되었다.

TISS는 76가지 모니터링과 치료적인 중재로 구성되고 이는 환자에 의해 요구되는 치료의 양과 복잡성을 나타낸다. TISS는 진단에 관계없이 생리적 손상정도에 대한 치료적 양의 반영을 전제로 한다. TISS 점수는 결과를 예측하는 데 이용되지 않는다. 그러나 매일의 TISS 점수가 높아지는 것이 질병의 증가하는 중증도와 관련이 있는 반면, 매일의 TISS 점수의 감소는 질병의 감소하는 중증도와 임상적 증상의 호전과 관련이 있다. 현재 APACHE는 TISS와 연합하여 가장 빈번하게 사용되며 둘 다 PACKAGE의 한 부분으로 구입될 수 있다.

APACHE 점수를 기본으로 하여 예측된 TISS 점수는 유효하였다. 이것은 질병의 중증도에 비추어 환자가 덜 치료받고 있는지, 과잉 치료받고 있는지를 확인하는 것을 가능하도록 한다. 또한 TISS와 APACHE가 중환자실 치료와 생존 간의 관계를 명백히 하기 위해 함께 이용될 수 있다.

중환자실 임상지침 및 활동주제

① 입실 24시간 내 사망환자의 사유분석
② 중환자실 재입실 환자의 사유분석
③ 중환자실 입실 사유분석
④ 과 자체선정 주제

9) 영상의학과

Donabedian은 의료의 질 향상을 위해 의료서비스의 세 가지 중요 요소를 지적하였는데 구조, 과정, 결과가 그것이다. 구조는 방사선과 서비스가 제공되는 환경으로서 일련의 과정유지, 촬영기계의 조정, 타이머 점검, 방사선 노출 감시 등을 포함한다. 과정의 평가는 반복 촬영술, 사진의 균일도, 그리고 시간에 맞는 수행 능력으로 이루어진다. 넓은 의미에서 결과는 환자의 배치를 의미하는데 예를 들면 유병률, 사망률, 삶의 질을 뜻한다. 방사선과 서비스의 질을 평가하는 데 결과에 대한 제한된 관점은 결과 판독의 정확성이 될 것이다. JCAHO는 병원의 질적 향상을 위한 프로그램의 일환으로서 진단방사선과에 의해 제공되는 환자진료의 질과 적합성이 감시되고 평가되어야 질을 높이는 것이 된다.

다음은 구조 및 지침과정에 사용되는 역치와 지표의 대표적인 예이다.

(1) 영상의학진단과에서 사용되는 기준

① 환자의 불만

이 지침의 역치는 0%이다. 즉 모든 불만을 재심한다. 접수, 기사, 의사들 에게 불평하는 환자는 과내에 비치된 불만사항을 적는 서식에 불만사항을 쓰도록 한다.

② 사고율

사고율은 시행한 검사 건수로 사고 건수를 나눔으로써 얻을 수 있다. 역치율은 1개월 동안 환자검사건의 0.5%이다. 모든 사람이 사고보고를 할 수 있다. 보고서는 부서 내에서 생기는 모든 예기치 않은 사고인 경우에 쓴다. 부서 사고의 예는 추락, 타박상, 찰과상, 창상, 정맥주사의 문제점, 그릇된 환자의 검사, 검사 날짜의 오류, 동일 검사의 두 번 시행, 임신한 여성의 검사, 투약의 실수, 종사자의 손상 등이다.

③ 필름 재촬영술

역치는 전 부서를 통해 9%로 정한다. 재촬영률은 각 부서와 업무에 의해 추적되어 문제가 발견될 때마다 경영관리를 할 수 있다.

④ 3일 이상 늦어진 보고서

이 지침의 역치는 3일 이상의 결과를 기다린, 매월 시행된 보고서의 7% 이상이다. 임상의가 검사의 예비적인 결과를 알아 볼 수 있는 몇 가지 방법이 있으나 최종적인 검사 보고서는 적기에 제출하는 것이 적절하다는 지침을 나타낸 것이다.

(2) 방사선 종양학에서 사용되는 기준

① 환자의 불만 : 모든 불만이 포함된다.

② 사고 보고서 : 모든 사고 보고서가 사용된다.

③ 치료하는 환자에 대한 의사의 검토 : 치료 중인 환자의 최소 95% 이상의 차트에 매주 서명하여야 한다.

④ 실험실 결과 및 방사선 결과의 임상의의 검토 : 최소 95% 이상의 보고서에 서명하여야 한다.

⑤ 환자의 진료기록과 진료에 대한 동의에 대한 서명 : 100%의 환자가 치료시기에 차트에 고지된 승낙서에 대한 서명이 있어야 한다.

⑥ 선량측정 매개변수와 치료 계산 : 치료계산의 100%가 1% 이내이어야 한다.

⑦ 선량 합의 정확도 : 기록된 모든 치료선량은 실지 선량의 1% 이내에 있어야 한다.

⑧ 선량측정에 대한 차트 검토 : 모든 차트는 선량정보에 따라 정확히 쓰여야 한다.

(3) 전문적인 영상의학과에서 사용되는 기준

① 적절한 조사

방사선과에서는 임상의가 의뢰한 검사의 적합성을 결정하기 위해 모든 검사요구를 전향적으로 재심한다. 모든 검사요구는 접수자, 기사, 의사에 의해 그 검사를 시행하기 전에, 적절한지를 살펴본다. 후향적으로 검사 후에도 재심을 물론 시행한다. 정도관리위원회 부서의 의사는 무작위로 추출한 검사요구와 그 해석에 대한 의견서를 완성한다. 적절한 과거력이 최소한 검사요구의 80% 이상에서 제공되고 또는 정확한 검사는 90% 이상에서 시행되어야 한다.

② 조영제의 작용

모든 부작용의 역치는 5%, 경미한 부작용 1%, 심각한 부작용 0.05%이다. 방사선과 의사는 어떤 정도이거나 조영제 부작용에 대해 조영제 부작용 보고서를 완성한다. 이 자료는 조영제의 종류, 조영제 부작용의 정도, 치료가 수록된다. 방사선과에서는 또한 모든 조영제 주사의 전체 수를 알고 있으므로 조영제 부작용률은 이러한 자료로부터 산출되고 통제된다.

③ 혈관조영의 부작용

방사선심혈관국제학회가 중재적 방사선의 정도관리에 있어서 주도적인 위치에 있다. 방사선심혈관국제학회는 많은 지침을 발전시켰으며, 이는 진단 및 치료에 적절한 중재적 방법인가, 진료의 상황, 효능 등이 포함된다. 이 기관의 혈관조영술의 부작용의 역치는 5% 이상이다.

④ 신경혈관조영의 부작용

역치는 5% 이상이다. balloon을 이용한 동맥류의 폐색과 같은 특정한 신경혈관검사의 경우는 stroke와 사망을 포함하여 역치는 30%이다. 중재적인 신경방사선 검사는 수가 적으므로 전문적인 정도관리위원회는 모든 부작용을 검토한다.

영상의학과 임상지침 및 활동주제

① 재촬영률 및 문제점 분석
② 정도관리 계획 및 결과 평가
③ 필름 판독시간 조사

10) 약제

약물치료제도와 약물사용은 병원 전반에 걸친 복잡한 관심사이다. 과거에는 약물치료의 질을 향상시키는 노력은 약제부서 자체와 최적의 처방을 위한 의료진의 처방에만 그 책임이 있었다. 그러나 이제는 간호업무, 응급실 업무, 재택 서비스 업무, 외래환자 서비스 업무 등 모두를 포함한 타부서의 사람과 함께 책임을 갖고 업무에 임해야 한다. 이러한 업무와 서로상호간의 업무 연결은 "양질의 의료관리 활동"의 주체가 될 것이다. 약사진료위원회는 양질의 의료관리의 시도를 조정 수합하는 핵심기구이며, 의약품집의 개발은 약물사용에 있어 처방을 향상시키고 변경을 줄일 수 있는 간단하고도 가장 중요한 도구가 된다.

약물사용평가(Drug Use Evaluation, DUE)는 병원에 사용되는 약물의 적합성, 안정성 및 유효성을 조직적이고 체계적으로 검토하여 사용되는 약물의 질을 향상시키기 위한 제도이다.

이러한 약물사용평가의 최종적인 목적은 약물요법의 질(quality)향상, 약물의 처방 및 투여의 안정성유지, 가능한 경제적인 약물요법을 도모하는 것이다.

약물사용평가는 의료진이 기준을 이용하여 지속적으로 계획되고 체계적인 과정을 통하여 수행함으로써 약물사용의 적절성과 유효성을 지속적으로 개선한다. 이러한 과정은 약물사용을 개선하고 사용과 관련한 문제를 해결하기 위하여 일상적으로 자료를 수집하고 평가하는과정을 포함한다.

• 선정된 약물에 대한 지속적인 관리와 평가를 진행하는 이유는 다음과 같다.

첫째, 가장 빈번히 처방되는 약제

둘째, 환자에게 위험이 있다고 알려지거나 위험이 의심되는 약물

셋째, 문제가 있는 것으로 알려지거나 의심되는 약물의 사용

넷째, 특정한 진단, 상태, 처치에 제공되는 진료에 핵심요소인 약물

• 약물사용의 관리 및 평가과정은 다음과 같이 수행한다.

첫째, 의료진이 필요한 경우 약제부, 간호부, 경영진, 기타부서, 개인과 협력하여 수행한다.

둘째, 현재의 지식, 임상경험 및 관련 문헌을 반영한 객관적인 기준을 사용하여 이루어진다.

셋째, 보다 세심한 평가를 위하여 문제 혹은 사용상의 개선 기회를 구분하기 위한 스크리닝 기전을 포함한다.

약물사용평가와 관련한 결과는 일차적으로 적절하고 효과적인 약물사용에 영향을 주도록 과정을 연구하고 개선하는 데 일차적으로 사용된다.

약물사용평가 및 개선활동은 다음 4가지 과정에 핵심을 둔다.

① 적절한 약제의 처방

② 약제의 제조 및 조제

③ 약제 투여

④ 환자에 대한 약효관리

미국의 JCAHO에서 정한 약제사용 평가의 질 개선 기준은 다음과 같다.

- 약제사용의 평가 및 개선(Evaluation and Improvement in the Use of Medication)

약제는 병원의 거의 모든 환자에게 제공되는 진료의 필수적인 요소에 해당된다. 약제는 단독으로 또는 복합적으로 사용되어 증상의 해소 및 질병의 치유나 완화에 효과를 가진다.

이와 같은 효과를 위해 4가지 핵심과정인 1) 적정한 약제의 처방 2) 제조 및 조제 3) 투여 4) 투약효과의 관리가 이루어져 적절한 방식으로 필요한 변형이 이루어질 수 있도록 한다. 약제사용평가가 적절하게 이루어지면 주요 과정에 대한 효과적인 분석과 평가 및 지속적인 개선이 촉진된다. 약제 수가 많고 빈번히 사용되며 지속적으로 신약이 도입되고 제조하는 약제에 대한 지식이 계속 바뀌어 가는 것은 약제사용 평가 활동의 설정에 영향을 미치는 요인이다.

표 2-12. 투약과오가 "많다"라고 보고되었다면 다음과 같은 기준이 사용될 수 있다.

	기준
① 지정된 환자에게 투약하였는가?	100%
② 지정된 시간에 투약하였는가?	〃
③ 정량이 투약되었는가?	〃
④ 정상적인 계통을 통하여 투약되었는가?	〃
⑤ 정당한 약품이 투여되었는가?	〃
⑥ 지시된 약품이 투여되었는가?	〃
⑦ 계획에 따라 투약중지 되었는가?	〃
⑧ 정정을 해당 의사에게 통지했는가?	〃
⑨ 사고는 의사에 의해 검토되었는가?	〃
⑩ 정정을 의무기록에 기록하였는가?	〃
⑪ 역효과	0%
⑫ 처방오류	0%

특히 평가활동은

① 병원에서 사용되는 가장 중요한 약제에 핵심을 둔다. 모든 약제를 지속적으로 평가하는 것은 불가능하다.

② 평가되어야 할 약제 선정 및 평가되어야 할 핵심과정의 구분에 기초를 제공한다.

③ 감사결과를 처방, 제조 및 조제, 투여, 사용관리에 포함된 과정을 개선하는데 사용함으로써 평가의 효용을 극대화한다.

약제부 임상지침 및 활동주제

① 투약대기시간 조사
② 마약 사용 실태조사
③ 각 과별 항생제 사용량에 대한 조사
④ 조제 오류에 대한 조사 및 원인분석

---

11) 간호

질 관리의 역사는 전문 간호의 창시자인 나이팅게일을 질 관리자의 시조로 주장하는 학자들도 있다. 영국 출신인 나이팅게일은 1854년 크리미아 전쟁 때 부상병을 간호하고 불결한 병원 환경을 개선하여 환자 사망률을 100명당 42명에서 2.2명으로 감소시켰고, 상병 및 사망에 관한 자료를 수집하여 진단별 사망률을 산출하고 병원 간 사망률의 차이를 비교하였다.

이러한 나이팅게일의 명시적이고 체계적인 방법을 질 관리 활동의 출현으로 보고 있다. 간호의 질 관리의 활성화는 1939년 Berry가 "과거의 간호평가는 간호의 양의 바탕으로 했으나 이제는 환자의 변화된 상태를 나타내는 간호의 질에 역점을 두어야 한다."고 주장하면서부터 시도되었다. 이후 1970년 Wander MA, Ager는 환자간호의 질 측정도구(Quality Patient Care Scale, QUALPACS)를 개발하여 환자가 받는 간호의 질을 평가했다. 1973년 Yura와 Walsh는 환자의 행위적 변화에 근거를 둔 간호의 질 평가가 간호의 질 개선을 위해 필수적인 것으로 주장했다. 병원신임합동위원회(JCAHO)는 병원신임을 위하여 의료와 간호감사를 요구조건으로 하였다. 따라서 1976년 지침서표준Ⅳ에서 "간호부는 각 환자의 간호를 계획하고 효과적인 수행을 통하여 안전하고 효율적이며 치료적으로 효과 있게 간호하도록 준비해야 한다."고 밝히고 있어 양질의 간호관리를 위한 프로그램의 필요성을 제시하고 있다. 미국 간호협회에서는 간호실무표준에 대한 지침서를 개발하였고 이 "간호실무표준을 수행함으로써 치료적으로 효과적인 간호와 안전을 증진시킨다."라는 지침을 통하여 양질의 간호 관리에 대한 관심을 문서화하였다. 우리나라는 1981년 대한병원협회의 병원표준화사업을 실시하면서 대한간호협회의 적극적인 참여 결과 1987년 병원간호업무표준의 필요성을 제시하면서 시작되었다.

간호 질 평가는 행위와 결과에 기준을 둔 평가로서 행위의 기준에서 평가할 때는 간호사가 어떤 간호활동을 했는지를 조사할 것이며, 결과의 기준에서 평가할 때는 환자를 중심으로 계획된 목표들이 어느 정도 달성되었는가를 조사하는 것이다. Deniston은 행위평가와 결과평가가 함께 포함되어야 한다고 주장하면서 목표가 얼마만큼 성취되었는가가 문제가 아니라 어떤 활동에 의해서 어느 정도의 목표가 성취되었는가가 중요하다고 하였다.

평가방법은 동시평가와 사후평가로 나눌 수 있다. 동시평가는 환자가 재원해 있는 동안에 평가하는 것이며, 사후평가는 환자가 퇴원한 후에 평가하는 것이다.

간호 질 관리 사업은 다음과 같이 실시되고 있다.

① 환자만족도 조사
② 환자 면담
③ 의무기록 감사
④ 의료 환경 실시
⑤ 직원만족도 조사
⑥ 환자불편사항 점검
⑦ 환자발생 빈도 모니터링－사건보고자료, 투약사고, 욕창발생 감염률 등
⑧ 간호 실무 점검
⑨ 연구결과에서 제기된 간호문제 확인
⑩ 화재 및 안전에 관한 표준
⑪ 약품관리
⑫ 직원정보의 모니터링
⑬ 업무량 측정 연구
⑭ 재앙에 대한 계획
⑮ 인사고과제도 점검

12) 의무기록정보관리

질 좋은 의무기록이 되기 위해서는 완전하고, 정확하고, 충분하고, 일관성 있는 진료사실을 그대로 반영하여야 한다. 따라서 의무기록의 질 향상은 환자진료에 좋은 자료가 되고 의학연구에 좋은 참고가 되며 양질의 의료를 제공하는 바탕이 된다.

(1) 의무기록정보업무에 대한 의료 질 향상의 필요성

① 의무기록의 중요성이 증대되고 있다. 각종 질병 및 의료의 통계자료로 사용 되고, 진료비 청구의 근거자료가 되기 때문이다.

② 법적인 문제시에 근거자료가 된다. 사고예방관리에 효과적이다.

③ 의학연구 자료에 활용가치가 높다.

④ 병원경영에 중요한 자료제공을 한다.

(2) 의료의 질 평가와 의무기록정보

환자에게 제공된 의료서비스의 평가는 대개 의료서비스 제공 후에 의무기록에 명시된 과정(process)에 대한 기록을 근거로 하여 행해지고 있다. 따라서 기록된 의무기록의 과정평가가 가장 중요한 정보원으로 사용된다. 따라서 의무기록을 근거로 과정을 평가할 때 가장 많이 쓰이는 방법으로는 의료감사(Medical audit)와 의료이용도조사(Utilization review) 이외에 진료적절성평가(Appropriateness), 진료업무 수행 평가과정(Performance evaluation procedure)이 있다.

(3) 의료의 질 관리 측면에 있어서의 의무기록정보관리의 문제점

① 의사들이 환자에게 치료한 사항들을 정확하고 완전하게 기록하도록 하는 질적 관리가 미흡한 실정이다.

② 의무기록의 표준화가 미흡하여 병원 간의 정보교류와 비교가 어렵다.

③ 의무기록의 전산화가 미비하여 통계자료가 부정확하다.

(4) 의무기록정보의 내용평가

① 환자의 실제 상태나 치료과정이 정확하게 기록되었나?

② 의무기록이 정해진 시한 내에 작성되었나?

③ 검사결과지가 모두 첨부되었나?

④ 의무기록 서식의 일관성, 적절성은 어떠한가?

⑤ 정식 의학용어로 잘 기록되었나?

⑥ 누락이나 모순점이 없이 완전한가?

⑦ 법적 문제가 발생했을 때 증거자료로서 손색이 없는 상태인가?

(5) 미국 병원신임합동위원회(JCAHO)에서 설정한 의무기록정보의 표준

① 의무기록정보는 환자의 인적사항, 진단과 치료의 타당성을 입증하는 내용, 과정과 결과를 정확하고 충분한 내용이 기록되어 있어야 한다.

② 의무기록정보부서는 여러 기능을 수행해 낼 수 있도록 필요한 인원과 장비가 갖추어져야 한다.

③ 병원 전체의 진료평가업무와 각 위원회 관련 업무에서 보건의료정보관리사(의무기록사)의 역할과 기능이 정의되어 있어야 한다.

④ 의사는 정확하고, 정해진 시간 내에 의무기록을 작성, 관리해야 하며 필요시에 즉시 찾아볼 수 있어야 하고 통계 등의 관련정보를 신속히 얻을 수 있어야 한다.

⑤ 의무기록정보는 비밀이 유지되고 안전하게 관리되어야 하며, 발생 즉시 기록되어야 하고 사실대로임을 기록자가 보증해야 하며 쉽게 읽을 수 있고 완전해야 한다.

의무기록정보의 질에 관한 문제는 여러 가지로 평가되나 이 중 질을 평가할 수 있는 의무기록의 내용평가와 의무기록의 질평가에 대하여 살펴보자.

① 의무기록정보의 내용평가

㉠ 인적사항이 정확하고, 충분한가? – 진찰권번호, 이름, 주소, 생년월일, 연락처

㉡ 입 · 퇴원기록 – 최종 진단명, 수술, 특수검사 및 치료명, 치료결과 및 후유증, 합병증, 주치의 및 담당 전공의의 서명, 질병, 수술, 치료의 분류번호

㉢ 퇴원요약지 – 치료 내용, 치료 결과, 치료 계획, 투약지시, 퇴원 후 follow-up, 기록한 전공의의 서명, 병력 및 신체검진기록

㉣ 경과기록지 – 적어도 1일 1회 이상 기록되었나? 날짜와 서명이 있나? 입원기록은 입원 당시 환자의 질병상태를 정확히 반영하고 있나? 마지막 경과기록이 환자의 퇴원 시의 상태를 정확히 나타내고 있나? 주관적, 객관적 정보, 분석평가, 계획?

㉤ 입원기록지 – 인턴용 입원기록, 주치의용 입원기록

㉥ 입원 후 24시간 이내에 기록되었나? – 기록자의 서명, 주소, 현병력, 과거력, 사회력, 가족력, 계통문진, 신체 각계의 검진, 잠정적 진단명

㉦ 수술기록지 – 수술일시, 집도의 부집도의 및 조수의 서명, 수술과정, 수술소견 또는 시술소견, 수술 전 진단명 기록, 수술 후 진단명, 수술명

㉧ 각종 검사보고서

㉧ 마취 및 회복실기록

- 수술 전후 진단명
- 마취방법, 마취제의 종류, 양, 투여방법
- 마취시간
- 수술의사 성명 및 마취의사 성명
- 수술실에서 활력수치, 상태
- 회복실에서 활력수치, 상태
- 환자를 퇴실시킨 의사와 간호사의 서명
- 신청서(동의서)
- 수술, 특수검사 혹은 특수치료의 시행에 대한 환자나 가족의 신청사실
- 신청자 및 입회자 서명 및 신청서 작성일시
- 의사의 설명, 적출장기의 처리방법
- 수술 및 검사명
- 설명의사의 서명

② 의무기록정보의 질 평가

㉠ 환자 동의서에서 날짜, 사인의 유무(환자의 동의를 요하는 처치 전에 동의서를 받아야 한다.)

㉡ 병원규정에 의한 입원환자의 관찰기록지가 알맞게 이루어졌는지(이상적인 것은 환자의 입원 직후 24시간 이내에 써야 한다.)

㉢ 병원규정에 따라 수술경과기록이 쓰였는지(이상적인 것은 수술 후 즉시 기록하거나 적어도 짧은 노트라도 기록하거나 전사를 위한 녹음을 해 두는 것)

㉣ 입원 중의 재원 기록지(재원 기록지의 미비사항, 전공의의 기록사인과 날짜를 확인한다.)

㉤ 퇴원요약지

- 환자의 입원 당시 주요 입원동기
- 환자의 검사결과, 방사선 실시 결과
- 환자 치료, 치료과정, 진료의뢰, 합병증 등의 기록
- 퇴원시의 환자상태
- 퇴원 당시의 약 처방, 식사요법, 외래방문 등의 처방

ⓑ 병원규정에 따라 퇴원요약지의 기록이 쓰였는지(대개의 병원규칙으로 48시간 이내에 쓰는 것을 원칙으로 하고 있다)

ⓢ 의사와 간호사의 필적이 알아볼 수 없을 만큼 난필인지 체크

ⓞ 간호기록에 날짜와 기록자의 서명

ⓙ 환자의 퇴원서, 퇴원 처방대로 행하였는지의 기록

3) 급식영양

영양부서의 질 관리는 1981년 병원표준화심사가 실시되면서 시작을 이루게 되었다. 1976년 미국 영양사협회는 양질의 영양관리를 위한 의료수준검토절차지침서를 개발하여 발간하면서 다각적인 연구로 업무표준 및 지침서를 개발하여 급식영양서비스에 기여하고 있다.

병원급식은 환자의 치료에 있어 중요한 역할을 수행할 뿐만 아니라 그 대상자들이 감염의 기회가 높은 환자들이기 때문에 급식영양서비스가 중요한 문제이다. 영양부서의 질 관리사업은 환자급식과 임상영양서비스의 질과 적정성을 조사, 평가하는 사업이다. 구체적으로는 영양계획과 목표를 개발, 환자들의 영양 필요 조사, 환자 치료식의 효과 분석, 환자나 가족의 상담과 교육 등을 한다.

영양부서의 평가는 2가지로 분류하는데 첫째는 환자의 영양필요량에 맞는 환자식의 조리 및 배식과 관련된 급식관리 업무 둘째는 환자의 영양상태 판정과 함께 영양교육 및 상담을 실행하는 임상 영양관리 업무이다.

급식관리의 의료 질 관리사업은 다음과 같다.

(1) 병원급식 만족도 조사

① 환자 급식 만족도 조사

② 입원환자 급식서비스 만족도 개선 및 향상

③ 장기입원환자의 식사만족도 향상을 위한 조리법 개선

④ 적온급식으로 급식만족도 향상

⑤ 환자식 만족도 개선

⑥ 급식의 질 만족도 향상

(2) 환자식 관리

① 급식서비스 개선 활동

② 환자 식사 만족도 개선을 위한 적온 급식 제공

③ 환자 식사 만족도 향상을 위한 일반연식 개선

④ 영양상담 대상 확대 및 개선

⑤ 일반치료식의 개선/영양가 분석

⑥ 환자식 질 평가를 위한 기호 조사

⑦ 실제 제공되는 식사의 영양가 분석

⑧ 환자식 오류 줄이기

(3) 배식지연 관리

① 환자 배식 지연의 개선

② 배삭 지연 방비책 마련

(4) 잔식관리

① 환자 잔반 및 잔사 식이량 조사

② 환자 잔반 줄이기, 당뇨 교실의 영양교육 평가

(5) 치료식

① 담도경 시술전 금식시간 변경

② 당뇨식 뷔페 운영 및 식사 인지도 조사

③ 치료식 처방환자의 식사순응도 향상을 위한 선택 식단제 실시

④ 투석식이 교육을 통한 식이 인지도 및 실행도 15% 향상

⑤ 특별치료식 환자의 특별치료식사에 대한 순응도 향상 방안

(6) 서비스 개선

① 식사 및 처치 설명 잘 해주기

② 경관 급식의 개선

③ 입원환자의 자급식식사 감소 방안

④ 환자식 선택 식단제 실시

14) 기타

(1) 혈액사용평가

병원은 사용되는 혈액 및 혈액성분의 적절성과 효과를 개선하기 위하여 지속적으로 혈액 사용 평가를 실시한다. 혈액사용 평가의 목적은 혈액 및 성분의 주문, 배분, 취급, 조제, 투여 및 관리에 포함된 전 과정을 개선하는 것이다. 모든 의사의 모든 혈액 및 성분사용을 평가하는 대상으로 하는 것은 거의 불가능하나 개선할 점이 있는 경우를 구분해낼 수는 있다. 이 경우 대상자가 개선을 꺼린다면 사용과 관련한 권한을 제한하는 조치를 취한다.

혈액사용 평가는 다음과 같다.

① 병원에서 사용되는 모든 범주의 혈액 및 혈액성분이 된다. 각 범주에 사용되는 혈액 및 성분은 보다 엄밀한 평가가 요구되는 사례를 구분하기 위한 스크리닝 기준을 통해 평가되며 구분된 사례는 보다 세심하게 평가된다. 스크리닝 기준은 사전에 결정되어 특정범주의 혈액 및 혈액성분 혹은 몇 가지 범주의 혈액 및 혈액성분에 대해 적용되고, 스크리닝이나 엄밀한 평가를 할 때는 적정한 수의 사례를 대상으로 한다.

② 모든 확정된 수혈에 대한 엄밀한 평가가 요구된다.

③ 혈액 및 혈액제제의 분배, 취급, 사용 및 주입과 관련한 정책 및 절차의 개발과 승인

④ 수혈서비스가 환자의 요구에 맞는지 적절한 평가

⑤ 혈액 및 혈액 성분의 주문 평가

혈액사용 평가와 관련한 결과는 일차적으로 혈액 및 성분제제 사용의 적절성 및 효과에 영향을 줄 수 있도록 과정을 연구하고 개선하는 데 일차적으로 이용된다.

미국의 JCAHO(병원신임합동위원회)에서 정한 혈액 및 혈액성분제제 평가의 질 개선 기준은 다음과 같다.

• 혈액 및 혈액 성분제제 사용의 평가와 개선

혈액 및 혈액성분제제는 병원에서 환자에게 제공하는 진료의 필수적인 부분으로서 질병의 완화 및 치유에 효과 있는 인자이다.

효과를 높이기 위한 4가지 핵심과정은 다음과 같다.

㉠ 적정한 혈액 및 성분의 주문 ㉡ 분배, 취급, 조제 ㉢ 주입 ㉣ 환자에 대한 효과 관리가 잘 수행되어 적절한 방법을 통해 적정한 변형이 이루어지도록 한다.

평가가 적절하게 수행되면 각 핵심과정의 효과적인 분석, 평가, 지속적인 개선을 촉진할 수

있다. 혈액 및 성분의 유형, 사용 빈도, 새로운 성분의 도입, 현존 혈액 및 성분에 대한 지식 등은 사용평가 활동을 마련하는 데 영향을 주는 요소들이다.

평가활동에 있어서 주요사항은 다음과 같다.

① 병원에서 사용되는 가장 중요한 혈액 및 성분에 핵심을 두어야 한다. 모든 혈액과 성분에 대해 지속적으로 평가하는 것은 가능하지 않다.

② 평가되어야 할 대상 혈액 및 혈액성분의 선정과 평가대상 과정을 구분하는 기초를 제공하여야 한다.

③ 감사결과를 주문, 분배, 취급, 조제, 주입 및 사용관리의 과정을 개선하는 데 이용함으로써 평가의 효과를 최대화하여야 한다.

혈액사용 및 혈액성분평가대상은 아래 2가지 방법을 이용하여 신중히 선택한다. 첫째, 대량사용, 환자에 위험을 가져올 가능성, 문제가능성이 있는 것으로 알려진 혈액 및 성분제제가 일차적으로 선정된 다음 구분된 과정 중 일부를 선정하여 평가하고 관리함으로써 절차를 개선한다. 둘째, 평가될 과정을 먼저 선정하고 이의 평가와 관련한 대상 혈액 및 혈액성분을 구분해 낸다.

혈액사용량에 관한 질 향상 방법은 교재 부록에 수록된 한국의료QA학회 주관으로 실시된 질 향상사업조사결과 중에서 교차시험/수혈비(C/T Ratio)에 상세히 설명되어 있다.

(2) 전문의 설문조사

전문의 설문조사는 아주 좋은 내부 자료원이다. 그들은 병원의 운영에 넓은 지식을 갖고 있기 때문이다. 이 설문조사에서 환자 교육분야와 그의 기준이 발달되고 입원, 전원, 환자서비스와 같은 병원관리 방침이 명백해진다. 전문의 설문조사에 기반을 두어 정책을 설정할 수 있다. 이 설문으로 환자에 크게 영향을 주는 Impact를 결정하기도 한다.

(3) 환자 계산서

이것도 문제점 확정 자료원으로 이용된다. 이 계산서는 입원 중 실시한 진료와 그의 수준을 표시한다. 같은 진단 Category 환자의 계산서를 상호 비교 검사하는 것으로 불필요, 부적당한 서비스가 아니었는지를 가려낸다.

(4) 사망률

각 병원의 해당 연도의 전체 환자에 대한 사망률과 보호대상 환자에 관한 사망률 그리고 질환별 사망률을 알아본다. 어떤 병원의 사망률이 다른 병원, 지역, 전국의 사망률과 현저한 차이가 있다면 문제는 심각해진다.

그런데 우리나라는 외부 통계를 구하기 매우 어려우므로 우선 자기 병원 내에서 잡아 더 나아가서 외부 자료와 비교하는 것이 좋다. 병원에 따라 전체 사망률이 다른 것은 별문제가 되지 않는다. 사회 · 경제적 조건, 환자 연령 등등 복합성의 혼합 case를 더 참고해야 한다.

(5) 진료비의 차이

예를 들면, 질환별 환자의 1인당 평균진료비를 조사한다. 이것은 병원 간의 비교에 이용된다. 동일 병원급에서 타 병원과 현저한 차이가 있다면 문제의 가능성을 암시한다. 문제가 생기면 첫 평가에서 타 병원과 비교하여 차이에 대한 있을 수 있는 이유, 수술명, 환자의 연령 차이, 다발 진단명 환자의 혼합, 기타 유용한 특성을 포함시켜 검시해야 한다.

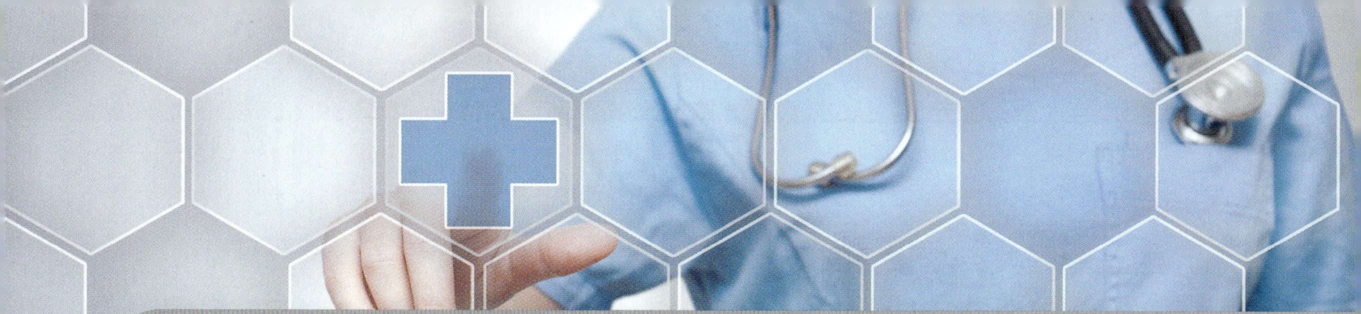

Chapter 03

의료의 질 향상 방법

본 장에서는 의료의 질 향상을 위한 아이디어 창출, 관리도 등을 이용한 도구와 통계적 기법으로 적용될 수 있는 질 향상의 원리와 방법에 대하여 기술하였다. 의료의 질 향상 활동을 위해서는 의료의 질 향상 활동에 이용되는 도구와 기법 및 지침에 대해서 관리자와 실무자들은 다양하게 적용할 수 있어야 한다. 의료의 질 향상 활동 이라는 것은 의료의 질 향상을 지원하는 구조 및 조직과 함께 고객에게 초점을 맞추고 지속적인 질 향상 활동을 위한 철학과 분석기술 그리고 구성원들과의 조화로 이루어진다고 할 수 있을 것이다.

1 의료의 질 향상 활동 원칙

의료의 질 향상 활동을 위한 원칙은 관리자, 실무자, 질 향상 팀들에게 전반적인 초점과 구체적인 행동을 제시한다.

(1) 목적

의료 질 향상 활동과정에는 목적이나 목표가 있어야 한다. 그러나 의료기관에서의 대다수조직은 잘 소통된 목적을 지니고 있지 않다. 질 향상 수행 과정의 목적은 고객의 요구사항을 충족하기 위해서 조직과 부서의 비전, 가치, 사명과 일치하여야 한다.

(2) 대부분 프로세스의 앞부분에서 개선을 한다면 조치가 더 효과가 크다.

과정의 초기 부분에 대한 개선이 이루어지는 것이 질을 향상시키고 비용을 감소시키는 데 효과적이다. 이것은 증상보다 근본적인 원인에 개선이 작용함으로 인한 당연한 결과이다. 과정 중에서 한 단계의 산출은 다음 단계의 투입이 된다.

(3) 프로세스에 참여하는 사람들이 가장 많이 알고 있다.

과정 내에서 업무를 담당하는 사람들이 진행되는 과정에 대한 가장 많은 지식과 정보를 가진다. 질 향상 계획에 담당업무를 수행하는 직원을 참여시킬 때, 업무 과정에 대한 더 나은 이해를 얻게 된다. 이런 직원들의 지식은 과정을 흐름도화하고 개선에 대한 아이디어를 산출할 때 더욱 가치 있게 된다. 예를 들면, 수술 시간을 가장 정확하게 파악하는 사람은 수술 방에서 수술 시간을 기록하는 간호사이다.

(4) 측정

측정은 프로세스, 사건, 혹은 대상에 대한 판단을 하기 위해서 필요하다. 프로세스의 측정치 없이 프로세스를 다룬다는 것은 아주 어려운 일이다. 측정에 대한 일관된 운용적 정의와 프로세스에 대한 구체적인 방법이 있다면 측정이 의미가 있다.

(5) 고객들이 질과 가치를 판단한다.

수행되는 업무과정, 결과, 서비스, 그리고 정보의 고객이 질과 가치에 대하여 가장 중요하게 판단을 내리는 당사자들이다. 외부 고객들은 의료서비스를 받은 후 돌아가서 친구들과 친지들에게 그들의 판단에 근거하여 의료의 질과 서비스를 이야기할 것이다. 조직은 양질의 의료를 관리할 목적으로 업무 과정 중의 측정치들을 모니터해야 하지만 관리자는 고객의 인식이 관리자 및 조직의 인식과 부합하는지를 보기 위해서 내외부의 고객들로부터 직접적으로 정보를 위해서 얻어야 한다.

(6) 전체의 과정을 고찰해서 기회를 찾아야 한다.

개선에 대한 기회를 추구할 때 최적미달 상태를 피하기 위해서는 전체의 과정을 광범위하게 고찰하는 것이 우선 중요하다. 이는 큰 문제를 일으키거나 개선할 수 있는 기회를 제공하는 단계들을 찾아내고 우선순위 설정을 가능하게 한다. 그러고 나서 개별적인 팀들이 확립된 우선순위에 근거하여 개선할 수 있다.

(7) 비용이 가장 적게 드는 변화를 우선한다.

특별한 문제나 기회가 있고 각 문제에 대해서는 다른 선택이나 제안된 해결책이 있을 수 있다. 우선 적은 비용으로 변화가 가능한 문제를 시도함으로써 문제의 근본적인 원인을 개선하기 위한 자극을 줄 수 있다.

(8) 예측

경영에는 예측이 필요하고 예측은 통계적인 지표를 통해 가능하다. 런차트, 통계차트, 그리고 다른 측정들로 과거나 현재의 수행을 평가한다. 경영정보체계의 단점 중 하나는 과거의 자료만을 보고하고 경영진이 계획하는 데 필요한 장래의 수요와 업무 수행을 예측하는 기전이 없는 것이다. 정보체계는 각각의 부서나 기능의 중요한 기획 요인을 예측할 수 있게 변형해야 한다.

(9) 과정에 편차를 감소시킨다.

질을 향상하기 위한 한 가지 접근방법은 편차를 줄이는 것이다. 질의 평균을 측정하는 것만으로는 부적절한 통계적 측정이 된다. 변이가 증가하면 프로세스의 계획, 신뢰도 그리고 질이 떨어진다.

(10) 한 과정 내에 가치를 증가시키지 못하는 단계는 제거하여야 한다.

한 과정의 모든 단계를 거치는 것은 과정의 편차와 자원의 낭비를 초래한다. 가치를 증가 시키지 못하는 단계가 있다면 편차감소와 질 향상을 위해서 제거해야 한다. 결과적으로 가치증가를 가져오지 못하는 과정의 제거로 비용이 절감된다.

(11) 증상보다는 근본 원인을 해결하여야 한다.

고객의 기대가 충족되지 않을 때 기대를 충족할 수 있는 다양한 방안을 강구하게 된다. 고객의 불평 사항을 해결해 주는 것과 같이 증상을 다루게 되는 것이다. 이런 접근은 필요하고 궁극적으로 고객을 만족시키기도 하지만 비용의 낭비를 가져온다. 그 결과를 산출하게 된 과정에 대해 "왜"라고 질문하는 것이 훨씬 더 효과적이다. "큰 편차를 줄이기 위해 무엇을 할 수 있는가?"라고 묻기보다 오히려 "왜 정보가 정확하지 못한가?"라고 물어야 한다.

(12) 공급자의 수를 줄인다.

특정거래나 과정에 있어서 공급자 수를 줄이면 특정과정의 편차가 감소한다. 개개 공급자가 다른 방법이나 장비, 소재, 그리고 직원을 이용하면, 특정 공급자의 생산품이나 서비스 내에서보다 공급자 간에 더 많은 편차를 야기한다.

(13) 재작업 시간은 시스템 역량의 지표이다.

보건의료 조직 내에서 재작업을 위한 시간은 과정 효율성의 지표이다. 만약 직원이 대부분의 시간을 재작업에 소비한다면 과정은 변화를 필요로 하는 것이다. 조직은 직원들이 숙지하고 있는 재작업의 유형을 확인함으로써 감소되거나 제거될 수 있는지를 조사한다.

(14) 순환시간은 전반적인 지표로서 좋다.

병원 조직의 순환 시간에 대한 운용적 정의는 전달된 서비스, 생산물, 정보가 고객에게 전달되어 만족하기까지의 전체 시간이다. 예를 들면, 외래환자의 순환시간은 환자가 진료실에 도착했을 때부터 왜래 약국에서 마지막 서비스를 받을 때까지의 시간이다. 순환시간은 한 과정의 수행에 좋은 지표이다.

2 측정의 원칙

측정에 있어서 일관된 운용적 정의와 측정 방식이 없다면 측정은 의미가 없다. 모든 측정에 대해서는 "무엇을", "어떻게" 그리고 "왜"라는 질문을 해야 한다. 측정치는 여러 가지가 있을 수 있고 다른 특징들은 측정하는데 시간을 쉽게 써버릴 수 있다. 예를 들면 외래 대기 시간 측정에 여러 가지 기준을 이용할 수 있다. 대기시간의 시작은 환자가 주차장에 도착할 때나, 환자가 외래 접수창구에 도착했을 때, 접수 담당직원이 진료 접수를 마칠 때, 그리고 만약 예약 환자가 일찍 도착했다면 그 시간으로 측정할 수 있다.

대기시간의 끝은 환자가 대기실에서 호명될 때, 진료접수 과정이 완결되었을 때, 환자가 진료실에 들어갔을 때, 의사가 처음 환자를 보았을 때 등으로 측정할 수 있다. 만약 다양한 도구가 사용된다면 손목시계, 탁상시계, 또는 다른 측정도구 오차로 인한 편차가 있을 수 있다. 일례로 환자가 외래를 방문하여 이동할 때의 시간 측정을 보자. 만약 자료수집 과정에서 시간을 기록하는 각 직원이 본인의 손목시계를 이용한다면, 시계시간을 모두 맞추어놓지 않을 경우 상당한 오차가 있을 것이다.

(1) 고객의 중요성과 관련된 소규모 측정으로부터 시작하라.

모든 것을 측정하려고 시도하기보다 몇몇 측정을 우선화하여 시작해야 한다. 각 단계별로 고객과 가장 중요하다고 판단하는 하나에서 네 개 정도의 문제가 고통과 불평을 호소하는 서비스나 생산품 혹은 정보에 초점을 맞추어야 한다. 수직적인 조직의 관점에서 중요한 고객과 과정에 우선적으로 관심을 기울이고 향후 다른 고객과 과정으로 확장한다.

(2) 건강상태의 측정

높은 의료비, 의료 보호자를 고려하면 의료기관들이 지역사회보건에 더 적극적인 역할을 맡아야 한다. 병원, 요양소, 산업체 건강센터, 의사 그리고 다른 여러 조직 등의 지역사회보건을 관장하는 의료 제공자들의 새로운 연합을 추진할 필요성이 있다. 조직의 비전과 임무가 공식적으로 지역사회의 건강상태를 대표하는가? 혹은 한정적인 의료서비스를 제공하는가?

대부분 의료 조직 사업에서 증가되고 있는 부분은 외래진료, 산업보건, 가정간호와 같이 입원환자의 외래화에 제공되는 진료들이다.

(3) 고객 요구사항 측정

내외부 고객들의 요구사항은 조직의 장기적인 성공에 중요하다. 그러므로 고객의 관점에서 제시된 고객의 요구사항은 중요한 질과 가치 척도의 기반이 되어야 한다. 모든 특징을 측정하려고 시도하기보다 중요한 몇 가지에 초점을 맞추려고 노력해야 한다. 고객의 요구 사항을 충분히 이해하는 최선의 방법은 직접적으로 고객과 의사소통 즉 고객에게 질문을 하는 것이다. 그러고 나서 요구사항이 충족되었는지, 무엇이 이루어질 것인지, 무엇을 어떻게 측정 할 수 있는지를 토론해야 한다. 만약 이용될 수 없는 정보라면 가치가 없다.

(4) 측정과 모니터링은 비용 효과적이어야 한다.

측정하고 모니터하고 자료를 분석하는 데 시간이 많이 소비될 수 있다. 그러나 측정이 고객들이 바라는 진료결과나 서비스 혹은 정보가 아니다. 고객들의 관점에서 측정 그 자체는 가치에 기여하는 요소가 아니다. 그러므로 각 과정에 대해 측정을 몇 개 선택해야 한다. 측정과 감시 비용은 예상되는 이익과 관련해서 판단해야 한다. 보트(Bhote)는 "측정에 있어서 중요한 규칙은 측정비용이 확실히 예상되는 최소한의 이익보다 더 적은 액수여야 한다는 것이다"라고 설명한다. 그러므로 측정비용은 확실히 예상되는 이익의 10퍼센트를 초과할 수 없다. 환자진료나 다른 서비스 제공의 부산물로 자동적인 자료수집이 가능하다면 최선이다.

3 질 향상 도구 및 기법

의료의 질 향상을 위한 도구의 사용은 수많은 원인이 복잡한 형태로 서로 영향을 받고 있는 상황에서 인과관계를 올바르게 파악하고, 객관적인 판단을 내리기 위한 도구사용의 기법은 빼놓을 수 없는 중요한 요소이다.

질 향상 활동은 사실에 의거해서 실행되지 않으면 안 된다. 이것은 모든 일의 결과에는 많고 적은 오차(분산)가 존재하기 때문이며, 결과가 있는 곳에는 반드시 원인이 있다. 따라서 어떤 결과를 가능한 한 일정하게 안정된 상태로 유지하고 싶을 때에는 오차를 유발하고 있는 원인을 찾아내어 이것을 일정하게 유지해야 한다. 이와 같이 일의 결과를 다루는 데에는 원인과 결과의 관계를 알아야 한다. 사실에 의한다는 것은 자료(데이터)에 의한다는 것이다.

자료를 분석해서 이것을 이러한 기법에 의해 해석해 보면 종래의 직감만으로는 알아차리지 못했던 사실이 발견되거나 경험으로만 느끼고 있는 것이 확실히 증명됨으로써 업무방식의 변경으로 의료서비스의 질이 개선된다.

의료의 질 향상 도구는 적은 자료로부터 가능한 한 신뢰성이 높은 객관적 정보를 얻는 데에 가장 유효한 수단이다. 여러 가지 도구들은 그래프화하는 쉬운 기법에서부터 컴퓨터를 이용하지 않으면 계산할 수 없는 고도의 기법에 이르기까지 다양하게 있다. 모든 부서에서 그리고 모든 업무에서 널리 실무에 적용하려면 적절한 기법을 철저히 사용하는 것이 중요하다.

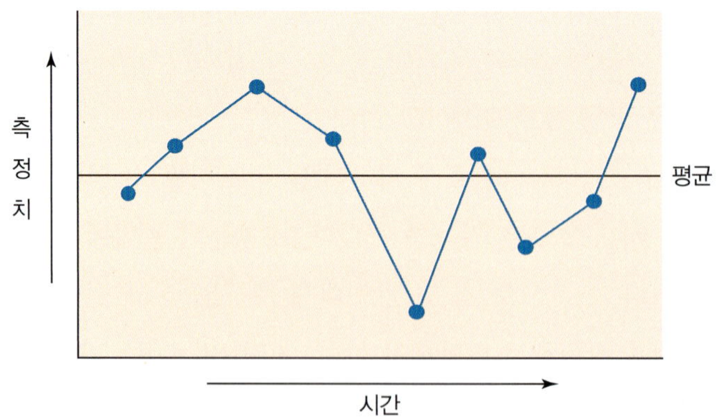

그림 3-1. Run chart

1) 런차트(Run chart, Trend chart)

시간의 흐름에 따른 과정의 변이들을 장기간 관찰하여 그림으로 나타내는 것을 런차트 또는 꺾은선 그래프라고 한다. 이러한 런차트의 장점은 개선조치를 취하기 전의 상태를 파악 할 수 있으며, 프로세스가 어떤 특별 요인을 포함하고 있는지 개선전략의 효과를 알 수 있다.

만약 측정으로 나타나는 프로세스의 변화가 없으면 통계학적으로 안정한 것으로 정의한다. 보통 기저에 깔린 과정의 변화 여부를 모르기 때문에 변화유무에 대한 판단을 내릴 때 방향도표나 관리도의 계획된 측정을 이용한다.

대부분의 경우 자료 획득에는 비용과 시간이 소요되므로 전 chart를 만드는 경우에는 환자의 관점에서 가장 중요하고 질의 변이를 가장 잘 나타낼 수 있는 항목들을 선정하여야 한다(예: 월별 민원접수 건수, 잘못된 투약의 비율, 흉부방사선의 재촬영률 등).

2) 관리도(controi chart)

1924년 미국의 통계학자인 W. A.Shewhart에 의해 창안된 관리도는 품질관리기능에다 통계적 기법을 접목시킨 통계적 질 관리 방법의 시초이다. 1932년 영국에서 슈하르트 학자를 초청하여 통계를 공업분야에 응용함으로써 사용이 높아졌으며, 1933년 피어슨 학자가 영국규격 BS600으로 제정하여 미국보다 앞서서 품질관리에 보급시켰다. 이에 일본에서는 1954년 국가규격으로 제정하고 우리나라에서는 1950년 후반부터 1960년대 초에 JIS규격 관리도를 응용하여 관리하다가 1963년 5월에 한국공업규격 KSA3201(관리도법)을 제정하고 KS표시공장 중심으로 보급 사용하기 시작하여 병원을 포함한 전 분야에서 응용하여 적용하고 있다.

관리도는 검시 및 측정치의 상태를 나타내는 특성치에 관해서 그려진 그래프로 측정치를 관리상태(안정상태)로 유지하기 위하여 사용되고 있다. 관리도에는 한 개의 중심선과 그 중심선의 상하에 두 개의 관리 한계선을 그려놓고 기기의 상태를 나타내는 특성치를 기입하였을 때 그 점이 관리한계선 안쪽에 있으면 관리상태에 있음을 알 수 있고, 점이 관리한계선 밖으로 벗어나면 기기에 무슨 원인이 나타나 있음을 알 수 있다. 즉 관리도는 품질차이가 평균에서 3표준편차 이내를 보이는 것은 시스템상 발생할 수 있는 변이에 속하고 그 이상의 차이를 보이는 것은 이상 원인에 의한 것으로 판단되어 이러한 이상 원인은 개별적인 원인규명을 해야 하고 시스템상 발생하는 문제는 시스템을 바꾸어 주어야 한다는 것이다. 관리도는 통계적으로 관리한계선을 결정하기 위한 단순한 방향도표이다. 관리 한계는 각각의 측정치들이 평균에서 많이 벗어나는지를 판단해 줌으로써 과정의 변화 여부를 보여준다.

관리도는 올바로 보고 올바른 질문을 하는 데 도움을 주지만, 문제를 해결하거나 수행을 개선시키는 데 이용되지는 못한다. 보트는 "관리도는 일본에서는 거의 사용하지 않는다. 이것은 문제를 해결하는 도구가 아니다"라고 지적한다.

연속변수의 일회 측정에 대한 상하한 관리 한계를 계산하는 실제적인 방법은 다음과 같다.

- 관리 상한(Upper Control Limit, UCL)=평균+표준편차×3.0 과정이 안정적이라면 측정값이 관리 상한을 초과할 가능성이 0.1% 정도이다.
- 관리 하한(Lower Control Limit, LCL)=평균−표준편차×3.0보다 적어서는 안 된다. 과정이 안정적이라면 측정값이 하한보다 적을 가능성이 0.1% 정도이다.

그러므로 만약 한 점이 관리 한계의 외부에 있고, 그 과정에 변화가 있고 더 이상 안정하지 않다는 판단이 내려지면 원인을 찾아야 한다. 관리도에서 제시하는 관리한계(control limit)는 경험에 의한 과정의 변화정도를 나타내는 것이다(99% 이상의 측정이 정해진 한계 안에 있게 될 것이라는 예측이 가능하다).

외래환자의 대기시간을 그림 3-2의 예를 들면, 상한선(UCL)과 하한선(LCL)은 평균치에서 3 표준편차만큼 떨어져 있다. 상, 하한선 내에 들어 있는 부분에 대하여 시스템상의 변화를 가져와 향상을 가져온 새로운 상한선이 UCL'로 상한선(UCL)을 새로 UCL'로 낮추어 시스템 상의 변이의 폭을 좁혀 나가는 것이 지속적인 질 향상이라고 볼 수 있다.

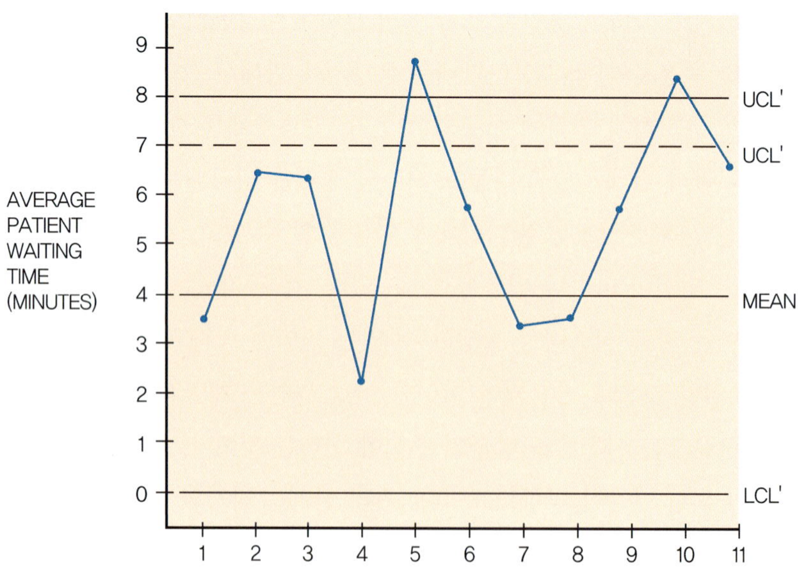

그림 3-2. 관리도

3) 흐름도(Flow chart)

현재 일어나고 있는 일들을 파악할 수 있는 유용한 방법으로는 각 세부과정(subprocess)이 어느 곳에서 어떻게 만나는가 하는 것과 한 과정에서 다음 과정으로 넘어가는 과정이 불완전할 경우 어디에서 되돌아 나오는지를 알 수 있다.

흐름도는 특정 업무 과정에 필요한 모든 단계를 도표로 표시한 것이다. 흐름도의 목적은 실제적으로 어떤 일이 행해지는가를 살피는 것이다. 생산적인지 혹은 비생산적인 활동인지 확인할 수 있다. 흐름도가 만들어지면 팀은 다음과 같은 질문을 할 수 있다. 활동의 목적은 무엇인가? 가치를 높이는가? 보다 더 좋게 이행할 수 있는가? 누가 가장 잘 할 수 있는가?

흐름도는 사람, 생산품, 장비, 정보의 흐름이나 움직임을 표시하는 데 사용할 수 있다. 흐름도는 과거의 과정, 현재의 과정, 고려되는 대체과정, 바람직한 과정, 혹은 표준화된 과정을 표시할 수 있다.

start → process step → decision → stop

① 일의 진행과정을 단계적으로 그림으로 표시
② 이유 : 진료나 처치의 실제 과정을 일목요연하게 파악할 수 있게 해 준다.
③ 작성방법 : – 어느 과정의 흐름을 파악해 볼 것인지 결정
– 그 과정의 실제 단계들을 분류
– 실제 단계들을 순서대로 배열
– 적절한 심볼을 이용해서 그 단계들을 도표로 그림

(1) 작성법

① 흐름도의 활용 목적에 대해 합의한다.

② 분석하고자 하는 과정이 시작하는 곳과 끝나는 곳을 정한다. 다음과 같은 질문을 통해 이것을 정할 수 있다.

– 과정의 시작을 나타내는 증거는 무엇인가? 무엇이 투입물(input)인가?

– 과정이 끝나는 것은 어떻게 알 수 있는가? 최종 산출물(output)은 무엇인가?

③ 흐름도를 구성하는 요소를 열거한다. 다음 사항을 질문함으로써 요소를 선정할 수 있다.

– 투입에 의해 일어난 변화는 무엇인가? 어떤 의사결정이 있어야 하는가?

– 각 단계에 누가 투입의 주체인가?

– 각 단계의 산출물은 무엇인가? 누가 무엇을 위해 이것을 사용하는가?

④ 아주 개략적인 흐름도를 먼저 그린다.

⑤ 흐름도 사용목적에 따라 더 자세한 흐름도를 그린다. 이것은 상세(detailed)흐름도라고 한다. 그림 3-3은 각 단계별로 상세한 정도가 다를 수 있다. 명확하지 않은 곳에는 해당 기호를 표시한다.

⑥ 각 단계의 구성이 논리적인지를 검토한다.

⑦ 1~2일 후 팀 구성원이 다시 모여 흐름도를 재검토한다.

(2) 흐름도의 개선 효과

① 모든 사람들이 전체 과정에 대해 파악하고 각자의 업무가 어떻게 전체에 맞추어지는지를 더 배운다.

② 모든 사람들이 팀의 다른 일원들이 본인보다 업무의 특정 측면을 더 잘 알고 있음을 깨닫는다. 이것을 통해 대단히 개선된 상호 간의 존경과 의사소통을 야기한다.

③ 모든 사람들이 자신이 업무 과정을 완전히 이해하지 못하고 있다는 사실을 배운다. 모든 팀 구성원이 "나는 그런 방법으로 진행되는지 몰랐어."라고 이야기한다. 업무를 수행하는 사람들만이 현재의 과정을 세부적으로 이해한다.

④ 팀의 계획 영역에서 벗어난 아이디어가 파악되고 몇몇 팀의 일원들은 다른 팀에게 개선

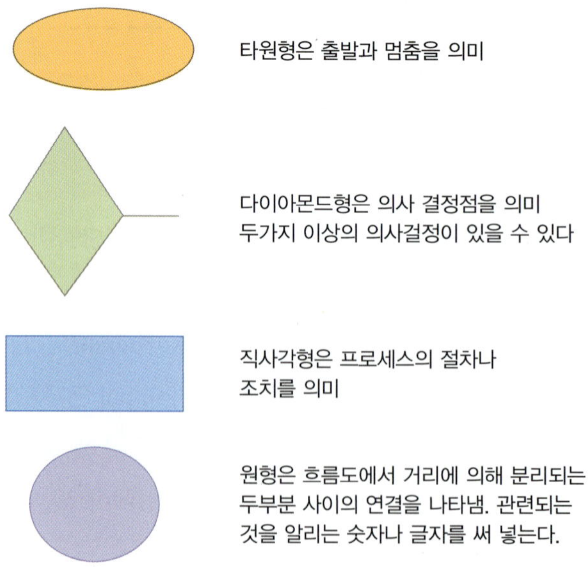

그림 3-3. 흐름도에서 이용되는 부호

을 추구할 것이다.

⑤ 가치를 증가시키지 못하는 업무의 절차를 발견할 수 있다. 불필요하거나 중복되거나 혹은 실수, 개정 그리고 소모를 일으키는 과정의 단계들이 확인된다. 소모적인 업무는 추가적인 노력 없이 즉각 제거될 수 있고 빠른 개선을 이끌어 낼 수 있다. 개선에 대한 몇 가지 기회는 흐름도가 준비될 때 확인되기도 한다.

(3) 흐름도의 기호

흐름도를 그릴 때 기호를 사용하는 것은 필수적인 것은 아니지만 유용하다. 팀의 새로운 일원들이 흐름도를 상징적으로 이용하는 데 겁을 먹고 있다는 것을 발견할 수 있다. 흐름도는 방향을 표시하는 화살표에 연결된 짧은 어구들로 만들어진다.

(4) 흐름도의 장점

① 현재의 프로세스, 대체 프로세스 또는 계획된 프로세스를 놓고 비교할 수 있다.

② 세부화 정도를 여러 가지로 검토해 볼 수 있다.

③ 의사소통을 개선한다.

④ 프로세스 상의 업무 담당자 간의 상호 존중이 높아진다.

⑤ 모든 사람들이 자신이 프로세스를 충분히 이해하지 못하고 있음을 깨달으면 명확한 흐름 파악과 팀워크를 강화한다.

⑥ 프로세스의 절차별로 공급자와 고객을 확인한다.

⑦ 피드백이나 재작업 경로, 명확한 활동이 없는 결정, 중복 행위, 중복 승인을 집중 조명하여 업무수행 단계별 목적, 가치 및 결과를 검토하는 데 유용한 접근법을 제시한다.

4) 브레인스토밍(아이디어 짜내기)

브레인스토밍의 목적은 아이디어, 관심, 문제점 혹은 대안을 창출하는 것이다. 많은 아이디어를 생각해 내고 개발하는 것이 목적이기 때문에 브레인스토밍은 규칙이나 형식에서 벗어난 사고를 해야 한다. 문제, 질 향상의 주제 등을 정하고자 할 때 활용할 수 있고, 구체적인 또는 구상적인 아이디어를 창출해 내는 것이며 체계적 또는 비체계적으로 할 수 있다. 또한 다른 사람의 아이디어 창출을 위해 서로 격려하고 아이디어의 흐름을 자유롭게 해줌으로써 창조력의 발휘를 고취시켜 준다.

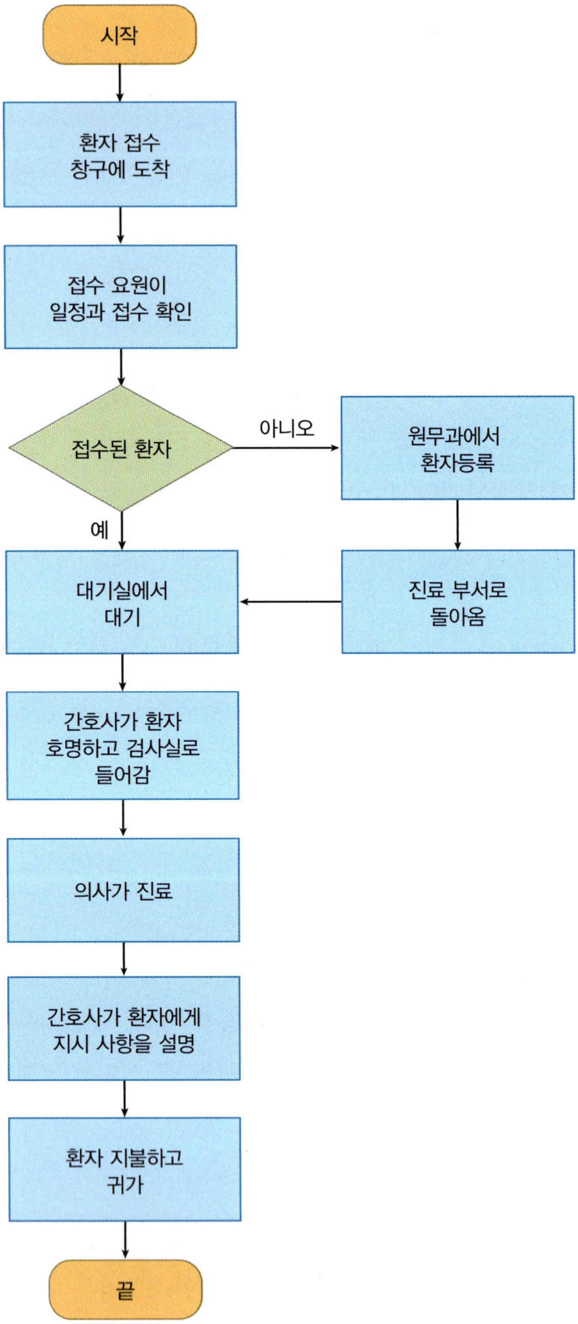
시작
환자 접수 창구에 도착
접수 요원이 일정과 접수 확인
접수된 환자
아니오
원무과에서 환자등록
예
대기실에서 대기
진료 부서로 돌아옴
간호사가 환자 호명하고 검사실로 들어감
의사가 진료
간호사가 환자에게 지시 사항을 설명
환자 지불하고 귀가
끝

그림 3-4. 흐름도

(1) 브레인스토밍의 4단계

① 준비단계 : 팀원들에게 브레인스토밍 회의의 목적을 설명하고 제기된 질문에 대해 조용하게 생각할 수 있도록 1~2분을 준다. 모든 참여자가 확인할 수 있도록 플립차트에 브레인스토밍 회의의 목적을 넣는 것도 좋은 생각이다.

② 산출통계 : 팀원들이 한 가지씩 생각을 내놓을 수 있게 순서를 정한다. 다른 사람에게 보여주고 나중을 위해서 플립차트, 오버헤드 혹은 다른 방법 등으로 기록해 두어야 한다. 기록을 담당하는 사람은 순서도 기록해야 한다. 산출 단계 동안 아이디어는 설명, 판단, 혹은 토론 없이 제안해서 기록 한다. 참석자들은 자기 차례에 아이디어가 없으면 '통과' 할 수 있다. 통과가 여러 번 나올 때까지 순서를 계속한다. 그리고 나서 아이디어를 제시할 팀원이 더 있는지를 확인해야 한다.

③ 명료화 단계 : 기록된 아이디어를 모두가 이해하기 위해서 목록을 검토한다. 여기서는 아이디어를 비판하거나 논평하는 것이 아니라 이해하는 것이 목적이다.

④ 평가단계 : 최종 단계에서는 관계가 없거나 중복되거나 혹은 문제 영역 밖의 생각을 정리하기 위해서 완성된 목록을 검토한다. 중복된 생각들은 조정할 수도 있다. 최종 목록은 팀이 산출할 수 있는 모든 아이디어를 담고 있어야 한다.

Brainstorming의 원칙

여러 명이 한 가지의 문제를 놓고 아이디어를 무작위로 개진하여 그중에서 최선책을 찾아내는 방법이다.

---

(2) 진행방법(QI 세미나에 적용)

① 실행하고자 하는 바를 차트, 칠판 등 누구나 볼 수 있는 곳에 쓴다. 참여자 모두가 이 문제에 대해 잘 알고 있어야 한다.

② 브레인스토밍의 규칙을 복습한다.

- 진행 중에는 일체의 토론을 금한다.
- 절대비평하지 않는다(분위기조차도).
- 모든 아이디어를 받아들인다.
- 다른 사람의 아이디어에 추가한다.

• 아이디어의 양이 중요하다.

③ 잠시 생각할 시간을 갖는다.

④ 아이디어를 이야기한다. 차례대로 돌아가면서 또는 자유롭게 이야기할 수 있다.

⑤ 시간 동안 모든 아이디어를 낸 다음, 하나하나를 검토하면서 명확하게 한다. 비슷한 아이디어는 하나로 통일한다.

⑥ 최종적으로 정리된 아이디어에 대하여 다음에 설명할 명목집단기법, 투표, 기타 자료수집 등의 방법으로 우선순위를 정한다.

5) 명목집단기법

명목집단 기법은 의사결정에 있어 집단의 의견과 가치가 보다 체계적으로 이용할 수 있는 과정이다. 의사결정 주체의 배경, 전문분야와 인식이 다양한 사람들로 구성되어 있다는 것으로 전제로 하며 명목집단기법을 잘 수행하면 참여자의 다양한 견해를 조정하여 의사결정에 있어서 합의를 도출할 수 있다. 이 기법은 우선순위를 결정하는 데 사용되는 여러 가지 방법중에서 수학적 방법보다는 집단 토론과 정보교환에 더 중점을 두고 있으며, 팀이 영향력 있는 소수와 나머지 다수로 구성되어 있을 때 의사결정이 소수에 의해 독점되는 것을 막는 방법이 될 수 있다.

적용분야는 문제의 탐색, 지식의 탐색, 우선 순위개발, 프로그램 개발, 프로그램 평가분야로서 명목집단기법의 단계는 다음과 같다.

(1) 제1단계 : 의사결정 집단의 구조를 설정함

우선 다루어야 할 문제의 성격에 따라 그룹의 크기를 결정하고, 소그룹으로의 분할 여부를 결정하여야 한다. 그룹의 구성방법은 기존의 위원회를 이용할 수도 있으며, 위원회에 배치되어 있지 않는 경우는 배경과 전문분야를 고려하여 무작위로 선정할 수 있다. 최소한의 그룹의 크기는 6~10명 정도가 적절한 것으로 알려져 있다.

(2) 제2단계 : 의사결정을 하여야 할 문제의 주요한 차원을 정의함

각 그룹은 사회자(coordinator)가 운영한다. 각 그룹의 사회자는 그룹이 합의를 도출해야 하는 탐색적 질문을 명시한 "명목집단 임무기술 양식"을 배부한다. 양식에는 2가지 종류가 있는데 그 중 하나는 의료의 질에 영향을 미치는 것으로 생각되는 문제를 열거하기 위한 것이며,

또 하나는 문제의 중요성을 판단하는 기준을 나열하기 위한 것이다. 참여자들은 각자토론 없이 독립적으로 "명목 임무 기술 양식" 2종류를 사전에 정해진 시간 내에 작성한다. 정해진 시간이 지나고 나면, 사회자는 이 단계가 종료되었음을 참여자에게 알리고 전체 목록을 준비된 차트에 기록한다.

(3) 제3단계 : 의사결정을 하여야 할 문제의 토론

앞 단계에서 모든 문제가 기록되고 나면 사회자는 나열된 항목의 아이디어에 대한 그룹의 토론을 진행한다. 이 토론의 목적은 제시된 항목에 대하여 반대 의견을 제시하거나, 지지하는 의견을 제시함으로써 아이디어를 명확하게 하기 위한 것이다. 이 과정 중에서 새로운 항목을 추가하거나, 제시된 기존 항목을 삭제할 수도 있다. 이 토론은 모든 항목에 대하여 참여자가 만족할 때까지, 한 번에 한 항목씩 차례대로 진행한다.

(4) 제4단계 : 문제의 평가

이 단계는 나열된 기존에 근거하여 문제의 목록을 검토하여 재평가하는 단계이다. 참여자들은 자신의 판단이나 앞에서 진행된 토론을 참고로 하여 문제를 재평가하는 기준을 다시 선택할 수 있다. 또 다른 방법으로는 그룹 내에서 투표를 거쳐서 일정한 기준을 마련하고, 이 기준에 따라서 참여자들이 검토와 평가는 할 수도 있다.

(5) 제5단계 : 문제의 순위를 나열

이 단계에서는 참여자들은 각자가 평가하기에 가장 중요하다고 생각하는 5개의 문제를 선택하여 등수를 부여한 목록을 작성한다. 5개의 문제를 각각에 대하여 별도의 카드에 문제명과 번호를 기록하되, 가장 중요한 문제는 5점, 그 다음으로 중요한 문제는 4점순으로 1점까지 등수를 부여한다. 참여자들은 등수부여가 끝나면, 각자의 투표결과를 별도의 양식의 집계표에 기록한다.

(6) 제6단계 : 순위에 대한 토론

사회자는 참여자들의 투표결과를 기록하고 합계를 낸 후에, 이 결과에 대한 토론을 진행한다. 이때 참여자들은 이 예비투표결과에 대하여 반대하는 의견이나 지지하는 의견을 제시할 수 있으며, 이 토론을 통하여 제시된 문제에 대한 아이디어를 더 명확하게 할 수 있다.

(7) 제7단계 : 최종순위를 결정

예비투표결과에 대한 토론이 끝나면, 사회자는 참여자에게 5개의 우선 순위 항목을 검토하여, 원하는 경우에는 우선순위를 바꿀 수 있음을 알린다. 참여자들은 문제 항목 간의 상대적인 중요성을 고려하여 가장 우선순위가 높은 항목에 5점을 부여하고, 다른 4개의 항목에는 1~4까지의 값을 부여한다. 사회자가 별도의 양식을 이용하여 항목의 우선순위 평가에 대한점수를 합한다. 이 과정을 통하여 병원 내에서 의료의 질에 관하여 해결하여야 할 가장 중요한 문제에 대하여 그룹의 합의 도출한다.

진행방법(QA세미나에 적용)

① 10명이 1조가 되어 테이블에 둘러앉는다.
② 각 구성원들은 문제에 대하여 생각하는 바를 백지에 적는다. 각 조별로 자신이 생각하는 아이디어를 가급적 매우 구체적으로 나누어 준 백지에 적는다.
③ 다음은 한 사람씩 돌아가면서 자신이 적은 문제(3가지 정도)를 발표한다. 서기나 사회자는 발표된 문제를 칠판이나 차트에 적는다.
단 각 아이디어에 대해서는 토론하지 않는다.
④ 모든 발표가 끝나면 문제가 적힌 종이(백지)에 같은 항목의 문제들끼리 묶어서 문제들을 몇 가지 유형으로 정리한다(이때 분류를 위해서 각각의 아이디어에 대하여 보조설명이나지지 이유에 대한 설명을 할 수 있다).
⑤ 끝으로 각 참석자들은 분류된 QA의 문제들에 대해서 우선순위를 묻는 비밀투표를 실시한다. 최고의 표를 얻은 문제가 채택된다.

6) 원인과 효과 도표(Cause and Effect Digram)

Kaoru Ishikawa는 일본의 질 관리 개념과 방법, 기술을 개발하여 어떤 문제에 대한 광범위한 정보를 조직적이고도 압축된 형태로 제시하는 데 사용되는 인과관계도를 제시하였다. 인과관계도는 관찰된 결과나 문제에 대해 가능한 원인을 파악하기 위해 사용된다. 이것은 물고기 뼈 그림 또는 이시카와 다이아그램이라고 부르기도 한다.

① 결과를 가지고 그 결과를 가져오게 한 요인들을 파악케 함으로써 문제들을 해결해 줄수 있게 해 주는 도구이다.
② 이를 이용함으로써 무슨 일이 왜 일어났는가 하는 것을 발견할 수 있다.

The 4M's	The 4P's	또 다른 대안
• Manpower(인력)	• Policies(정책)	• Method(방법)
• Machine(장비)	• Procedures(과정)	• People(인력)
• Method(방법)	• People(인력)	• Information(정보)
• Materials(재료)	• Plant(시설)	• Materials(물자) • Facilities(시설)

(1) 장점

① 토론이 가능하고 그림을 만드는 과정에서 서로 배울 수 있게 한다.

② 불평과 부적절한 토론을 줄이고 문제를 집약할 수 있다.

③ 원인에 대한 적극적인 탐색을 가능하게 한다.

④ 자료를 수집하여야 하는 경우가 흔하다.

⑤ 과정에 대한 이해의 수준을 나타낸다.

⑥ 어떤 종류의 문제에 대해서도 활용할 수 있다.

(2) 원인결과도 작성순서

팀을 구성

① 주제를 선정

② 원인을 3가지씩 기재(전체적인 관점에서 모든 원인을 생각)

③ 리더가 먼저 적은 쪽지 중 하나를 전원이 들을 수 있도록 읽고 모조지 위에 놓는다(팀원들은 비슷한 것이 있으면 전원에게 읽어 주고 제출하고 첫 번째 군이 완성되면 모조지위의 한 곳에 모음).

④ 같은 방법으로 반복

⑤ 큰 가지, 작은, 가는 가지 순으로 원인을 물어가며 자세하게 구분

⑥ 완성된 인과 관계도를 전 구성원이 같이 보면서 가장 중요한 원인을 찾는다(1~3점씩의 점수를 매긴다, 또는 거수로 하여 가장 높은 빈도순으로 기록한다).

⑦ 그래프로 작성

⑧ 몇 개월 후 환류

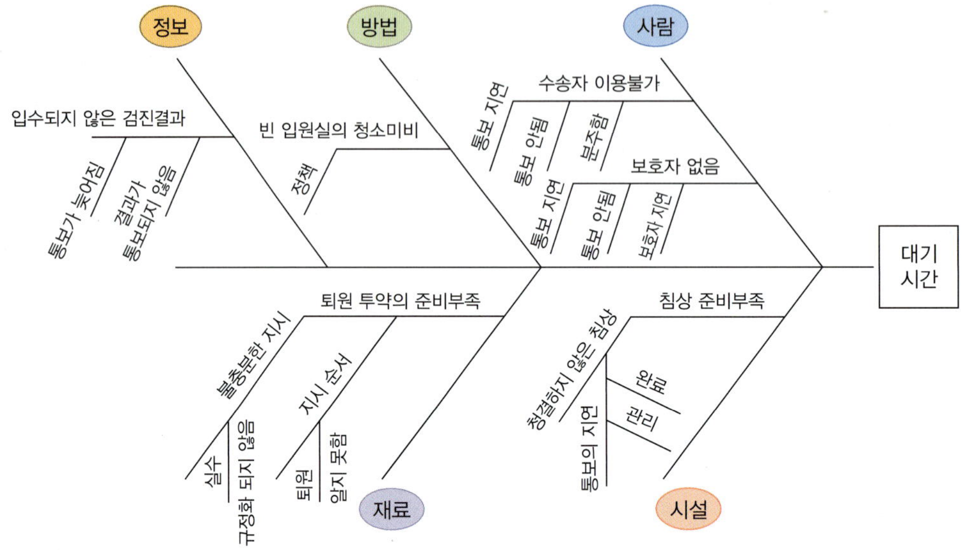

그림 3-5. 인과관계도

결과는 등뼈의 왼쪽에 기재한다.

동시에 주요 원인은 가는 뼈를 따라 내려가면서 갈비뼈 모양으로 써 넣는다. 만약 주요 범주가 독립적이고 독특하게 차이가 난다면, 원인–결과 그림을 사용하는 것이 쉬울 것이다.

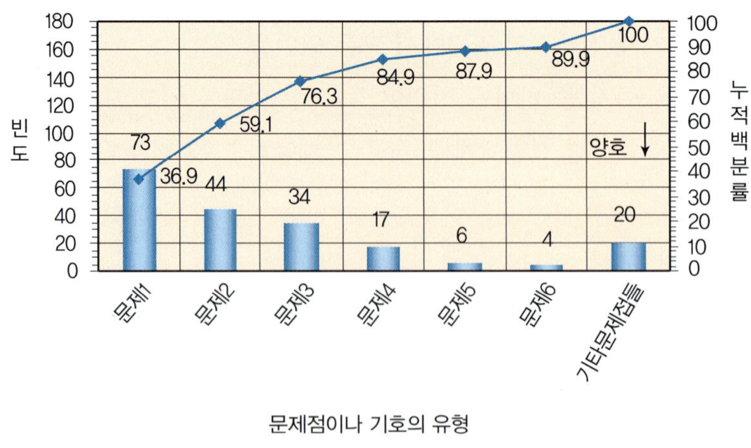

그림 3-6. 파레토차트

7) 파레토차트

측정치의 상대적 중요도를 보여주는 도식화 기법이다. 즉 문제점들을 多發하는 순서대로 나열하여 파악할 수 있도록 해 주는 수직 막대그래프로서 주어진 자료에서 변수들의 상대적중요성을 신속하게 파악할 수 있게 한다. 같은 항목을 가지고 일정기간 후 파레토도표를 다시 그려보면 그 기간 동안 수행된 개선 활동이 얼마나 효과적이었나를 알 수 있다. 파레토차트는 두 가지 추가적인 특성이 있다. 첫째는 왼쪽에서 오른쪽으로 갈수록 빈도가 감소한다. 따라서 최빈값이 왼쪽에 위치한다. 둘째는 누적 빈도를 표시하는 점들이 있고 선으로 연결된다.

작성순서

문제점 선정 → 기준점 설정 → 기간 설정 → 데이터수집 → 빈도 또는 비용 비교 → 흔한 순서대로 좌측에서 우측으로 나열 → 막대그래프로 그림

8) 우선순위 매트릭스(Prioritization Matrix)

우선순위 매트릭스는 질 향상 또는 제안된 해결책을 위한 기회들 간의 우선순위, 문제, 이슈를 부여하기 위하여 사용되는 일반적인 방법이다. 목적은 구조화된 접근법을 이용하여 어떤 제안이 가장 큰 주의가 필요한지 평가하는 데 있다. 이 방법은 고려 대상안건의 수를 줄이기 위한 집중적 사고의 한 형태이다.

질 향상의 기본접근은 일차적으로 개선에 관한 일반적 주제를 파악하고 우선순위를 정한 후 그 우선순위 안에서 더 구체적인 세부 주제로 들어가는 것이다.

① 우선순위 기준 : 안건의 우선순위를 결정하는 데 사용되는 기준은 가로축에 표시되어 있다. 우선순위 기준의 몇 가지 예는 다음과 같다.

표 3-1. 우선순위 매트릭스

우선순위 기준					
이슈	기준A	기준B	…	기준N	합계

점수 : 1~5 1=없음, 2=약간, 3=중간, 4=높음, 5=매우 높음

㉠ 고객 영향, 핵심 고객의 관심

㉡ 질 향상의 필요성 또는 안건의 긴급성

㉢ 발생빈도

㉣ 성공확률

㉤ 재정적 영향

때로는 각 기준에 대한 상대적 가치가 본질적으로 다르다. 이런 경우, 개별 기준에 다른 가치를 적용한다. 각 주제(세로축)에 대한 기준점수는 적용기준(가로축)에 대한 가치를 곱하여 계산한다.

② 이슈 : 여러 가지 이슈 또는 주제가 고려되고, 어느 것이 우선순위가 있는지 본다. 우선순위를 결정하기 위해서 이런 형태의 매트릭스를 사용한다.

㉠ 일반적 쟁점 또는 주제

㉡ 특정 질의 차이, 문제 또는 향상 기회

㉢ 질 향상을 위한 선택안이나 제안된 해결책

③ 점수 : 각각의 주제는 기준에 따라 판단되는 상대적 장점과 팀의 합의에 근거하여 점수가 부여된다. 측정의 몇 가지 표본 유형은 다음과 같다.

점수 : 1~5점, 5점이 최고 점수

1=없음, 2=약간, 3=중간, 4=높음, 5=매우 높음

때때로 실제적인 재무 예측을 하거나 다른 기준을 적용하고 싶을 수도 있다. 하지만 주의해야 한다. 다른 기준을 적용하기 위해서는 유사한 척도를 가지고 비교해야 하고, 이를 위해서는 다른 기준에 대한 상대적 크기를 비율화하는 것이 필요하다.

④ 합계 : 합계는 다양한 방법으로 측정될 수 있다. 일반적인 방법은 다음과 같다.

㉠ 각각의 우선순위 기준에 점수를 곱한 후 각 안건별로 전체 점수를 산출한다.

㉡ 각 안건에 우선순위 기준의 점수를 합한다.

㉢ 기준의 가중치 합계를 이용한다. 이 경우 각 안건의 점수와 기준에 기준의 상대적인 가중치를 곱하고, 그 점수에 해당되는 매트릭스에 기입한다. 이 가중된 점수는 각안건의 행별로 더해서 합계를 낸다.

⑤ 접근 : 다음은 상대적인 우선순위를 설정하기 위하여 우선순위 매트릭스를 사용하는 접근법을 설명하고 있다.

㉠ 주제, 질의 차이, 선택 안의 목록을 작성한다.

ⓛ 각 안건을 평가하기 위하여 기준들을 브레인스토밍한다. 그러고 나서 중복되는지, 요구되는 가중치의 차이가 있는지를 파악하기 위하여 기준을 평가해야만 한다. 각 기준을 매트릭스의 첫줄에 기입한다.

ⓒ 점수부여 방법과 척도를 선택한다. 5점 척도 또는 3점 척도를 사용한다.

ⓔ 각 안건의 기준에 따른 상대 가치로 점수화한다. 질의 차이나 개선의 기회는 각 기준에 대한 상대치로 평가하였다.

ⓜ 합계를 구한다. 예에서는 합계가 각 질의 차이에 대한 3가지 기준치에 의해 구하였다.

9) 산점도(Scatter Diagram)

산점도는 한 변수가 취할 수 있는 값을 가로축에, 다른 한 변수가 취할 수 있는 값을 세로축에 눈금으로 나타낸 뒤 각 변수값이 교차하는 지점에 해당 측정값을 점으로 표시한 것이다. 이 산점도는 한 변수의 값으로 다른 변수의 상태, 분포 또는 변화에 대한 설명을 할 수 있는 관계로 두 변수 간의 관계를 시각적으로 이해하는 데 매우 좋은 방법이다.

예를 들면, 연령과 혈압과의 관계라든가 사람의 키와 몸무게, 영양과 체중과의 관계 등을 들 수 있다. 이러한 두 변수 간의 관계는 그림과 같은 양의관계, 음의관계, 곡선관계, 수직관계, 일정한 관계가 없는 것 등이 있다. 또한 산점도는 통계학에서 상관분석방법으로 쓰이는데 두 변수 혹은 그 이상의 변수들이 일련의 수학적 관계를 가지고 있다면 그 관계의 정도가 얼마나 되는가를 알아볼 필요가 있을 경우에 사용한다. 특히 연관성의 척도로 설명되는 두변수 사이에는 종속관계와 비종속관계의 두 가지 경우가 있으며, 이때 종속관계의 예를 들면 신생아의 체중과 생후 월령의 경우처럼 체중은 생후 월령에 따라 변하게 되며 이처럼 어느 한 변수의 변동에 따라 다른 한 변수가 변화하는 경우를 말한다. 비종속관계는 신장과 체중과의 관계와 같

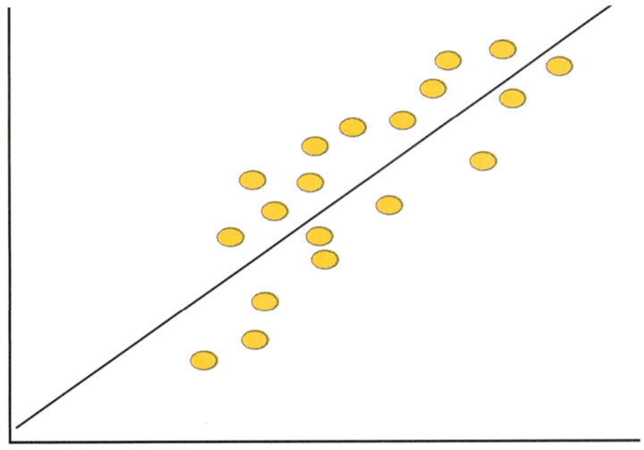

그림 3-7. 산점도

이 종속 간의 관계로 볼 수 없는 두 변수 간의 관계를 말한다. 두 요인 간의 인과관계의 정도와 유형을 보여주는 기법으로서, 산점도는 2개의 연속적인 변수 간의 관계를 그래프로 표시한 것으로 결과와 원인 사이에 어느 정도 관계가 있는지를 검토하는 데 사용한다. X축과 Y축에 독립변수와 종속변수를 두어 흩어지는 양상을 보고 변수들의 상관관계를 본다.

10) 그래프

그래프의 목적은 인간의 시간에 호소하여 보다 많은 것을 요약하여 보다 빠르게 전하는데 있다. 즉 한 무더기의 숫자를 단지 나열하는 것이 아니라 이것을 그래프로 나타냄으로써 아래와 같은 효과를 노리는 것이다.

- 데이터가 무엇을 이야기하고 있는가를 쉽게 파악한다.
- 필요한 조치를 빠짐없이 취할 수 있게 된다.
- 보다 빠르게 정보가 읽어진다.

(1) 그래프 그릴 때의 요점

① 그래프만 봐도 다른 사람이 알 수 있어야 한다.

② 상대방에게 전달하고 싶은 것, 자기가 말하고 싶은 것은 무엇인가?

- 그래프작성의 목적을 명확히

③ 무엇이든 전부 그래프로 할 것이 아니라 '이것이다'라고 하는 것만 그리도록 한다.

- 최소한, 중요한 것을 가장 적절한 방법으로

(2) 그래프를 그릴 때 주의 사항

① 분류 항목에 따라 모든 수량을 작은 것까지 나타내면 오히려 그래프가 보기 어려워지는 경우가 있다. 이런 경우에는 그러한 것을 모아서 그래프의 끝에 기타로 일관하여 나타내면 좋다.

② 눈금, 눈금숫자, 단위, 항목, 설명 문자를 반드시 기입한다.

③ 표제는 반드시, 부제는 필요에 따라 붙인다.

- 그래프 상부에 간단명료하게, 알기 쉽게 또한 흥미를 끌 수 있도록

④ 그래프에 나타내는 유효 숫자는 보통 3자리까지로 한다.

⑤ 데이터의 이력, 해설은 그래프의 공백 부분 또는 그래프란 외의 밑 부분에 쓴다.

(3) 그래프의 종류

① 막대그래프－일정한 폭의 막대를 늘어놓아 그 막대의 장단에 의해서 수치의 대소를 비교한다(수량의 크기를 비교하는 그래프).

② 점그래프－수량 1단위에 한 개의 점을 갖게 하여 이점의 수에 의해서 수량의 대소를 비교하는 것(수량의 크기를 비교하는 그래프)

③ 지도그래프－Data를 지도 위에 그래프화해서 지역별로 어떤 수량이 어떤 분포상태에 있는지 알아낸다(수량의 크기를 비교하는 그래프).

④ 면적그래프－수량의 대소를 정방형이나 원 등의 대소로 나타낸다(수량의 크기를 비교하는 그래프).

⑤ 꺾은선그래프－선의 고저에 의해서 수치의 대소를 비교할 수 있도록 Data를 플롯트하여 그 점을 실선으로 연결한 것(시간적인 변화 상태를 보는 그래프)

⑥ 원그래프－전체의 원을 내역의 구분에 해당하는 비를 부채꼴로 구분한 것(내역의 비를 보는 그래프)

⑦ 띠그래프－전체를 길쭉한 장방형의 띠의 길이로 나타내고, 그것을 내역의 부분에 해당하는 비로 구분한 것(내역의 비를 보는 그래프)

⑧ 칸트차트－세로축에 실시항목, 가로축에 일정을 잡아 계획과 실적의 관계를 막대선으로 표시한 것(일정을 관리하고 싶을 때)

⑨ 다이어그램－세로축에 역, 가로축에 시간의 눈금을 잡아 꺾은선 그래프로 기입한 것(일정을 관리하고 싶을 때)

⑩ 레이더차트－중심점에서 분류항목의 수만큼 레이더 형태로 직선을 그어 그 선 위에 수량의 크기를 나타낸 것(항목 간의 균형을 보고 싶을 때)

11) 벤치마킹

벤치마킹(benchmarking)은 1970년 후반기에 미국이 일본의 도전에 대응하기 위하여 도입한 것으로 선도적인 기업조직들에서 지속적인 개선을 지원하고 경쟁상의 이점을 확보하는 데 필요한 정보를 수집하기 위한 하나의 수단으로 탄생된 것이다. 조직은 자신들의 모든 활동을 검토하고 내부활동에 대한 비판적 시각을 강화해야 하며 조직 내의 기존의 자원들을 조합하는 창조적인 아이디어와 통찰력을 제공하고 다른 조직들이 개선을 이룩하는 데 이용했던 유용한 최상의 개선방법들을 활용하는 것이다.

벤치마킹의 목적은 과정과 결과를 향상시키는 것이다. 벤치마킹은 변화의 필요성을 이해하고, 변화에 대한 우선순위의 결정, 변화 모델을 개발하는 데 도움을 줄 수 있다. 그리고 조직에 대한 외부의 관심을 증가시킨다. 벤치마킹은 또한 다른 조직들의 효과적인 생각을 이해함으로써 혁신과 창조성을 자극할 수 있다.

자신이 수행하는 업무에 관한 정보를 수집하기 위해 유사한 조직들과 접촉해 왔다. 이것은 경쟁적인 벤치마킹의 단순한 형태이다. 제록스의 사장 데이비드 컨즈는 "벤치마킹은 강력한 경쟁자 또는 산업 선구자로 알려진 회사에 대항하기 위하여 상품, 서비스, 업무 수행을 측정하는 지속적인 과정이다"라고 정의했다.

벤치마킹이란 Who? What? When? Where? Why? How? 즉 6W로써 누가? 무엇을? 언제? 어디서? 왜? 어떻게? 최상의 경쟁력을 갖추었는가를 배우려는 기법이다. 즉 다른 경쟁자와 대항하여 자신들을 비교하는 것이다. 대개의 벤치마킹의 유형은 크게 2가지로 분류하는데 조직 내에서 타부서의 조직의 효율성인 최상의 업무개선과정을 관련하여 비교하고 개선하는 내부 벤치마킹(internal benchmarking)을 먼저 실행하고 그 후에는 조직의 외부의 최상의 경쟁력을 가진 조직의 우수성을 동일산업에 적용하거나 기타 상이한 산업분야에서 배우려는 것이 외부 벤치마킹(external benchmarking)이다. 외부 벤치마킹은 경쟁적 벤치마킹(competitive benchmarking)과 세계 최상의 벤치마킹(world-class benchmarking)으로 나눌 수 있다. 병원분야의 적용방법은 먼저 병원조직 자체 내에서 모범적이고 우수성이 뛰어난 부서를 벤치마킹하여 경험과 훈련을 실행하고 개선과정을 거친 후에 외부적 벤치마킹 단계로 가는 것이 더욱 좋다. 그러나 경쟁병원과의 관계나 중요성이나 긴급성의 정도에 따라서 외부 벤치마킹을 먼저 실행할 수도 있다. 미국병원협회(American Hospital Association)의 teleconference에서 "병원 벤치마킹의 개념이란 의료의 질이나 진료과정의 설계에 있어서 창의성을 위한 새로운 표준을 창조하기 위한 노력이다"라고 규정하였다. 또 다른 정의는 최적의 진료를 모색하고 이를 시행하기 위해 자신이 행한 진료와 service 그리고 그 최종 결과들을 지속적으로 측정하면서 경쟁 상대자와 비교하여 관리하는 것이라고 하였다.

벤치마킹의 개념을 간단히 살펴보면

- 다른 조직과 벤치마킹하기 이전에 자신의 조직과 과정에 대해 이해하라.
- 벤치마킹 과정과 조직에 대해 폭넓게 조사하라. 지리적인 영역, 경쟁자, 보건의료 산업의 범위 이외의 영역도 주목하라. 소규모 조직들을 간과하지 말라. 이들은 종종 특정 과정에 대해 매우 숙련되어 있다. 예를 들면 업무과정 방식을 연구하는 것은 소규모 조직에서 성취할 수 있고, 대규모의 의사진료소는 작업 재구성과 단순화 과정에 관한 상당한 통찰력을 제공할 수 있을 것이다. 또한 초기에 조직 내부에 있는 유사한 과정을 벤치마킹하는 것도 도움이 된다.
- 관리자들의 사고의 확장: 지금 시행하고 있는 방법이 "유일한 방법"이라는 고정관념을 버려라
- 벤치마킹은 두 가지 형태의 비교를 할 수 있다.
  첫 번째는 산출 또는 결과의 비교 어떤 조직이 최상의 결과를 산출하는가? 예를 들면 어떤 병원에서 외래환자 방문형태별 최저비용을 실현하고 있는가? 그리고 비용은 얼마인가?
  두 번째는 '어떻게' 그러한 성과가 이루어졌는가? 결과에 대한 세부적인 과정은 무엇인가? 이러한 정보는 결과 그 자체에 국한된 벤치마킹보다 훨씬 중요하다.
- 벤치마킹은 학습하는 것이지 그대로 모방하는 것이 아니다. 다른 조직의 과정을 그대로 복제한다고 해도 완벽하게 적용하지는 못할 것이다. 조직은 벤치마크한 과정의 최선의 실천을 통해 본질적인 향상을 이룰 수 있다. 다른 조직에서 '최고의 것'인 방법을 자기 조직에서 그대로 답습한다고 최상의 과정이 될 수는 없는 것이다.

(1) 벤치마킹의 종류

① 내부적 벤치마킹

병원의 진료부서나 보조진료부서에 따른 업무형태를 병원 내에서 다른 부서들과 내부적으로 잘 운영되고 있는 부서나 잘 운영되지 못하고 있는 부서들의 제업무나 제진료 활동을 비교함으로써 벤치마킹 활동이 시작되는 것을 말한다. 병원 내에서 최상의 내부업무성과가 무엇인지를 스스로 결정하고 그러한 정보를 병원내의 타부서로 전달함으로써 즉시 병원이 효율성이나 이익을 보는 경우이다. 즉 그 우수성의 특성을 모방하여 창의성을 발휘하여 개선하는 데 활용하는 것이다. 그래서 병원내부활동에 대한 이해는 계속되는 외부벤치마킹 대상에 대한 조사와 평가에 매우 유익한 기준을 정할 수 있게 된다.

② 경쟁적 벤치마킹

자신의 병원과 직접적으로 경쟁적 관계에 있는 다른 병원의 진료서비스나 진료절차, 그리고 업무처리능력을 해당 부서별로 비교해보는 것이다. 경쟁적 벤치마킹의 목적은 경쟁병원의 진

료과정이나 진료기술 그리고 진료실적에 대한 상세한 지식과 정보를 찾아내서 자신의 경쟁병원을 비교하여 그 개선점을 향상시키는 데 있다. 벤치마킹 대상병원은 특정한 벤치마킹 분야에서 그 우수성과 탁월함을 인정받은 병원이다. 즉 진료의 특성이나 업무처리의 탁월한 진료프로세스에 초점을 두어야 한다. 벤치마킹은 병원진료과정의 혁신에 대한 개방적이고 개선의욕이 선행되어져야 한다. 이것을 실행하는 데는 최고경영자의 의지와 운영정책이 중요하다. 경영자의 의지가 부족하면 실행 부서에서도 형식적으로 되기 쉽다.

벤치마킹의 대상 선택 시에는 관찰되고 측정 가능한 모든 것들이 그 대상이며 그 핵심은 진료서비스의 특성과 차별화에 있다. 경쟁적 벤치마킹의 실행 전에 진료서비스가 어떻게 생산되고 어떻게 지원되는가를 탐색하는 일이 중요하다. 진료설계, 진료과정, 서비스제공과정, 특정기술의 응용방법, 의료의 질 향상, 고객만족, 전반적 의료기술 등을 이해하는 노력이 필요하고 재정, 인적자원, 지원서비스 같은 각 부서의 활동을 포함한 진료기능의 유기적 결합이 필요하다. 그리고 경제성을 고려한 비용과 경비에 대한 수익이나 수입 등이 고려되어야 한다.

③ 세계일류 벤치마킹

혁신적인 조기퇴원이라든지 무혈수술기법이나 특수의료기술분야에서 조직의 외부에 대응하기 위하여 실행하는 세계일류의 진료서비스를 말한다. 이것은 최상의 서비스 지향적 기능의 선택과 그 우수성을 모방하여 창조하기 위한 최상의 세계적 진료서비스를 제공하는 일류의 서비스를 말한다. 즉 호텔 같은 병원으로서 서비스를 제공하는 것으로 입원실마다 최상의서비스를 제공하는 것이며 신문은 어떤 신문을 보시겠으며 잡지책은 어떤 것을 배달해 주며 병원은 매우 경치 좋은 곳에 위치해 있고 자연경관이 매우 매혹적인 환경으로 고객만족을 실행하는 것이다.

(2) 벤치마킹 과정(benchmarking process)

벤치마킹과정이란 단순히 표준 진료과정의 결합체를 스스로 비교하는 것이 아니라 최상의 정보를 획득하기 위한 체계적 접근방식이다. 벤치마킹분야에서 최상의 일류 선도주도자들이 사용하는 3가지의 일반적인 벤치마킹형태는 계획, 자료수집 및 분석, 진료과정개선이다.

벤치마킹의 과정은 최상의 정보를 얻기 위한 체계적 접근방법이 필요하다. 벤치마킹의 세계적 주도자들은 일반적인 과정은 계획하고 자료를 수집하고 분석하여 프로세스인 진료과정의 업무를 개선하는 것을 실행하는 것이다.

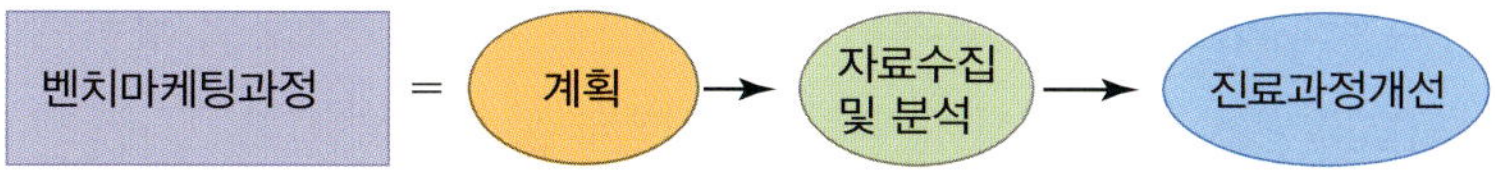

그림 3-8. 벤치마킹 과정

즉 일반적인 벤치마킹 과정은

① **계획**(planning)

계획단계는 전체적 벤치마킹 과정의 중심이다. 적절하게 설계하고 조직되어진 벤치마킹 계획은 최상의 결과를 제공하기 위한 수단이다. 계획단계는 내부적이나 외부적 벤치마킹을 위해서 상호 유사한 형태를 취한다. 벤치마킹을 해야 할 진료활동이나 진료과정 그리고 서비스를 제공하는 동안에 동정되어져야 하며 내부적 벤치마킹을 먼저 실행하고 그 후에 외부 벤치마킹을 취하게 된다. 예를 들면 자료 수집방법은 전화, 개인면담, 설문조사, 연구조사, 집단분석, 현장방문, 출판물, 미디어, 문서 등이다.

② **자료수집과 분석**(data collection and analysis)

자료수집과 분석단계에서는 벤치마킹에 대한 계획단계에서 개발한 것을 실천하고 시작하는 과정이다. 자료가 모아지면 그 자료 분석이 실행되기 시작하는 것이다. 불안정한 정보내용으로 모아진 자료를 선별 불리하고 전환하는 과정은 매우 중요한 구성요인이다. 수집된 자료를 분석하는 데 있어서 정량적인 자료와 함께 정석적인 자료들을 활용하기 위하여 매우 중요한 분야이다. 가장최선의 진료에 대한 프로세스들을 어느 한 조직으로부터 그렇게 단순하고 쉽게 얻을 수가 없는 것이 현실이다. 그래서 자신의 병원특성을 정확히 이해하고 있어야 한다. 새로운 최상의 실행을 위해서는 약간의 유사한 다른 병원들의 활동들을 함께 결합해야 더 좋은 것을 얻을 수 있다.

③ **진료과정개선**(care process improvement)

진료과정개선 단계에서는 우선 병원은 개선을 위한 변화를 결정해야 한다. 만약 변화가 실행되어지면 그들은 독립적인 각 변화에 대한 영향을 평가하기 위하여 즉시 실행에 들어가야 한다. 내부보고서는 부서나 분할위치에서 실행되는 업무 수행도를 비교하기 위하여 주기적으로 발생되고 개발되어져야 할 것을 포함시켜야 한다. 그리고 역시 하나의 조직시스템으로써 기본자료를 주기적으로 갱신하도록 설계되어져야 한다. 즉 벤치마킹의 궁극적인 목적은 벤치마킹 갭(benchmarking gap)을 개선하기 위하여 실행에 옮기는 것이다.

http://img.ad-indicator.com/mezzo_src/icover1/mezzo_icover_call.html?murl=http://mztag. ad-indicator.com/ant_click?cpid=11100&spid=112100&corpid=1560&secid=3776&adid=127004&clickurl=http://with.gseshop.co.kr/jsp/jseis_withLGeshop.jsp?media=pr%26gourl=/event/2008_12/apply_fortune.jsp&clickflag=N

(3) 벤치마킹 유형에 따른 단계별 양상

1단계의 계획단계에서는 내부적 벤치마킹에서는 벤치마킹 대상의 동정, 벤치마킹 측정의 결정, 자료수집계획의 개발, 내부 부서의 선택 등이 고려되어야 하고 외부적 벤치마킹의 경우에는 벤치마킹 대상의 결정, 벤치마킹측정의 결정, 자료수집계획의 개발, 최상의 외부병원의 동정으로써 그 차이점은 내부 부서의 선택은 내부적 벤치마킹 할 때에 고려해야 하지만 외부적 벤치마킹에서는 최상의 외부병원의 동정이다.

2단계의 자료수집과 분석에서 양자 간의 차이점은 내부적 벤치마킹에서는 자료의 수집, 협동적 벤치마킹 위원회구성, 부서 방문배치, 자료분석의 순서이고 외부적 벤치마킹에서는 자료소요조사, 면담 및 설문조사, 부서 방문, 자료수집 및 선택, 자료분석 등이다. 3단계의 실행단계에서는 진료과정개선에 대한 진료과정변화의 계획, 변화측정 및 실행, 기초자료 갱신, 지속적 보고 등이 내부적 벤치마킹 시에 진료과정 개선단계에서 실행하는 것이고 외부적 벤치마킹에서는 진료과정개선 단계에서 고려해야 할 사항은 진료과정의 변화계획, 변화의 측정 및 실행, 기초자료의 갱신, 지속적 보고 등이 있다.

(4) 벤치마킹의 영역

벤치마킹의 대상은 입원과정, 전산정보체계, 특수 의료기술, 지속적 질 향상(CQI), 차별화 전략, 경영관리기술 등을 선택하고 자신의 병원수준에 맞는 대상과 목표를 선정하고 정보를탐색하여 수집하고 분석하여 실행계획을 세우고 실행하되 먼저 교육이 선행되어져야 하고, 실행할 수 있는 자원과 조직분위기를 조성하여 지속적으로 개선하기 위한 직장풍토의 형성이 필요하다. 가장 중요한 것은 경영자의 정책과 의지가 필요하다.

표 3-2. 벤치마킹과정의 유형에 따른 단계별 양상

단계	내부적 벤치마킹	외부적 벤치마킹
1. 계획	1) 벤치마킹 대상의 동정 2) 벤치마킹 측정의 결정 3) 자료수집계획의 개발 4) 내부부서의 선택	1) 벤치마킹 대상의 결정 2) 벤치마킹측정의 결정 3) 자료수집계획의 개발 4) 최상의 외부병원의 동정
2. 자료수집 및 분석	1) 자료의 수집 2) 협동적 벤치마킹 위원회구성 3) 부서방문배치 4) 자료분석	1) 자료소요조사 2) 면담 및 설문조사 3) 부서방문, 자료수집 및 선택 4) 자료분석
3. 진료과정 개선	1) 진료과정의 변화계획 2) 변화측정 및 실행 3) 기초자료 갱신 4) 지속적 보고	1) 진료과정의 변화계획 2) 변화의 측정 및 실행 3) 기초자료의 갱신 4) 지속적 보고

(5) 벤치마킹의 실패 또한 빈약한 결과의 원인

벤치마킹은 그 과정의 복잡성, 외부조직과의 관계 그리고 조직의 주요한 변화 형성의 어려움으로 실패 확률이 높다. 벤치마킹에서의 실패와 만족스럽지 못한 결과의 일반적인 원인은 다음과 같다.

① '외래환자의 접수 과정'이 아니라 '외래환자 진료'같은 식으로 지나치게 광범위한 벤치마킹 항목의 사용

② 벤치마킹을 위해 협소한 범위의 협력자들이 이용하는 것, 이것은 학습을 제안한다. 예를 들어 지리적으로 동일한 진료권 내에 속한 경쟁 병원들과만 벤치마킹한다.

③ 지속적이고 장기적인 노력보다는 일시적인 노력으로 벤치마킹에 접근하는 것

④ 변화의 필요성, 벤치마킹의 필요성 또는 벤치마킹 결과에 대한 부정

⑤ 세부적인 정보를 공유하는 데 있어 벤치마킹 협력자들의 자발적이지 못한 태도

⑥ 과정보다는 성과 또는 결과에 집중

⑦ 벤치마킹을 위한 모든 노력을 한 후의 무행동 또는 무변화

⑧ 지도자들이 조직의 목표 달성에 벤치마킹이 중요하다고 여기지 않거나 벤치마킹 팀이나 필수적인 변화에 대한 지원부재

⑨ 벤치마킹 과정에 중요한 지식을 갖고 있는 직원들을 포함하지 않는 것. 이것은 질 개선 팀에 업무 담당자를 포함시키지 않는다.

12) 식스시그마(6 Sigma)

과거 품질관리(QC, TQM)가 단위 또는 분임조를 바탕으로 한 방식인데 비해 6 Sigma는 최고경영자의 리더십에 따른 하향식 경영혁신운동이라고 할 수 있다. 기업의 기존 품질관리는 불량감소, 고객만족 등의 슬로건으로만 표현됐을 뿐 구체적인 목표제시가 없었던 것으로 평가된다. 즉 불량을 줄이려는 노력이 지속되기는 했지만 계량화를 통해 구체적인 목표를 설정하지는 못했다는 분석이다. 6 sigma 경영은 기업의 모든 요소를 계량화하여 고객의 입장에서 품질에 결정적인 요소(Critical To Quality, CTQ)를 찾고 과학적인 기법을 활용하여 100만 개 중 3,4개의 결점수준인 '무결점 품질(Zero Defect)'을 달성하는 것이다. 이러한 6 Sigma 경영은 1987년 미국 모토롤라의 마이클 해리 연구원이 제안하여 모토롤라가 가장 먼저 품질혁신운동을 채택한 이후 미국의 여러 기업에서 확산되기 시작했다. 텍사스 인스트루먼트(TI) 반도체회사가 1988년에 6 Sigma를 도입하여 성공을 거두었고, GE회사의 잭 웰치 회장은 서비스와 경영지원부분을 포함한 전 부문에서 이 운동을 전개하여 6 Sigma 운동을 통해 다시 태어나게 됐다고 밝히고 있다. GE의 성공적인 6 Sigma로 인하여 국내외 유수 기업들에게도 6 Sigma 도입에 기폭제가 되었다고 볼 수 있으며, 삼성, 현대, SK, LG 등의 국내기업들도 6 Sigma를 이용하여 경영혁신을 도모하고 있다.

식스시그마는 조직의 전 분야에 적용될 수 있지만 특히, 의료분야는 아래와 같이 4가지로 나눌 수 있다.

첫째, 고가장비를 많이 사용하는 병원의 특성상 장비의 생산부문을 들 수 있다. 장비의 효율적인 사용은 환자의 만족도나 병원의 수익성을 동시에 추구할 수 있으며 이 부문은 국내외의 여러 사례에서 입증되었다.

둘째, 자산관리 분야로 재고관리, 청구프로세스, 수금, 재무관리, 그리고 효율적인 물품관리를 통한 수익개선 분야에 적용될 수 있다.

셋째, 최근 의료계의 공통관심사인 환자만족도 관련분야이다. 즉 환자의 대기시간 단축을 비롯한 환자만족도 관련 분야이며, 환자의 충분한 서비스제공을 위한 종업원 만족도분야까지 포함된다. 특히 직원의 초과근무 단축이나 직원의 교육관리가 대상으로 선정되고 있다.

넷째, 병원 내 프로세스 관리를 들 수 있다. 상세 분야로는 입 · 퇴원 프로세스, 진료비 청구프로세스, 환자재원일수 단축, 임상병리검사 시간단축, 입 · 퇴원수속절차 간소화 등 환자 및 부서 간 프로세스 단순화 및 병목현상제거를 개선목표로 삼는다. 이때 주의해야 할 점은 현재 프로세스의 품질수준을 보고 이를 개선하여 발전적인 방향으로 개선 · 유지하고자 하는 의의를 가지고 있음에도 불구하고 현재 프로세스의 수준을 측정한 후 과거의 불합리한 점이나 잘못을 질책하고 책임을 가릴 경우 조직은 오히려 위축되고 반감을 더하게 된다는 점이다.

(1) 식스시그마의 정의

식스시그마의 의미에서 sigma(δ)는 그리스 문자로서 통계학에서 변동을 나타내는 여러 척도 가운데 하나인 표준편차(Standard Deviation)를 의미하는데 이는 에러나 미스의 발생확률을 나타낸다. Sigma가 품질의 변동을 의미하는 표준편차로 사용될 때도 있으나 보통 '몇 Sigma 수준'이라고 할 때는 프로세스의 질을 나타내는 척도를 뜻한다. 즉 결함 없는 작업을 수행할 수 있는 프로세스 능력을 정량화한 값이라고 말할 수 있다. 어떤 프로세스의 Sigma 값이 높으면 높을수록 프로세스에서 결함의 발생은 더욱 줄어들게 된다. Sigma 값이 증가하면 비용이 감소하게 되고 사이클 타임이 줄어들며 고객의 만족도는 증가하게 된다. Six Sigma의 철학은 제품/서비스의 결함 수와 낭비되는 비용, 고객의 만족도 사이에 직접적인 연관관계가 있다고 본다.

식스시그마의 정의는 첫째, 통계적 척도(Statistical Measurement)이다. 100만 번의 기회 중에 3, 4회 정도의 결함이 실제로 발생하는 수준의 품질 즉 DPMO(Defect per Million Opportunities)인 것이다. 둘째, 우리가 주어진 조직환경에서 인지하고 일하는 방법이라고 할 수 있다. 즉 처음부터 올바르게 하자는 의미로 최상의 고객만족을 통하여 조직의 이익까지 도모하는 것이라 볼 수 있다. 셋째, 조직의 전략(Business Strategy)이다. 6 Sigma는 조직의 경쟁력확보에 큰 도움이 된다. 그 이유는 어떤 프로세스의 Sigma 수준을 높이면 제품 또는 서비스의 품질이 향상되고 비용은 줄어든다. 결과적으로 고객이 더욱 만족하게 되는 것이다.

(2) 식스시그마의 장점

① 과거에 개별적으로 사용되던 통계적 도구들을 하나의 체계 속에서 연관지어 사용하도록 공식화한 점이다.

② 문제해결에 대하여 전체적인 이정표를 제공한다는 것이다. 6 Sigma에서 DMAIC은 Define(정의), Measure(측정), Analysis(분석), Improve(개선), Control(관리)로 알려져 있는 문제해결 기법과정은 현장에서 복잡한 통계적 방법과 기타 개선도구들을 어떻게 사용하며 왜 사용하는가에 대하여 명확한 길을 제시한다.

③ 변동의 관리에 관심이 집중되어 있다. 과거에도 변동에 관심을 가지고 있었지만 6 Sigma 에서는 보다 직접적으로 이를 줄이고자 노력한다.

④ 다양한 조직 모두에 적용할 수 있는 공통어를 가지고 있다는 것이다. 예를 들어 Sigma 라는 척도는 대상 시스템의 복잡도에 상관없이 동일한 비교기준을 제공한다.

표 3-3. 식스시그마의 불량률과 수율

δ 수준	프로세스 능력	불량PPM(1/100)	수율
2	0.67	308,537	69%
3	1	66,807	93.%
4	1.33	6,210	99.3%
5	1.67	233	99.98%
6	2	3.4	99.9997%

(3) QA와 식스시그마의 차이점

전통적인 질 관리가 업무중심의 질 개선이었다면 6시그마는 불량이 발생될 수 있는 근본 원인을 제거하는 기법으로써 서로 커다란 차이가 있다. 이러한 6시그마는 조직의 전 부문에서 실수가 발생될 수 있는 구조와 시스템자체를 중심으로 한다. 과거의 질 관리는 하위상달(Bottom-up)방식인데 반하여 6시그마는 상위하달(top-down)방식이다. 즉 탁월한 경영능력을 지닌 최고경영자가 강력한 목표를 향해서 추진력을 동원하여 전사적 효과를 발휘할 때 가능하다. 개선방법과 적용범위에서 기존의 질 관리는 임기응변적이며 진행과정의 실수에 중점을 두지만 6시그마는 조직 전체 경영 프로세스의 총체적 설계에 두며 marketing, 서비스 등의 전 분야에 있다. 또한 기존의 질 관리는 현장개선으로 팀 활동을 통해서 개선현상을 파악하고 목표를 정하고 PDCA cycle 등의 도구를 통해서 개선한다. 그러나 6시그마는 DMAIC 프로세스로 현실 문제를 파악한 후 통계적 문제해결형태로 바꾸고 풀어서 통계적 해결책을 구한 뒤 그 결과를 다시 현실에 적용하는 5단계로 이루어진 것이 차이점이다.

(4) 식스시그마의 프로젝트 진행방법

식스시그마 경영의 문제해결기법은 D-M-A-I-C라는 과정을 통하여 최종적인 목표에 도달하려고 한다. D-M-A-I-C는 Define(정의), Measure(측정), Analysis(분석), Improve(개선),

Control(개선결과의 정착을 위한 관리)를 말한다. 통상적으로 한 프로젝트는 약 4개월이 소요되며 블랙의 지원 하에 그린벨트가 프로젝트를 진행하게 된다.

① Define(정의) – 6 Sigma의 계획단계

- 고객의 주요 요구사항 정의하고 프로젝트를 선택
- 측정 가능한 문제를 선정 즉 문제점을 찾아내는 단계
- 프로젝트의 진행자와 관련하여 프로젝트를 진행할 능력이 있는가를 확인
- 프로젝트가 고객에게 어떤 이익을 가져다 줄 수 있는가와 비용의 소요 파악
- 사용도구 : Logic tree, Field claim, 고객불만사항 등

② Measure(측정)

- 고객의 요구사항을 충족했는가를 평가하기 위하여 필요한 핵심사항을 도출하고, 프로세스 성과를 측정하기 위해서 효과적으로 자료를 수집하는 방법을 개발
- 프로세스의 현재 상태를 파악하는 단계(불량빈도 즉 현재의 Sigma의 수준 파악)
- 잠재적인 모든 원인을 파악하여, 통계적으로 분석하고 이를 통하여 프로젝트의 진행방향과 분석할 문제점에 대한 명확한 기준을 세운다.
- 사용도구 : 공정능력지수(CP), Process mapping, 품질기능전개(OFD) 등

③ Analysis(분석)

- 구체적인 문제점을 도출하기 위해서 개선기회를 층별하여 분석하고 쉽게 이해할 수 있는 문제기술서를 정의
- 결함이 왜, 언제, 어디서 발생하는가를 분석하는 단계
- 현실적 문제를 통계문제로 전환하는 단계
- 사용도구 : Process benchmarking, Pareto, 분산분석, 상관 및 회귀분석

④ Improve(개선)

- 정확한 개선방안을 도출하여 평가하고, 선택해결방안을 제시하여 변화 대응방안을 개발
- 프로세스의 개선방법 모색
- 가능한 해결방법 제시
- 사용도구 : 분산분석, 최적화기법(RSM, EVOP 등)

분석단계의 주요과정

㉠ 문제를 평균, 표준편차, 정규성 등으로 명확한 통계적 정의를 내린다.
㉡ 분산줄이기, 평균이동 등으로 목표와 현재 상황의 사이를 명확히 정의한다.
㉢ 문제에 대한 가능한 원인에 대한 포괄적인 리스트를 작성한다.
㉣ 잠재적인 원인의 리스트를 소수 핵심적인 요인으로 줄이기 위한 가능한 원인들에 대한 통계적인 분석이 필요하다.
㉤ 이러한 분석을 통하여 정확한 재무적 성과를 예측, 재검토하는 것이다.

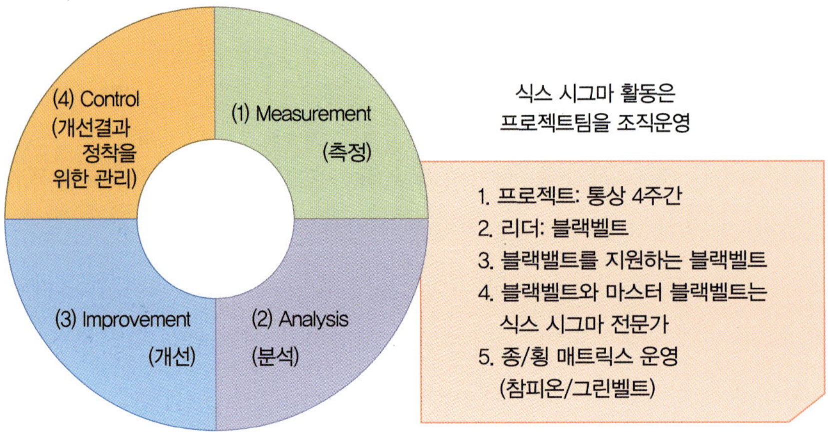

그림 3-9. MAIC 진행과정

⑤ Control(관리)

• 새로운 목표를 설정하는 단계이다. 인자관리방법, 관리체계확립, 표준화, 공유 등이다.
• 실질적으로 개선된 사항을 관리^유지하는 단계
• 모든 개선활동의 성과는 문서화하여 근거자료 및 향후 유지/개선의 기초자료로 보관하고 지속적으로 개선된 프로세스가 유지^발전되고 있는지를 확인
• 사용도구 : SPC(Statistical Process Control), Control chart 등

(5) 식스시그마의 성공조건

① 최고경영층의 리더십이다. 다른 많은 경영혁신 방법론과 마찬가지로 최고경영자의 의지와 강력한 뒷받침을 요구한다.

② 교육과 훈련이다. 6 Sigma 경영에서는 특히 교육이 강조되고 있다.

③ 각 조직에 적합한 시스템이다.

13) 기타

(1) Out Sourcing(아웃소싱)

아웃소싱은 기업의 여러 가지 일 가운데 일부를 기업자체 내에서 처리하지 않고 외부의 전문분야를 활용하여 경쟁력을 높이기 위한 경영 혁신 운동의 일환이다. 이러한 아웃소싱은 미국기업이 제조업분야에서 활용하기 시작하여 이제는 경리, 인사, 신제품계발, 영업 등 모든 분야로 확대되고 있다. 아웃소싱은 우선 회사의 업무 중에서 일부를 밖으로 빼내 조직을 슬림화시킴으로써 인원감축과 생산성향상이라는 이중효과를 노리고 있다. 급속한 시장변화와 치열한 경쟁에서 살아남기 위해 기업의 핵심 사업에 집중, 나머지 부수적인 업무는 외주에 의존하는 것이다. 그리고 어떤 분야에서 자사보다 탁월한 능력을 보유하고 있는 기업과 팀을 이뤄 업무를 추진함으로써 업무의 효율화와 급진전을 이룰 수 있다.

이미 의료계에서도 청소, 경비, 영양실, 임상병리, 의무기록실 외래업무, 보험청구 등에서 실시되고 있으며 앞으로 더욱 가속화될 것이다.

(2) Downsizing(다운사이징)

비대한 관리층과 비효율적인 조직을 분권화, 슬림화, 프로세스의 통합화를 표방하는 다운사이징은 일반적으로는 정보시스템 구축차원에서의 다운사이징을 지칭하나 광의의 다운사이징의 개념은 조직규모 및 조직구성원에 대한 조직다운사이징도 포함한다.

(3) Customer Relationship Marketing ⇒ 병원의 환자만족 방향

개인 차원으로 고객을 특정하고 개별 고객의 요구에 맞춰 고객 개인으로부터 얻을 수 있는 수익을 고객의 일생에 걸쳐 최대화해 나가는 마케팅 기법이다(매스 마케팅 : 소비자 속성별(群)로 구분).

① 고객과의 장기적인 거래관계가 확립된다.

② 시장의 성숙과 시스템 비용의 감소로 CRM의 등장이 가능하다.

③ 야심적인 도전자에게 새로운 무기로 각광받는다.

④ 대규모 소매업체의 지배력을 저하시킨다.(소규모 생산체로 시장지배 가능)

⑤ 구미의 은행은 CRM을 통해 고객을 개척한다.

⑥ 목적에 맞는 사업의 설계와 논리적인 정보 분석력이 필수적이다.

표 3-4. 질 개선도구의 적용(질 관리 활동 각 단계에서 유용하게 활용할 수 있는 적절한 도구)

도구	문제발견	문제정의	팀의 구성	문제분석	해결방법선택	해결방법수행
Brainstorming	■			■	■	
Affinity Analysis	■			■	■	
Prioritization Tools	■			■	■	■
System Modelling	■			■		■
Flow Chart	■	■	■	■	■	■
Cause and Effect				■		
Analysis				■		
Force Field Analysis				■		
Statistical Tools						
Bar and Pie Charts	■			■		■
Run Chart	■			■		■
Histograms				■		■
Scatter Diagrams				■		■
Pareto Charts	■			■		■
Client Windows	■				■	
Benchmarking	■				■	
Gantt Chart				■		■
QA Storytelling		■	■	■	■	■

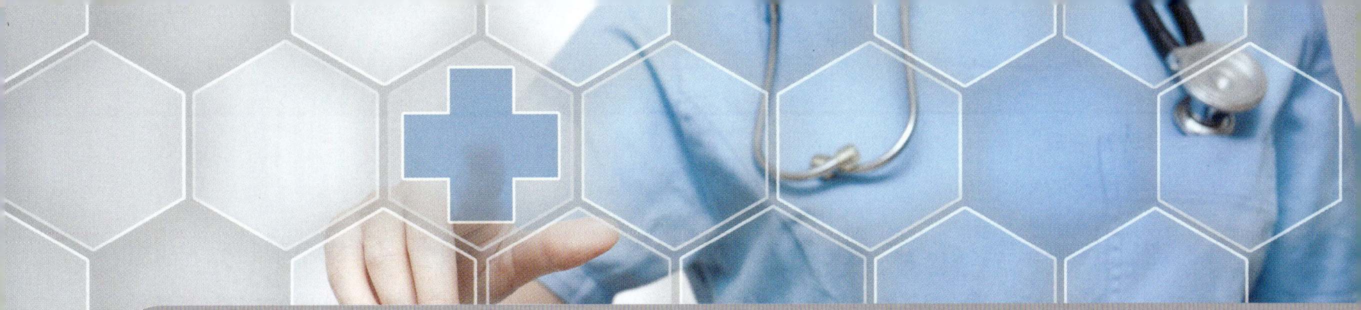

Chapter

04 신임제도

본 장에서는 병원 신임제도로써 우리나라 병원신임제도를 주도적으로 발전시킨 대한병원협회의 병원신임평가가 최근 수련환경평가로 개편되었다. 신임제도는 의료기관 평가, 의료기관 인증제도의 발전과정, 외국의 병원신임제도 및 JCI에 대하여 기술하였다.

병원신임평가는 의료서비스의 질적 수준을 관리하려는 한 방편인 의료기관 신임제도의 범주에 속하는 활동으로 실제 병원신임평가의 모태는 미국의 의료기관 신임제도라 할 수 있다. 병원신임제도는 일반적으로 의료기관에 대한 외부 심사를 통해 의료기관에서 제공되는 의료의 질을 평가하고 보장하는 제도이다.

병원신임제도는 의료의 질을 주로 구조(structure) 측면에서 평가하고 보장하고자 하는 사업으로 활발하게 시작하여 의료 수준의 발전과 더불어 점차적으로 과정과 결과 측면을 중요시하고 있다. 이미 선진국에서는 구조 이외에 과정과 결과 측면에서의 평가를 하려는 시도가 활발하게 진행되고 있다. 의료의 질을 구조, 과정, 결과의 세 가지 범주로 나누어 평가할 때 구조 측면에서의 접근법으로서 가장 대표적인 것이 병원신임제도라고 할 수 있다. 구조는 의료제공자의 물리적 성격, 의료제공자가 진료 시 사용하는 자원, 진료가 이루어지는 물리적 여건이나 시설환경 등 비교적 안정적인 성격을 가지는 질의 구성요소를 가리키는 것으로, 의료의 질에 간접적인 영향을 미치는 요인으로 알려지고 있다.

또한 구조적 측면에서 의료의 질 접근 방법으로는 병원신임제도 외에 면허제도(licensure)나 자격부여(certification) 등이 있다. 병원신임제도는 미리 정해진 기준에 의해 이를 충족하고 있는지 여부를 조사하는 것이 일반적인 방법이며 이러한 기준은 최소기준(minimum standard)을 적용한다.

병원신임제도를 시행하고 있는 대표적인 나라는 미국으로 1919년 외과학회에서 첫 시발이 되었고 다음으로 캐나다, 호주, 네덜란드 등이 시행하고 있으며 일본에서는 1995년부터 본격적인 신임평가 사업을 실시하고 있다.

병원신임제도는 나라에 따라 시행방법과 신임간격이 다르지만 일반적인 목표는

① 의료서비스의 효율을 높인다.

② 최소한의 의학적 기준을 충족하도록 유도한다.

③ 공중에 대한 위험을 예방한다.(특히 시설)

병원신임평가(병원표준화사업)는 현재 우리나라에서 시행되고 있는 가장 대표적인 질 관리 활동이다. 미국은 제3의 기구인 JCAH를 설립하여 시행함으로써 병원신임제도가 가장 체계적으로 이루어지고 있는 나라이며, 동시에 병원신임사업을 최초로 시작한 나라이다.

1 우리나라 신임제도의 발전

우리나라에서 시행되고 있는 신임제도의 효시는 1963년 국립보건원에서 실시한 수련병원 인정제도이다. 1967년 1월 보건사회부는 수련병원인정제도를 대한병원협회에 이관함으로써 이때부터 대한병원협회에서 병원신임업무를 관장하게 되었다. 이 사업은 대한병원협회에서 수련병원지정을 위한 심사를 1981년에 확대시켜 실행해오다가 최근 2000년부터 개정, 발전시킴으로써 매년 전국의 수련병원을 대상으로 실시하는 일종의 병원신임제도(Hospital Accreditation Program)라고 할 수 있다.

병원신임제도는 의료의 질을 구조적 측면에서 평가하는 방법으로 이 제도는 미리 정해진 기준에 의해 최소기준을 적용하여 이를 충족하고 있는지 여부를 조사하는 것이다.

우리나라 병원신임평가 심사의 특징 가운데 하나는 심사가 수련병원 실태조사와 통합되어 있다는 것이다. 이는 당초 대한병원협회가 수련병원 지정을 위한 심사를 시행하고 있었기 때문이기도 하지만 표준화심사만을 실시할 경우 발생할 수 있는 병원 측의 반발을 예상하여 수련병원 지정이나 전공의 정원책정과 병원심사를 연계시켜 병원들의 반발을 줄이고자 한 측면이 더 크다. 초기의 병원표준화심사는 종전의 수련병원심사에 비하여 밀도 있게 병원내용을 파악할 수 있다는 의의를 인정받았으나, 미국에서 사용하는 심사항목을 그대로 사용함으로써

설문항목을 재검토하여야 한다는 지적과 심사요강 작성에 대한 사전교육의 필요성, 심사위원들 사이의 심사방법 표준화 등이 과제로 제시되었다.

병원신임평가 심사는 몇 가지 문제점의 지적이 있었으나 수련병원 지정 및 전공의 책정과 연결되어 병원에 대한 직접적인 영향을 미쳤으므로 전국의 거의 모든 병원이 빠른 속도로 참여하게 되었다. 1981년에 시작된 병원표준화심사는 해를 거듭하면서 참가 병원의 수가 늘어나 110개 병원이 참가를 시작으로 하여 2017년 1,000개가 넘는 병원이 참여하게 되었다.

대한병원협회에서 실시하던 병원신임평가는 2018년부터 수련환경 평가로 대폭 개편되었다.

1) 병원신임평가의 목적

병원신임평가 사업이 지향하는 목적으로는 환자에게 적정진료 보장, 최신 진료수준의 수용성 증대, 병원경영관리의 효율성 제고, 병원권익향상을 위한 정보체계 확립, 자율적 진료수준 향상, 전공의 수련실태 조사 및 확인을 목적으로 병원의 수준을 향상 발전시켜 환자에게 최선의 진료를 제공하도록 하는 것이다.

2) 병원신임평가의 연도별 주요 발전단계

- 1957년 종합의료기관 8개 의대부속병원 포함 60개 수련병원 지정
- 1963년부터 수련병원지정을 위한 심사
- 1980년 대한병원협회에서 중점사업으로 시행할 것을 결정(1980년대 초반부터 우리나라 신임제도의 시작)
- 1981년 118개 병원 대상 제1차 병원표준화심사 및 수련병원실태조사를 통합하여 실시(미국병원신임제도의 심사항목을 그대로 실시)
- 1982년 135개, 1985년 170개 병원이 참여
- 1999년도에는 244개 병원과 32개 기관이 참여
- 1998년 9. 3. 제1차 병원표준화 심사 요강 개정 협의
- 2000년 1. 18. 심사 개정에 따른 10개 병원 시범평가 실시
- 2000년 병원표준화심사 요강개정
- 2001년 6. 12. 전년도 시범평가를 통한 개정판으로 사업 시행
- 2003년 병원신임평가로 명칭변경, 진료과목 pass/fail 제도 시행
- 2005년 병원신임위원회운영규정 개정(병원신임평가실행위원회 구성－15인 이내)

- 2006년 병원신임평가서 구분(IR/I/단R), 일부 평가지침과 작성지침 통합
- 2017년 병원신임평가에서 수련환경평가로 개편

3) 병원신임평가에서 수련환경평가로 개정된 사유

수련환경평가 개선 사유는 수련환경 개선 및 전공의 지위 향상을 위하여 국가의 책무, 수련규칙 등 필요한 사항을 규정함으로써 전공의의 권리를 보호하고 궁극적으로 환자안전을 제고하고 우수한 의료 인력 양성에 이바지 하려는 것으로, 국가가 전공의 육성 등에 대한 예산지원을 할 수 있도록 근거를 마련하고, 수련시간 상한 및 휴식시간 하한 등을 규정하여 전공의 근무 환경을 개선하며, 보건복지부가 수련규칙 표준안을 작성하여 이를 수련병원 등에 제공하고 수련병원등이 표준안에 맞춰 자체적인 수련규칙을 만들어 이를 준수하도록 하려는 것이다.

한편, 정부는 매년 수련환경을 공정하게 평가하고 그 결과를 수련병원 등에 대한 행정적, 재정적 지원에 환류하며, 전공의 대표자 등 수련환경 관련 전문가로 구성된 수련환경평가위원회를 구성하여 관련 안건을 심의하도록 하는 근거를 마련하였다.

2 의료기관 평가

의료기관 평가제도는 2002년 의료법에 제 47조에 신설된 2항(현재의료법은 58조)에 근거하여 2004년부터 의료기관의 서비스 질 향상을 정부가 관리해야 한다는 관점에서 300병상 이상의 병원을 대상으로 의무적으로 실시하였다. 보건사회부는 1967년부터 대한병원협회에 위임하여 수련병원 실태조사 및 전공의 정원 책정의 일환으로 의료기관의 서비스 실태를 파악하기 시작하면서부터 의료서비스의 질을 향상이 시작되었다. 이후 1981년부터는 의료의 질 관리에 대한 전문가적 책임을 강화하고자 대한병원협회가 자율적으로 200병상 규모 또는 인턴, 레지던트 수련병원을 대상으로 미국의 병원신임기구의 평가 문항을 국내 실정에 맞게 수정하여 병원표준화심사로 발전시켰다.

병원표준화심사는 미국의 병원신임기구의 평가도구 보완에 발춰 수정해 왔기 때문에 국내평가로서는 상당히 미국의 선진적 제도에 접근하고 있었다. 그런데 의료기관 서비스 질의 평가를 의료서비스 공급자와 독립된 기구에서 담당하는 미국(JCAHO)과 달리 서비스 공급자의협회인 대한병원협회가 표준화심사를 담당하여 평가의 객관성 문제가 제기되었으며, 특히 평가

결과를 공표하지 않음에 따라 평가결과의 신뢰성 문제로 대두되었다. 이와 같이 문제가 제기됨에 따라 1994년 6월 의료보장개혁위원회는 의료서비스의 질 행상을 위하여 의료기관 평가제도의 도입을 채택하기에 이르렀다.

의료보장개혁위원회에서 지적한 병원신임제도로서의 병원표준화사업이 갖는 문제점은 다음과 같았다. 첫째, 병원서비스 관리 사업으로서의 실효성이 부족하다. 둘째, 신임사업의 운영조직의 사회적 공신력이 미흡하여 전담실무조직의 부족으로 신임과 관련한 실질적인 활동의 수행이 어렵다.

셋째, 조사 절차가 충분하지 못하다. 현장조사는 실제평가가 불가능할 정도로 짧은 기간(반나절 또는 하루)동안에 수행되고 있다. 넷째, 결과 평가 체계가 미흡하다. 평가기준 및 평가결과가 공개되지 않아 사회적 제도로서의 기능이 상실되고 있다. 다섯째, 사업의 본래 목적인 병원의 적정서비스 보장기능을 제대로 수행하지 못하고 있다.

의료보장개혁위원회의 결정에 따라 1994년 12월에는 의료기관 서비스 평가협의화가 구성되어있다. 1995년 6월에는 평가기준이 개발 배포되었고 1995년 12월부터 3차 진료기관 39개 병원을 대상으로 시범평가가 실시되었다. 그 이후 시범평가는 300병상 이상의 병원으로 꾸준히 확대되었으나, 공적주체에 의한 타율적 평가라는 점 때문에 의료계가 꾸준히 반발함에 따라 1999년 시범평가를 마지막으로 민간병원들의 평가 거부에 따라 더 이상 사업이 지속되지 못했다. 정부로서는 강력한 규제를 통하여 의료기관을 평가할 제도의 도입이 필요하다고 판단하여 2002년 의료법에 강제 평가의 근거 규정을 만들었다. 그리고 2003년부터 한국보건 산업진흥원이 그 동안의 문제점을 보완하여 2004년 8월 31일부터 11월 5일까지 약2개월간에 걸쳐 78개소에 대한 강제 평가를 필두로 매년 평가를 실시하였다,

의료기관 평가의 한 주기는 3년으로 하고 해당되는 의료기관은 일정기간 내에 모두 현장조사를 하는 방법을 택하였다. 평가를 담당하는 조직은 이원화되어 있었다. 평가기준을 제정하고 제도를 운영하는 계획과 지침은 한국보건산업진흥원이 담당하고 조사는 대한병원협회가 담당하는 관리구조를 택하였다. 제1주기 의료기관 평가에서 세브란스 병원이 37위를 하게 되자 의료기관 평가제도에 대하여 불신하고 미국 JCI 인증을 전환하게 되었다. 이러한 일은 처음부터 의료기관 평가제도가 의료기관으로부터 불신을 받는 계기가 되었고 세브란스 병원의 JCI 인증을 획득하도록 만들었다.

1) 의료기관 평가제도의 문제점

의료기관 평가제도가 새로운 개혁으로 등장하였지만 의료보장개혁위원회가 지적한 병원표준화심상의 문제점들을 거의 개선하지 못하였다. 이렇게 된 가장 큰 원인은 정부가 의료기관 평가에 충분한 예산을 지원하지 않아 전담기구를 설치하지 못하고 보건산업진흥원과 병원협회로 운영조직을 이원화 시킨데서 찾아야 할 것이다. 이원적인 운영 구조로 인하여 평가체계의 절차나 기본 틀을 제대로 갖출 수 없었으며, 평가 결과의 신뢰성을 떨어뜨렸다.

특히 적은 예산으로 전담기구 없이 의료기관을 평가하다 보니 질 평가에 있어 상대적으로 노력이 많이 소요되는 진료의 과정이나 결과에 대한 평가보다 의료기관의 구조적인 측면을 주로 평가할 수밖에 없게 되었다. 구조적 측면이란 시설이나 장비가 구비되어 있는지 여부만을 체크리스트 방식으로 확인하기 때문에 평가는 용이하게 할 수 있는 반면에 평가를 받아야 하는 의료기관은 새로운 시설에 투자를 해야 하는 등의 부담으로 작용하여 많은 불만을 내게 만들었다.

의료기관 평가 자체가 충분한 예산이 주어지지 못하다 보니 현장조사도 1박2일에 그쳐 병원의 실태를 충분히 파악할 수 없는 문제들을 노출시켰다. 과거의 병원표준화심사가 한나절 또는 하루에 조사하여 현장 상황 파악이 어렵다고 하였지만 의료기관 평가도 3차 의료기관에 대하여 1박2일 정도로 그쳐 제대로 현장 실태를 파악하기 어려운 문제가 있었다. 의료보장개혁위원회는 병원표준화심사가 평가 결과를 공표하지 않아 문제가 있다고 하여 의료기관 평가에서는 결과를 언론에 공표하였다. 그런데 평가 결과를 항목별로 A, B, C 등급으로 하여 분야별 순위로 언론에 발표하여 언론보도에는 좋게 하였지만, 일반국민들은 어느 병원의 진료서비스가 안심할 수 있는지 모르도록 하여 결과 활용도 미흡하게 만들었다. 이러한 당시의 발표로 인하여 이미 국민들이 어느 병원이 유명한지 알고 있는 병원들을 평가제도를 통하여 확인시켜줌으로써 유명 병원으로 환자가 몰려들도록 하는 부작용을 남겼다. 의료의 질 향상을 위한 의료기관 평가제도는 예산상의 문제 등으로 인하여 평가각 전문성을 갖는데 한계를 나타내었으며, 평가대상은 300병상 이상의 대형병원에 한정되어 의료의 질이 크게 우려되는 중소병원은 질 관리에서 외면되는 사각지대로 남게 되었다. 이와 같은 문제점이외에도 의료기관 평가제도는 주어진 기간(약2개월) 동안에 대상병원을 일시에 전부 조사하여야 했기 때문에 조사위원이 1년에 조사에 참여할 수 있는 기회가 1회로 한정될 수 밖에 없어 조사위원 들의 조사경험이 축적될 수 없는 문제가 있었다.

2) 평가제에서 인증제로의 전환

의료기관이 평가제도에 대하여 불평이 많아져 민원 쌓이게 됨에 따라 국무총리실에는 2008년말 평가제도의 개선을 주요 과제로 선정하고 제도개선을 위한 T/F를 구성하여 전담기구의 설치 등을 위시한 정책방향을 밝혔으며, 보건복지부는 2009년 6월 평가제도를 인증제도로 전환하는 정책을 택하였다.

정부의 정책 전환에 따라 복지부 산하에 의료기관평가인증추진위원회를 9월 25일 설치하고 위원회에다 실무 작업을 위하여 5개 분과로 구성된 추진단을 구성하여 평가제도를 인증제도로 전환하기 위한 작업에 착수하였다. 수 개월에 걸친 작업 끝에 인증을 위한 기준 초안을 2010년 3월 26일 확정하고, 전국의 12개 병원을 선정(상급종합 3개소, 종합병원6개소, 병원3개소)하여 5월 10~20일 사이에 시범조사를 실시하였다.

시범조사후의 평가회에서 나온 의견은 다음과 같이 대체로 긍정적이었다.

첫째, 신규 인증기준은 환자안전과 의료 질 향상 활동에 실질적 도움이 된다는 점에서 기존의 의료기관 평가기준에 비하여 발전된 형태이다.

둘째, 인증제에서 채택하는 조사방법은 추적조사로서 병원이 임시방편적 대응을 어렵도록 하였기 때문에 기존의 의료기관평가에서 노출된 문제점을 해소할 수 있다.

셋째, 병원의 자체 규정 및 지침의 실제 수행여부를 평가함으로써 의료기관의 시스템을 전반적으로 파악하여 환자 안전 및 질 향상에 실질적인 기여를 한다. 그리고 2010년 6월 임시국회에서 인증제를 뒷받침할 수 있도록 의료법을 개정하였다. 의료법 개정에 따라 종래까지 강제적인 평가제도가 자율적인 인증제도로 바꿀 수 있게 되었다.

3) 인증제도와 평가제도의 비교

의료법 개정에 따라 인증제의 주요 내용을 의료기관 평가제도와 비교하면 다음과 같은 측면에서 달라진다.

(1) 자율신청에 의한 인증제도를 도입하여 모든 의료기관에 대하여 적용하는데, 다만 요양병원이나 정신병원의 입원환자는 스스로 의료기관 선택의 능력이 제한되기 때문에 환자의 권익보호 및 의료서비스의 질 유지를 위하여 인증신청을 의무화하도록 하였다(시행일 2013.1.1). 수련병원은 인증제 1주기(4년)를 거치면서 인증신청을 관찰한 이후에 의무평가 전환여부를 결정할 것을 부대 결의를 하였다.

(2) 인증제도를 독립성을 갖고 전문적이며 객관성을 유지하기 위해 인증에 관한 전문기관(가

칭 : 재단법인 의료기관평가인증원, 이하 인증원으로 약칭)을 설립하여 인증업무를 정부가 위탁하도록 하였다.

(3) 의료기관에 대한 다양한 평가제도가 존재하여 의료기관이 중복적인 평가에 따른 불편 을 해소하기 위하여 인증원이 의료기관 대상 평가업무를 통합하여 수행하도록 하였다. 통합이 예상되는 평가업무로는 응급의료기관, 공공병원, 한방병원, 치과병원, 요양병원 평가 등이 있다.

(4) 인증의 주요 목적은 환자의 안전과 의료서비스의 질 향상에 두었다. 따라서 인증기준은 환자 안전에 관한 규정이나 진료과정에 관한 내용이 주를 이루도록 하였다.

(5) 인증제도에서 인증기준은 인증, 조건부인증(1년 유효기간), 불인증으로 구분하였으며, 인증유효기간은 4년으로 정하였다. 그리고 인증을 받고 난후 다음 4년 동안의 유효기간 중에는 의료기관 스스로 자체평가를 통하여 질을 유지하도록 하였다.

(6) 평가제도에서는 정부가 강제적으로 하기 때문에 조사비용을 정부가 부담하였으나 인증제는 자율 신청으로 하는 제도이기 때문에 인증신청 의료기관이 인증에 따르는 모든 비용을 부담하도록 하였다. 다만, 요양병원과 같은 의무인증신청 의료기관과 300병상 미만 중소병원 가운데 농촌지역에 위치하거나 특수한 경우 정부가 기준을 마련하여 인증비용을 지원하도록 하였다.

(7) 자율 인증의 참여도를 높이기 위하여 인증을 받은 의료기관은 이를 알릴 수 있는 방안으로 인증마크를 교부하여 이를 사용할 수 있도록 하였다. 인증을 받은 의료기관은 인증서와 인증마크를 사용하여 국민에게 알리도록 하였다.

(8) 인증결과는 인증원 홈페이지 등에 공개하여 국민들이 의료기관을 이용할 때 항상 인증결과를 확인하여 인증받은 기관을 이용할 수 있도록 하였다.

(9) 인증기준은 모든 병원에 공통으로 적용할 수 있도록 하였다. 2010년 7월26일 확정한 인증기준은 모두 4개 영역, 13개장, 82개 기준, 399개 조사항목으로 하였다.(이 가운데 16개 기준의 90개 조사항목은 대형병원에만 적용).

(10) 인증을 위한 조사방법이 추적조사(tracer methodology)로 바뀌었다. 추적조사에는 환자추적과 시스템 추적의 2가지를 함께 사용하도록 하였다. 인증을 위한 조사는 연중상시로 하여 의료기관의 사정을 크게 감안하도록 하였다. 의료기관은 편리한 시점을 택하여 인증을 신청하면 인증원에서 의료기관과 조사일정을 협의하여 조사를 나가도록 계획하고 있다.

(11) 새로운 인증제도에서는 의료기관에 대한 컨설팅 서비스를 제공하도록 하였다. 컨설팅 서비스는 5가지로 구상하고 있다. 컨설팅 종류는 ① 인증준비를 위한 기초교육 : 인증기준 및 추적조사방법 등에 대한 교육 ② 인증준비 컨설팅 : 모의조사, 인증준비 교육, ③ 사후 맞춤형 컨설팅 : 조사결과 나타난 문제점 및 취약점 개선을 위한 자문 ④ 질관리 컨설팅 : 질향상 활동과 환자안전 및 위험관리를 위한 컨설팅 ⑤ 서비스와 경영 개선 컨설팅 : 의료기관의 서비스 및 경영개선전략 자문으로 하고 있다.

평가제도와 인증제도의 차이점은 다음과 같다.

표 4-1. 의료기관 평가와 인증제 비교

구분	의료기관 평가	인증제	국제 인증
지향점	서비스 질 향상	환자안전 확보 및 서비스의 질 향상	환자안전 확보 및 서비스의 질 향상
평가참여	강제평가	자율참여	자율참여
평가기구	이원화	전담기관 설립	평가(인증)기구 필요
평가기준의 특성 및 적용범위	– 구조중심 – 병원규모별 차등	– 진료과정중심 – 범병원적 기준 외에 개별적 기준 적용	– 진료과정 중심 – 범병원적 기준 외에 개별적 기준 적용
사전컨설팅 및 교육 등 지원	없음	사전 컨설팅서비스 제공	사전 컨설팅서비스 제공
자체평가	없음	있음	있음
조사방법	-H/W 및 부서중심의 체크리스트 방법에 의한 일괄조사	– 진료과정 중심의 환자추적 조사에 의한 수지조사	– 의료서비스 질 향상에 기여할수 있는 수시조사
조사위원전문성	일시교육, 단기투입	수시교육, 전문화	수시교육, 전문화
결과의 신뢰성	저조	높음	높음
평가(인증)결과의 공표	– 일회성 – 부문별 등급 공표	– 상시 – 인증결과의 주요내용	– 상시 – 인증결과의 주요내용
평가(인증)결과의 의료기관 활용	없음	– 개별병원 활용	– 개별병원 활용
평가(인증)결과의 정책 활용	– 상급종합병원 지정 요건으로 활용	– 상급종합병원 및 전문병원 지정 등 다양한 행정적 · 재정적 지원방안 강구	– 인증결과에 대한 정책적 활용 정도는 국가에 따라 다름

3 의료기관 인증제

의료기관평가인증원의 설립목적은 의료기관 인증제도 및 의료기관을 대상으로 실시하는 각종 평가 업무를 통합 · 수행하여 의료의 질과 환자안전 수준을 제고함으로써 국민 건강의 유지 · 증진에 기여하기 위하여 설립되었다.

의료기관평가인증원의 설립은 [의료법] 제 58조에 근거하고 있으며, 보건복지부 장관이 인증을 위하여 필요하다고 정한 업무를 위탁 받아 수행하는 인증전담기관이다.

연혁

– 2010년 10.26 의료기관평가인증원 개원
2010년 11월 의료기관평가 인증조사 첫 실시(상급종합병원 13, 종합병원 5, 총 30개 병원)
– 2011년 1월 제1회 의료기관 인증서 교부식(인증결과 공표 대국민 서비스 개시)
2011년 3월 컨설팅 서비스 개시 - 삭제
2011년 6월 국제의료질관리학회(ISQua) 기관회원 가입 - 삭제
2011년 6월 환자 안전의 날 선포식 - 삭제
– 2012년 4월 국제의료질관리학회(ISQua) 국제 인증 획득
– 2013년 요양–정신병원 인증 실시, 한방병원 인증기준표 공표
– 2014년 1월 치과병원 인증기준 공표
2014년 2월 인증제 2주기 인증 개정기준 공표
– 2015년 7월 인증 의료기관 1,000개소 획득
2015년 7월 국제의료질관리학회(ISQua) 조사위원 교육프로그램 국제인증 획득
– 2018년 7월 3주기 급성기병원 인증기준 공표

1) 인증제란

의료기관 인증제도(이하 인증제)는 의료기관으로 하여금 환자안전과 의료의 질 향상을 위한 자발적이고 지속적인 노력을 유도하여 의료소비자에게 양질의 의료 서비스를 제공하기 위한 제도이다. 인증제는 순위를 정하는 상대평가와는 달리, 의료기관의 인증기준 충족 여부를 조사하는 절대평가의 성격을 가진 제도로, 공표된 인증조사 기준의 일정수준을 달성한 의료기관에 대하여 4년간 유효한 인증마크를 부여하는 제도이다.

① 특성

국민으로부터 신뢰를 얻고 국제적으로 인정받는 의료기관 인증제도를 만들기 위하여 다음과 같이 설계하였다.

– 환자안전 기준을 포함한 국제 수준(ISQua)의 인증기준 마련
– 추적조사를 이용한 조사방법의 신뢰성 확보
– 조사인력의 전문성, 객관성 강화
– 맞춤형 결과활용을 제공하여 인증정보의 활용도 제고
– 의료기관의 질 향상을 지원하는 컨설팅 서비스 제공으로 파트너십 확보
– 인증유효기간 중 의료기관 자체평가를 통해 자발적, 지속적 의료서비스 질 향상

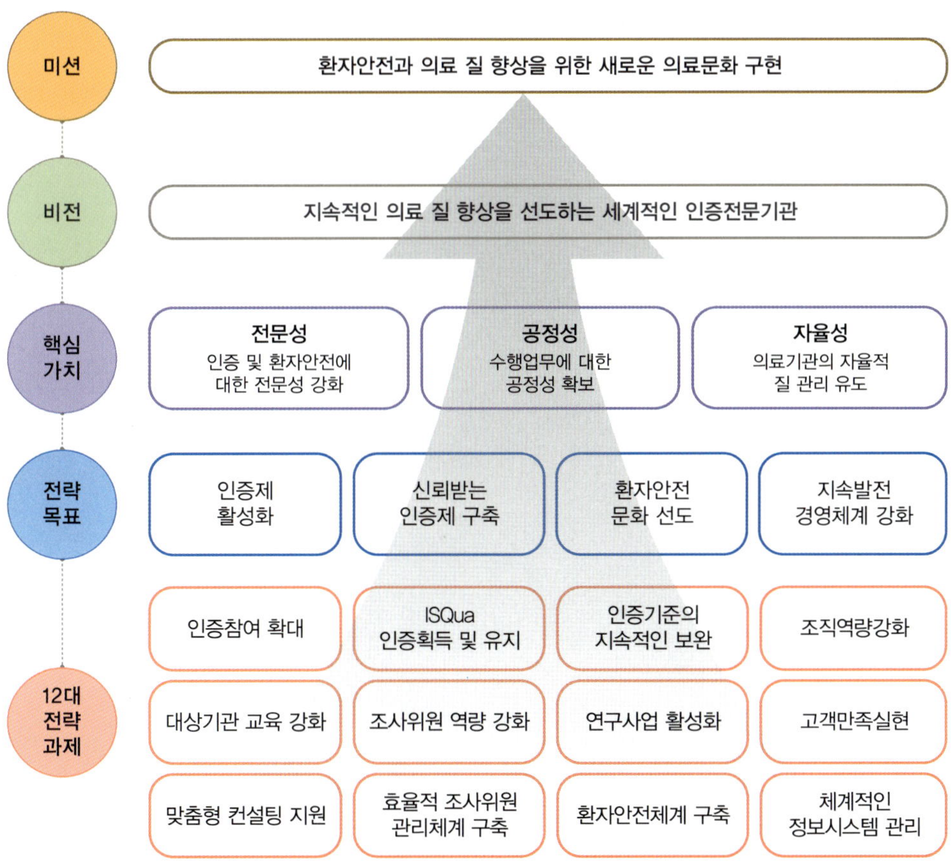

그림 4-1. 미션 및 비전

② 장점

인증제의 가장 큰 장점은 지금까지의 공급자 중심 의료문화에서 소비자(환자 및 보호자) 중심의 의료문화로 전환시킨 혁신적인 제도 설계에 있다. 의료 서비스에 대한 소비자의 인식이 높아짐에 따라, 의료의 질을 확보하여 양질의 서비스를 제공하는 것은 어느 때보다 중요 해지고 있다. 환자의 입장에서 의료기관들이 의료 서비스의 제공 과정에 대한 규정을 만들어 일관되기 수행할 것을 요구하는 의료기관 인증제는 소비자를 위한 의료서비스 제공의 계기를 마련했다는 점에서 큰 의의가 있다.

③ 대상

의료기관 인증제는 모든 의료기관을 대상으로 하고 있다. 따라서 병원급 이상 의료기관은 자율적으로 인증을 신청할 수 있다. 다만, 요양병원과 정신병원은 의료 서비스의 특성 및 환자의 권익 보호 등을 고려하여 2013년부터 의무적으로 인증신청을 하도록 의료법에 명시되어 있다.

(1) 인증기준

인증기준에서는 환자안전과 지속적 질 향상을 의료기관이 갖추어야할 기본적인 가치로 설정함으로써 개별 의료기관들이 환자에게 안전하고 질적으로 수준 높은 의료서비스를 제공할 수 있도록 목표를 제시하고, 지속적인 개선활동을 유도하고 있다.

① 주요 내용

인증기준은 의료법 제 58조3(의료기관 인증기준 및 방법 등)의 1항에 명시된 사항으로서 다음과 같은 주요내용을 포함하고 있다.

– 환자의 권리와 안전
– 의료기관의 의료서비스 질 향상 활동
– 의료서비스의 제공과정 및 성과
– 의료기관의 조직 인력관리 및 운영
– 환자 만족도

② 기준의 틀

인증기준은 기본 가치체계, 환자진료체계, 행정관리체계, 성과관리체계 등 4개 영역(Domain)으로 구성된다.

– 인증을 받기 위해서는 전반적인 인증기준들을 충족하여야 한다. 특히 안전보장활동의 '환자안전', '직원안전', '화재안전' 범주 및 지속적 질 향상의 '질향상 운영체계', '환자안전 보고체계 운영' 범주에 속하는 9개 기준은 인증을 받기 위한 필수 기준으로서 반드시 충족되어야 한다.

– 인증기준은 모든 의료기관에 공통적으로 적용 가능한 보편적인 기준을 근간으로 구성되어 있으나, 의료기관의 규모 및 특성에 따라 일부 기준 및 조사항목들을 선택적 또는 단계적으로 적용하도록 구성하였다.

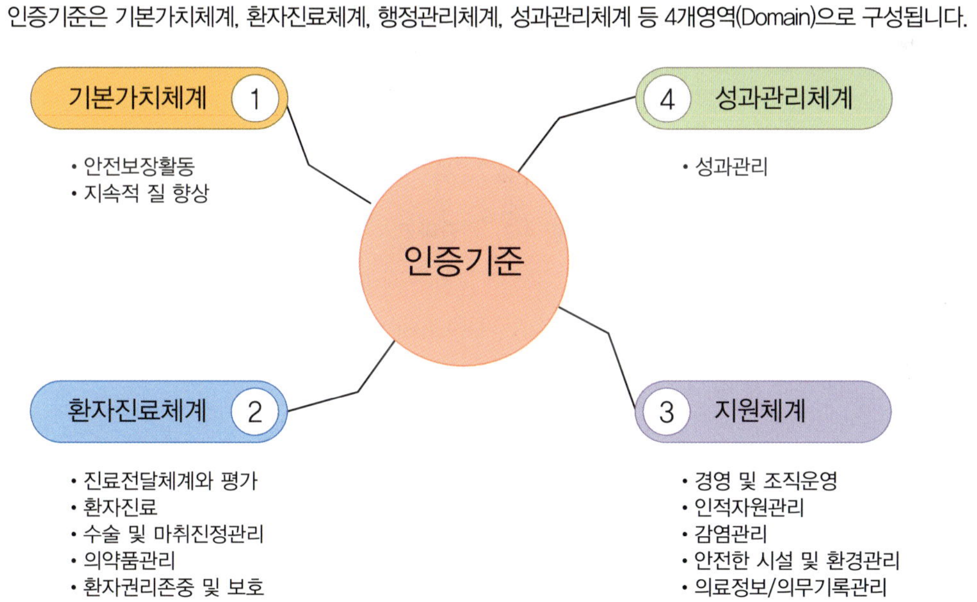

그림 4-2. 기준의 틀

(2) 인증마크

인증을 받은 의료기관은 인증유효기간(4년) 동안 인증마크를 사용할 수 있다. 또한 의료법 제58조의7(인증의 공표 및 활용)에 따라 인증원 홈페이지에 그 결과를 공표하고 있으므로 인증원 홈페이를 통하여 인증을 획득한 의료기관의 정보를 확인할 수 있다.

의료의 질과 환자의 안전을 최우선의 가치로 의료기관의 서비스 및 시설을 조사하여 인증하는 마크이다. 인증마크의 프레임을 안전과 보호의 의미를 상징하는 방패의 형태로 표현하여 환자의 안전을 최우선으로 생각하는 인증마크의 의미를 담고 있으며, 프레임 상단에 희망을 상징하는 새의 날개모양의 모티브를 활용하여 의료기관 인증을 통한 의료기관의 비전을 상징하고 있다.

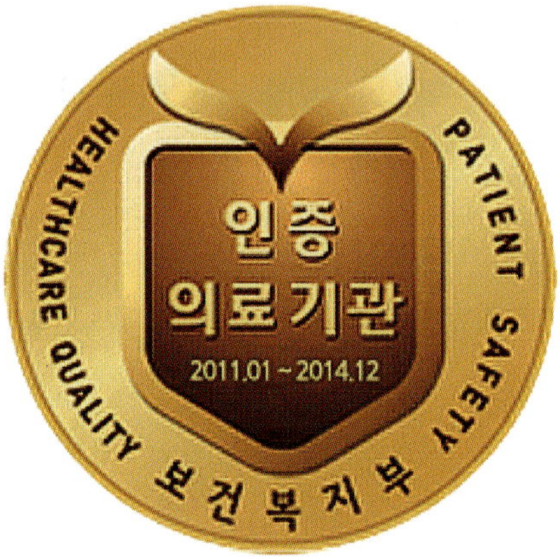

그림 4-3. 인증마크

※ 의료기관 인증을 사칭하는 경우, 의료법 제89조에 의거하여 1년 이하의 징역이나 1천만 원 이하의 벌금을 부과 받게 된다.

2) 의료기관 인증사업

(1) 인증절차

의료기관의 인증사업은 보건복지부장관이 인증을 위하여 필요하다고 정한 업무를 위탁받아 의료기관의 서비스 질과 환자안전에 대한 신뢰성 보증을 목표로 인증사업을 수행하고 있다.

인증조사는 다음과 같은 과정으로 진행된다.

① 인증신청

- 의료기관은 인증원 홈페이지(www.koiha.or.kr)에서 온라인으로 신청서를 작성한다.
- 병원급 의료기관은 인증을 받고자 하는 시기를 정하여 자율적으로 인증조사를 신청할 수 있다. 단, 인증조사 시작 최소 2개월 전에 신청을 하여야 한다.
- 상급종합병원으로 지정받고자 하는 의료기관은 인증을 받아야 한다.
 (의료법 제3조의4, 상급종합병원의 지정 및 평가에 관한 규칙 제2조)

– 전문병원으로 지정받고자 하는 병원급 의료기관은 인증을 받아야 한다.
(의료법 제3조의5, 전문병원의 지정 및 평가 등에 관한 규칙 제2조)
– 수련병원으로 지정받고자 하는 병원급 의료기관은 인증을 받아야 한다.
(전공의의 수련환경 개선 및 지위 향상을 위한 법률 제13조 및 동법 시행령 제4조)
– 연구중심병원으로 지정받고자 하는 병원급 의료기관은 인증을 받아야 한다.
(보건의료기술진흥법 제15조 및 동법 시행규칙 제12조)
– 외국인환자 유치 의료기관으로 지정받고자하는 병원급 의료기관은 인증을 받아야 한다.
(의료 해외진출 및 외국인환자 유치 지원에 관한 법률 제14조, 보건복지부 고시 제2017-4호)
– 요양병원과 정신병원은 의료서비스의 특성 및 권익 보호 등을 고려하여 2013년부터 의무적으로 인증신청을 하도록 의료법에 명시되어 있다(의료법 제58조의4제2항).
– 인증원은 의료기관에서 신청한 인증 희망 조사일정과 신청 순서를 고려하여 조사일정을 의료기관과 조정한 후 인증신청서 접수일로부터 1개월 이내에 신청 의료기관에게 최종 통보한다.
– 의료기관 인증에 소요되는 경비는 의료기관이 부담한다. 단, 요양 및 정신병원의 경우 인증주기 내 1회 인증경비를 지원한다.

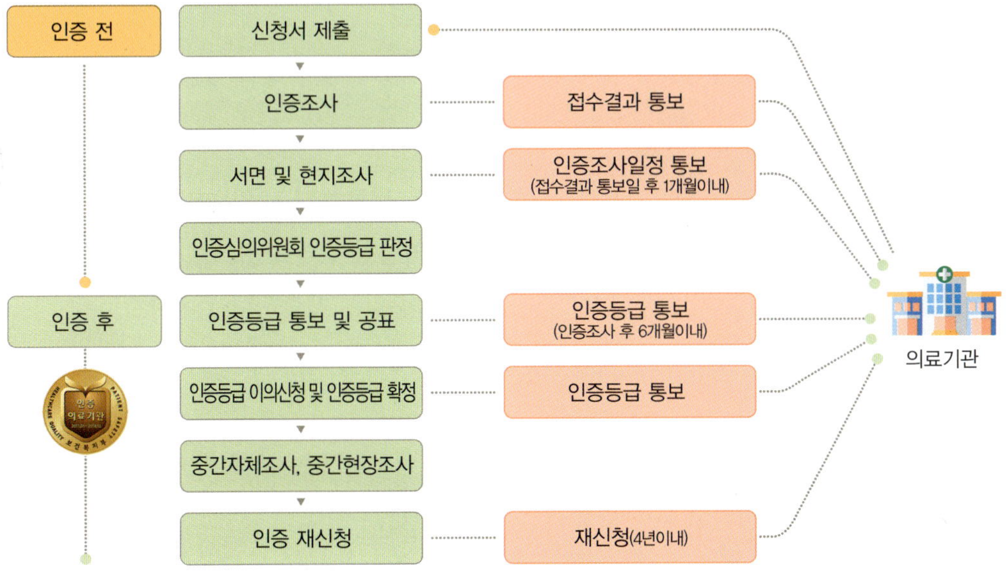

그림 4-4. 인증절차

② 인증조사

– 인증신청서 접수일로부터 1개월 이내에 신청 의료기관에게 조사일정을 통보한다.

– 조사일정은 인증조사 희망일을 기준으로 해당 의료기관과 인증원의 협의를 통하여 정한다.

– 조사일정 확정과 동시에 조사위원의 선정 및 조사계획을 수립하게 되므로 이후 인증조사 일정은 변경할 수 없다.

– 인증조사는 의료기관 종별 및 병상 규모에 따라 다르다.

구분	상급종합병원		종합병원		병원	
병상규모	1000병상 이상	1000병상 미만	300~499병상	300병상 미만	100병상 이상	100병상 미만
조사일정	4일					
조사위원	7명	6명	5명	4명	4명	3명

③ 인증심의위원회 인정판정

– 인증등급은 평가결과를 토대로 인증심의위원회에서 심의한다.

– 인증심의위원회에서 판정된 인증등급은 해당 기관에서 서면으로 통보한다.

– 인증등급은 인증, 조건부인증 및 불인증 3가지로 구분되며 인증유효기간은 인증의 경우 4년, 조건부인증은 1년이다.

④ 인증결과 이의신청 및 최종판정

– 인증등급에 이의가 있는 의료기관은 이를 통보받은 날로부터 30일 이내에 인증등급 이의신청을 할 수 있습니다. 해당 기관은 인증등급 이의신청서(의료법 시행규칙 별지 제23의8 서식)를 작성하여 30일 이내에 근거서류와 함께 인증원에 제출하여야 한다.

– 인증원은 해당기관의 인증등급 이의신청내용의 타당성을 검토하기 위해 이의신청소위원회를 활용할 수 있다.

– 인증심의위원회는 해당기관의 이의신청내용 또는 이의신청소위원회의 검토내용을 토대로 그 적합성여부를 심의하고 최종 인증등급을 결정한다.

⑤ 인증결과 통보 및 공표

- 인증원은 심의 결정된 인증등급을 의료기관에 통보하고, 보건복지부장관에게 보고한다.
- 인증(인증, 조건부인증)을 받은 의료기관은 인증서와 인증마크를 교부받으며, 이를 사용할 수있다.
- 인증원 홈페이지를 통해 해당 기관의 인증등급(인증, 조건부인증)를 공표한다.
- 인증유효기간이 만료된 이후에는 인증서와 인증마크를 계속 사용할 수 없다.

⑥ 중간자체조사

- 인증 의료기관은 인증기간 동안 매년 자체조사를 시행하여 그 결과를 인증원에 의무적으로 제출하여야 '인증'이 유지된다.
- 중간자체조사 결과는 다음 인증조사(인증신청, 조사시행, 조사결과 등)에 영향을 미치지 않으나 참고 자료로 이용될 수 있다.

(2) 인증조사

역동적 추적조사(Tracer Mothodology)방법을 사용하여 의료기관의 의료서비스 전 제공과정을 조사하고 있다.

① 추적조사

환자의 입장(관점)에서 진료 및 치료 경로를 따라 의료진 및 환자와의 대화, 기록검토, 관찰을 통합하는 역동적인 조사과정을 거치는 환자안전과 의료의 질 및 서비스를 평가하는 조사방법이다(Magnarelli,2005, Murphy-Knoll,2006).

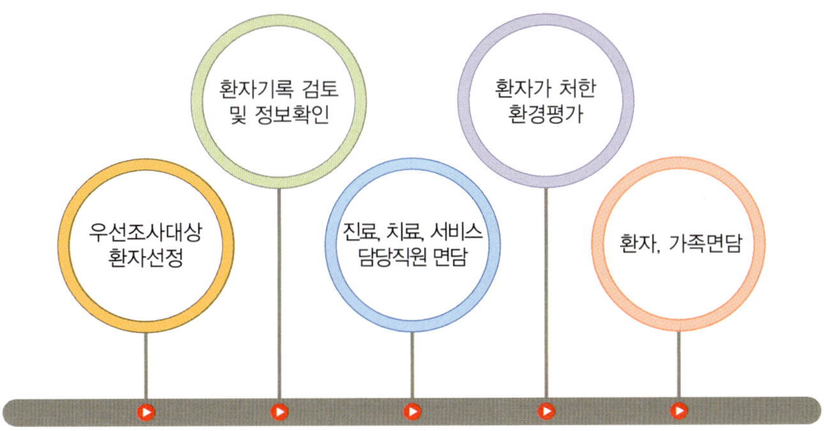

② 추적 조사방법; 개별환자 추적조사 + 시스템 추적조사

환자에게 제공되는 의료서비스의 흐름을 따라 의료기관의 주요한 기증(의료절차, 전달체계, 안전구조 등)을 환자가 어떻게 경험하는지 평가하는 조사방법이다.

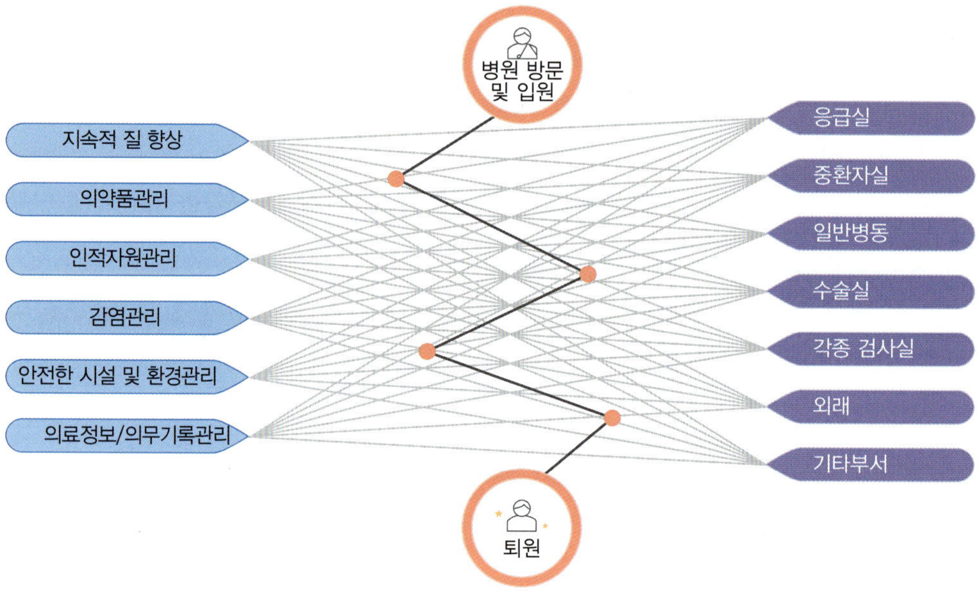

시스템 추적조사는 의료기관 전체 시스템을 조사하는 방법으로 지속적 질향상, 의약품관리, 인적자원관리, 감염관리, 안전한 시설 및 환경관리, 의료정보/의무기록관리의 6개 부분에 대해 조사가 이루어진다.

③ 조사종류

인증조사는 정기 조사와 비정기 조사로 구분된다. 정기 조사에는 본조사와 중간자체조사, 중간현장조사가 있으며, 비정기조사에는 추가조사와 수시조사가 포함되어 있다.

※ 정기조사

- 본조사 : 의료기관이 인증을 받기 위해 현장에서 기준 전체를 조사받는 정규 조사이다.
- 중간자체조사 : 환잔안전과 질 향상을 지속적으로 유지/관리하도록 하기 위해 인증기관 동안 매년 의료기관이 자체적으로 조사하는 정규조사이다.

  인증 의료기관은 시행한 자체조사 결과와 기획주제관리 결과, 최우선 관리기준 개선결과

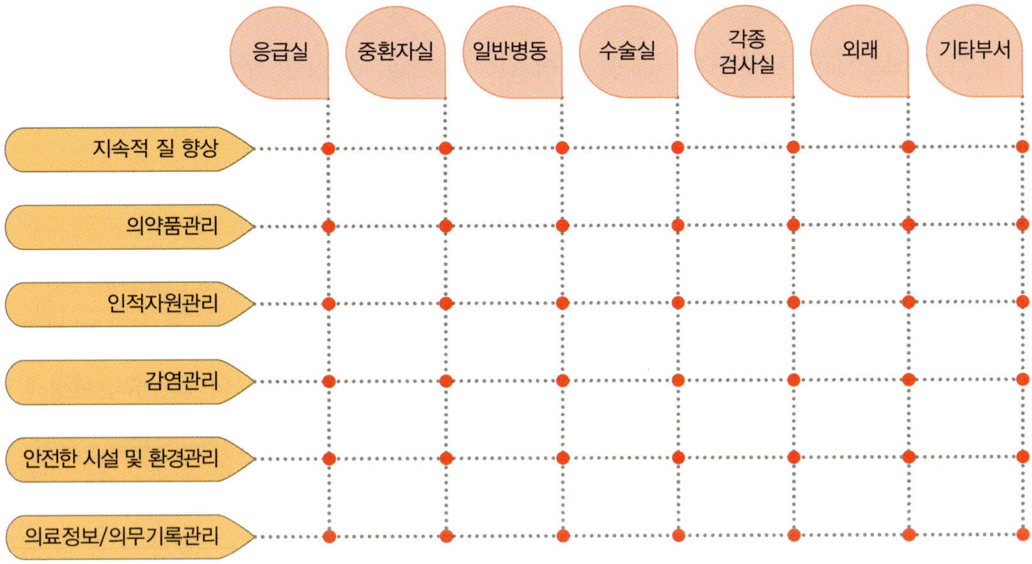

를 인증원에 제출하여야 '인증'이 유지된다.

– 중간현장조사 : 인증의료기관이 환자안전과 질 향상을 지속적으로 유지/관리하도록 하기 위해 인증 기간 중 의료기관 현장에서 시행하는 정규조사이다. 중간현장조사는 인증 후 24~36개월 사이에 인증원에서 조사팀을 구성하여 시행한다.

※ 비정규조사

– 추가조사 : 인증등급 결정을 위해 시행하는 보완적인 조사로서 서면 또는 현장 조사방법으로 시행합니다. 추가조사는 본조사결과가 '인증 또는 조건부인증'이라 하더라도 필수 조사항목 중 '중'이 1개 이상일 경우 의료기관 선택에 의해 시행된다.

– 수시조사 : 인증받은 의료기관에 대해 인증기간 중에 특정 요건이 발생하였을 경우 시행할 수 있는 조사로서, 전체 영역 또는 서비스 변화 영역에 대하여 조사한다.

④ 인증결과

인증등급 판정

의료기관에 대한 조사 및 평가결과에 따라 인증, 조건부인증, 불인증 3등급으로 분류된다.

• 인증 : 해당 의료기관이 모든 의료 서비스 제공 과정에서 환자의 안전보장과 적정 수준의 질을 달성하였음을 의미 한다.(인증기간: 4년)

• 조건부인증 : 질 향상을 위하여 노력하였으나 일부 영역에서 인증 수준에는 다소 못미치는 기관으로서, 향후 부분적 노력을 통해 인증을 받을 수 있는 가능성이 있음을 의미한다.(유효기간: 1년)

⑤ 인증주기

인증은 4년 동안 유효하며 4년 후 다시 인증을 받아야 한다(단, 조건부인증은 1년).

또한, 의료기관이 지속적으로 의료 질을 유지할 수 있도록 인증 유효기간 중 매년 자체평가를 실시하여 인증원에 그 결과를 제출해야 하며, 인증 후 24~36개월 사이에는 중간현장조사를 진행하고 있다.

※ 조건부인증은 개선의 의지가 있는 기관에서 향후 시정과 보완의 기회를 제공하려는 목적으로 등급이 부여되며, 1년간 인증과 동일한 효력을 발휘하나 인증기간 내 개선 노력을 한 후, 다시 인증조사를 받아 최종적인 인증 여부를 판정받게 된다.

⑥ 조사위원

조사위원은 병원급 의료기관에서 근무한 경험이 있는 자로 의사, 간호사 및 기타 보건의료분야 다양한 직종의 전문가로 구성되어 있다.

인증원은 조사위원 지원자를 대상으로 서류 및 면접전형 후 온라인교육, 기본교육, 필기시험, 현장중심교육 및 참관교육 등을 실시하고 있으며, 선발 후 조사의 전문성과 객관성 강화를 위하여 지속적인 교육과 평가를 진행하고 있다.

⑦ 인증신청

인증조사를 신청하고자하는 의료기관은 인증신청서를 작성하여 제출한다.

가. 신청방법 의료기관 서비스 회원가입 후 온라인 인증신청

(의료법 시행규칙 [별지 제 23호의 4서식])

나. 신청접수 인증신청서 접수일로부터 7일 이내에 접수결과를 신청인에게 통보한다.

※ 유의사항

인증원 홈페이지 의료기관용 서비스 메뉴얼을 반드시 확인하고 신청한다.

– 의료기관명, 대표자, 소재지 (영문 포함)

의료기관 인증서에 기재되는 자료이므로 정확하게 입력한다.

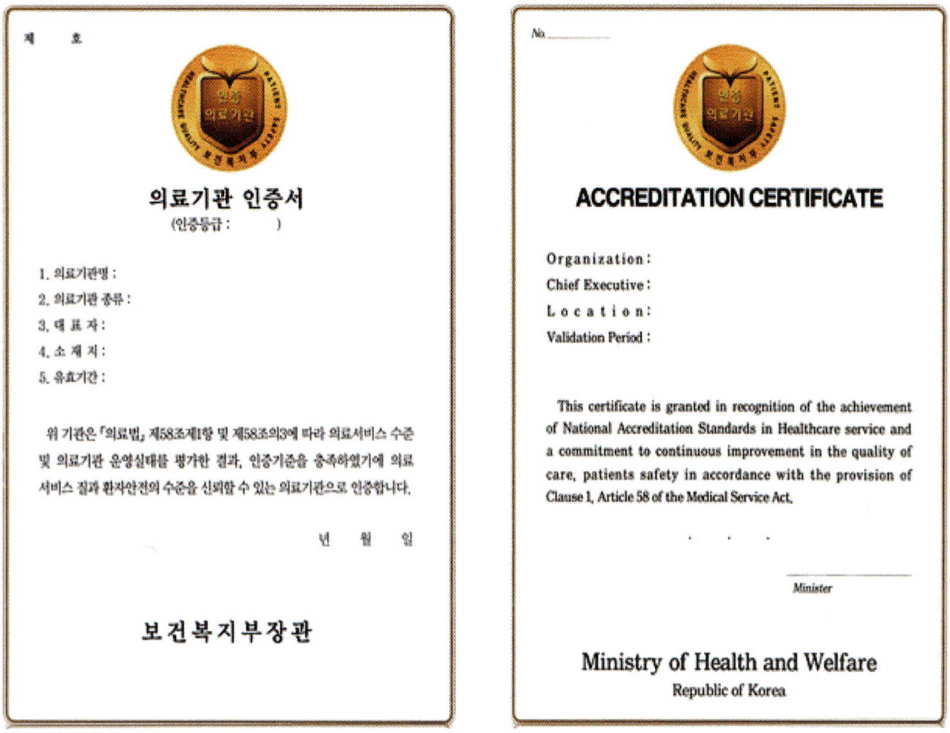

제 호

의료기관 인증서
(인증등급 :)

1. 의료기관명 :
2. 의료기관 종류 :
3. 대 표 자 :
4. 소 재 지 :
5. 유효기간 :

위 기관은 「의료법」 제58조제1항 및 제58조의3에 따라 의료서비스 수준 및 의료기관 운영실태를 평가한 결과, 인증기준을 충족하였기에 의료서비스 질과 환자안전의 수준을 신뢰할 수 있는 의료기관으로 인증합니다.

년 월 일

보건복지부장관

No.

ACCREDITATION CERTIFICATE

Organization :
Chief Executive :
Location :
Validation Period :

This certificate is granted in recognition of the achievement of National Accreditation Standards in Healthcare service and a commitment to continuous improvement in the quality of care, patients safety in accordance with the provision of Clause 1, Article 58 of the Medical Service Act.

Minister

Ministry of Health and Welfare
Republic of Korea

그림 4-5. 인증서(좌 : 국문, 우 : 영문)

– 인증조사 희망기간

인증조사는 신청일로부터 2개월 이후부터 가능하며, 기간에 주의해야한다.

– 인증신청의 취소 또는 인증조사 기간 변경 신청

인증조사 시작예정일로부터 2개월 전에 인증원과 협의를 거쳐 조정이 가능하다.

– 첨부 서류

PDF파일의 사업자등록증, 건물도면, 개설허가증을 반드시 첨부하여야 인증조사신청이 완료된다.

3) 의료기관 컨설팅 사업

(1) 컨설팅 절차

의료기관의 자발적인 인증제도 참여를 촉진하고, 인증준비 과정을 지원하고자 컨설팅서비스를 제공한다.

컨설팅서비스는 다음과 같은 과정으로 진행된다.

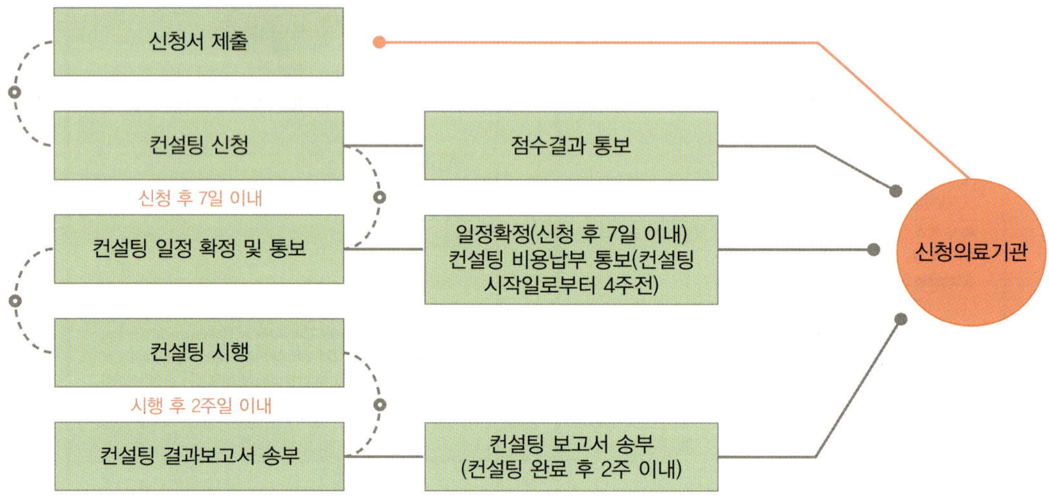

① 컨설팅 신청

신청기한은 컨설팅 희망 기간의 시작일로부터 8주 전까지 신청할 수 있다.

신청방법은 의료기관 평가인증시스템(http://ae.koiha.or.kr)으로 접속하여 로그인 후 의료기관 컨설팅에서 온라인 컨설팅 신청서를 작성하고 사업자등록증을 제출하시면 된다.

② 컨설팅 신청 결과의 통보

의료기관의 컨설팅 희망일을 고려하여 의료기관과 협의 후 일정을 확정하고 신청 후 7일 이내 의료기관에게 컨설팅 일정 및 비용을 통보한다.

③ 컨설팅 시행

의료기관에서 신청한 컨설팅 종류에 따라 컨설팅 서비스를 제공한다.

④ 컨설팅 보고서 송부

컨설팅 마지막 날에 총평 보고서를 의료기관에 제출하고 컨설팅 완료 후 2주 이내 컨설팅 보고서를 송부한다.

(2) 컨설팅 종류

의료기관의 인증조사 시행 전 · 후에 의료기관 인증 및 질 향상을 돕기 위한 컨설팅서비스를 제공한다.

인증준비 컨설팅

인증 준비 시작단계부터 접근, 전체적인 방향 설정과 실질적인 가이드를 제공함으로써 과도한 시설 투자를 방지하고 효율적인 인증 준비를 지원합니다.

자세히 보기 ▶

인증준비 컨설팅

인증 본조사와 유사한 방식의 모의조사(Mock Survey)를 의료기관 현장에서 수행하여 사전 준비 정도를 최종적으로 점검하고 인증 성공 여부를 확인할 수 있도록 합니다.

자세히 보기 ▶

인증준비 컨설팅

의료기관의 의료 질 및 환자안전 수준의 향상을 위해 특별히 필요한 주제에 대한 맞춤형 컨설팅 서비스 제공 (예. 규정제정, 환자안전 및 질 향상, 감염관리, 시설관리 등)

자세히 보기 ▶

(3) 컨설턴터

① 인증원은 인증조사 경험이 풍부한 컨설턴트를 보유하고 있다. 현재 의료기관평가인증원의 조사위으로 의료기관에 소속되어 있거나 퇴직한 전문가들로 구성되어 있다.

② 인증원은 컨설턴트의 자격 유지 및 전문성 강화를 위하여 컨설턴트 교육, 컨설턴트 수행평가(의료기관 및 팀장 · 팀원 평가) 등을 시행하고 있다.

③ 컨설턴트는 인증원 대표자로 인증 기준에 근거하여 의료기관의 궁금증을 해결해 주며, 의료기관이 신뢰할 수 있는 컨설턴트가 되기 위해 컨설팅 수행에 최선을 다한다.

④ 컨설턴트는 의료기관 방문 전 의료기관 운영현황을 신청서를 통해 파악하고 도상계획을 마련하며 의료기관의 컨설팅 신청 담당자와의 사전 협의를 통해 컨설팅이 이루어 질 수 있도록 준비한다.

(4) 컨설팅 신청 및 비용

① 신청방법

의료기관 평가인증시스템 (http://ae.koiha.or.kr)으로 접속하여 로그인 후 의료기관 컨설팅에서 신청한다. 컨설팅 신청(새창 링크 : http://ae.koiha.or.kr)

신청방법 컨설팅 신청서를 작성하여 인증원 인증사업실로 접수한다.

② 유의사항

- 컨설팅 희망 기간의 시작일로부터 8주 전까지 신청한다.
- 인증조사 예정일로부터 2개월 미만의 의료기관은 컨설팅을 신청할 수 없다.
- 인증조사 예정일로부터 3개월 미만의 의료기관은 '인증준비 컨설팅'을 신청할 수 없으며 '모의조사 컨설팅' 만 신청할 수 있다.
- 컨설팅 서비스는 의료기관 종별에 따라 구성을 달리하여 제공된다.
- 인증증준비컨설팅은 조사일정보다 기간이 길거나 더 많은 인원이 투입되며, 모의조사 컨설팅은 최소한 인증조사와 같은 일정으로 진행되어야 하므로 신청 시 참고한다.
- 컨설팅 일정은 신청 후 인증원과 협의하여 최종 결정한다.
- 컨설팅 취소 및 변경은 컨설팅 신청 후 7일 이내에 가능하다.

③ 컨설팅 비용

의료기관 종별, 투입되는 인력 및 기간에 따라 산정된다.

컨설팅 비용 납입 완료 후 컨설팅 일정이 최종 확정 된다.

(단위 : 천원)

종류	컨설팅 구성	의료기관 종별		
		병원	종합병원	요양 · 정신병원 치과 · 한방병원
모의조사 · 인증준비	6인4일	19,930	21,590	18,490
	5인4일	16,690	18,080	15,490
	4인4일	13,450	14,570	12,490
	4인3일	10,350	11,210	9,630
	3인4일	10,210	11,060	9,490
	3인3일	7,860	8,510	7,320
	2인2일	5,500	5,960	5,140
	22인3일	5,360	5,810	5,000
	2인2일	3,750	4,060	3,510
맞춤형	3인1일	3,150	3,410	2,970
	2인1일	2,140	2,320	2,020
	1인2일	1,760	1,910	1,640
	1인1일	1,020	1,100	960

- 의료기관 종별이 동일하더라도 병상 규모에 따라 컨설팅 구성이 달라질 수 있으므로 인증원과 사전에 협의하여 신청하시기 바랍니다.
- 1인 또는 1일 구성은 맞춤형 프로그램으로 진행됩니다.

4) 인증기준의 틀

※ 3주기 급성기병원 인증기준(시행일 : 2019년 1월1일, 단 2주기에 인증받은 의료기관이 동기준 적용 시행 이전에 인증을 신청하는 경우 3주기 기준에 적용함)

- 의료기관 조사기준의 틀은 ① 의료기관이라면 마땅히 안전보장과 질 향상을 노력하여야 한다는 전제 하에, ② 환자의 입장에서 진료의 전 과정을 추적조사 할 수 있도록 구성하였고 ③ 의료서비스의 질 향상 및 감염관리를 위해 노력하였고, 양질의 환자진료를 지원하는 기능과 조직의 전문성을 강조하였으며 ④ 마지막으로 지표를 통한 성과관리 측면을 포함하였다.

• 이를 그림으로 도식화하여 나타내면 표 4-2와 같다. 그림에서와 같이 조사기준은 기본가치체계와 환자진료체계, 조직관리체계 등 3개의 체계가 유기적으로 상호교류하면서 의료의 질을 향상시키고, 나아가 의료기관이 성과를 도출해내도록 유도하는 것을 목표로 하고 있다.

표 4-2. 인증기준의 기본 틀

기본가치 측면	환자진료 측면	조직관리 측면	성과관리 측면
1. 환자안전보장활동	2. 진료전달체계와 평가 ↓ 3. 환자진료 ↓ 4. 의약품관리 ↓ 5. 수술 및 마취진정관리 ↓ 6. 환자권리존중 및 보호	7. 질 향상 및 환자안전 활동 ↓ 8. 감염관리 ↓ 9. 경명 및 조직운영 ↓ 10. 인적자원 관리 ↓ 11. 시설 및 환경관리 ↓ 12. 의료정보/의무기록관리	13. 성과관리
▼	▼	▼	▼
I. 기본가치체계	II. 환자진료체계	III. 조직관리체계	IV. 성과관리체계

(1) 기준의 구성

• 4개 영역, 13개 장, 91개 기준, 520개 조사항목

* 괄호( )는 시범 항목 수

장 (Chapter)	범주 (Category)	기준 (Standards)		병원		종합병원		상급종합병원	
				등급	항목	등급	항목	등급	항목
13	5	91		520(84)		520(25)		520(14)	
필수항목				52		52		53	
I. 기본가치체계		5		23		23		23	
환자안전보장 활동		1.1	정확한 환자 확인	필수	5	필수	5	필수	5
		1.2	의료진간 정확한 의사소통	필수	5	필수	5	필수	5
		1.3	수술-시술의 정확한 수행	필수	5	필수	5	필수	5
		1.4	낙상 예방 활동	필수	5	필수	5	필수	5
		1.5	손위생 수행	필수	5	필수	5	필수	5
II.환자진료체계	5	46		259(36)		259(9)		259(1)	
2. 진료전달 체계와 평가	진료 전달 체계	2.1.1	외래및응급환자 등록절차	정규	5	정규	5	정규	5
		2.1.2	입원수속 절차	정규	4	정규	4	정규	4
		2.1.3	중환자실/특수치료실 입실	정규	6	정규	6	정규	6
		2.1.4	환자진료의 일관성 및 연속성유지	정규	6(1)	정규	6(1)	정규	6(1)
		2.1.5	퇴원 및 전원 절차	정규	6	정규	6	정규	6
	환자 평가	2.2.1	외래환자 초기평가	정규	4	정규	4	정규	4
		2.2.2	입원환자초기평가/재평가	정규	8(2)	정규	8	정규	8
		2.2.3	응급환자 초기평가	정규	5	정규	5	정규	5
	검사 체계	2.3.1	검체검사 검사과정 관리	정규	8(2)	정규	8	정규	8
		2.3.2	검체검사 결과 보고 절차	정규	5	정규	5	정규	5
		2.3.3	검체검사실 안전관리 절차	정규	6	정규	6	정규	6
		2.3.4	혈액제제 관리	정규	4	정규	4	정규	4
		2.3.5	영상검사 검사과정 관리	정규	8(2)	정규	8	정규	8
		2.3.6	영상검사 결과 보고 절차	정규	4	정규	4	정규	4
		2.3.6	방사선 안전관리 절차	정규	6	정규	6	정규	6

<table>
<tr><td rowspan="12">3. 환자진료</td><td rowspan="7">환자
진료</td><td>3.1.1</td><td>입원환자 치료계획</td><td>정규</td><td>7</td><td>정규</td><td>7</td><td>정규</td><td>7</td></tr>
<tr><td>3.1.2</td><td>협의진료체계</td><td>정규</td><td>3</td><td>정규</td><td>3</td><td>정규</td><td>3</td></tr>
<tr><td>3.1.3</td><td>통증관리</td><td>정규</td><td>5</td><td>정규</td><td>5</td><td>정규</td><td>5</td></tr>
<tr><td>3.1.4</td><td>영양관리</td><td>정규</td><td>5(1)</td><td>정규</td><td>5</td><td>정규</td><td>5</td></tr>
<tr><td>3.1.5</td><td>영양집중지원서비스</td><td>시범</td><td>5(5)</td><td>정규</td><td>5</td><td>정규</td><td>5</td></tr>
<tr><td>3.1.6</td><td>욕창관리</td><td>정규</td><td>5</td><td>정규</td><td>5</td><td>정규</td><td>5</td></tr>
<tr><td>3.1.7</td><td>말기환자 관리</td><td>정규</td><td>7(5)</td><td>정규</td><td>7</td><td>정규</td><td>7</td></tr>
<tr><td rowspan="5">고위험
환자
진료
체계</td><td>3.2.1</td><td>중증응급환자 진료체계</td><td>정규</td><td>6(3)</td><td>정규</td><td>6</td><td>정규</td><td>6</td></tr>
<tr><td>3.2.2</td><td>심폐소생술 관리</td><td>정규</td><td>4</td><td>정규</td><td>4</td><td>정규</td><td>4</td></tr>
<tr><td>3.2.3</td><td>수혈환자 관리</td><td>정규</td><td>4</td><td>정규</td><td>4</td><td>정규</td><td>4</td></tr>
<tr><td>3.2.4</td><td>항암화학요법</td><td>정규</td><td>9</td><td>정규</td><td>9</td><td>정규</td><td>9</td></tr>
<tr><td>3.2.5</td><td>신체보호대 및 격리-강박</td><td>정규</td><td>4</td><td>정규</td><td>4</td><td>정규</td><td>4</td></tr>
<tr><td colspan="2" rowspan="6">4. 의약품 관리</td><td>4.1</td><td>의약품관리체계</td><td>정규</td><td>4(2)</td><td>정규</td><td>4</td><td>정규</td><td>4</td></tr>
<tr><td>4.2</td><td>의약품 구매선정</td><td>정규</td><td>5</td><td>정규</td><td>5</td><td>정규</td><td>5</td></tr>
<tr><td>4.3</td><td>의약품 보관</td><td>정규</td><td>8</td><td>정규</td><td>8</td><td>정규</td><td>8</td></tr>
<tr><td>4.4</td><td>처방 및 조제</td><td>정규</td><td>11</td><td>정규</td><td>11</td><td>정규</td><td>11</td></tr>
<tr><td>4.5</td><td>투약 및 모니터링</td><td>정규</td><td>7</td><td>정규</td><td>7</td><td>정규</td><td>7</td></tr>
<tr><td>4.6</td><td>의약품부작용 모니터링</td><td>시범</td><td>5(5)</td><td>정규</td><td>5</td><td>정규</td><td>5</td></tr>
<tr><td colspan="2" rowspan="6">5. 수술 및
마취진정관리</td><td>5.1</td><td>수술계획</td><td>정규</td><td>5</td><td>정규</td><td>5</td><td>정규</td><td>5</td></tr>
<tr><td>5.2</td><td>수술 중 환자안전 보장</td><td>정규</td><td>5</td><td>정규</td><td>5</td><td>정규</td><td>5</td></tr>
<tr><td>5.3</td><td>시술계획, 시술중 환자안전 보장</td><td>정규</td><td>5(8)</td><td>정규</td><td>8(8)</td><td>정규</td><td>8</td></tr>
<tr><td>5.4</td><td>진정 치료</td><td>정규</td><td>4</td><td>정규</td><td>4</td><td>정규</td><td>4</td></tr>
<tr><td>5.5</td><td>마취 치료</td><td>정규</td><td>5</td><td>정규</td><td>5</td><td>정규</td><td>5</td></tr>
<tr><td>5.6</td><td>환자상태 모니터링</td><td>정규</td><td>3</td><td>정규</td><td>3</td><td>정규</td><td>3</td></tr>
</table>

6. 환자권리존중 및 보호	6.1	환자권리존중 및 사생활 보호	정규	7	정규	7	정규	7
	6.2	취약환자 권리보호	정규	5	정규	5	정규	5
	6.3	불만고충처리	정규	6	정규	6	정규	6
	6.4	사회복지체계	정규	4	정규	4	정규	4
	6.5	동의서	정규	6	정규	6	정규	6
	6.6	임상연구관리	정규	8	정규	8	정규	8
	6.7	장기이식관리	정규	4	정규	4	정규	4
III. 조직관리체계	37		210(34)		210(16)		210(13)	
7. 질 향상 및 환자안전 활동	7.1	질향상 및환자안전운영체계	필수	5	필수	5	필수	5
	7.2	위험관리체계	시범	7(7)	시범	7(7)	시범	7(7)
	7.3	환자안전사건 관리	필수	8(1)	필수	8(1)	필수	8(1)
	7.4	질 향상 활동	시범	6	정규	6	정규	6
	7.5	진료지침 개발 및 관리	정규	5(5)	정규	5	정규	5
8. 감염관리	8.1	감염예방-관리체계 구축 및 운영	필수	6(2)	필수	6(2)	필수	6(2)
	8.2	감염감시 및 개선 활동	정규	6	정규	6	정규	6
	8.3	감염예방-관리 교육	정규	4	정규	4	정규	4
	8.4	의료기구 감염관리	정규	4	정규	4	정규	4
	8.5	소독/멸균 및 세탁물 관리	시범	8	정규	8	정규	8
	8.6	환경관리	정규	6(1)	정규	6	정규	6
	8.7	급식서비스 감염관리	정규	5	정규	5	정규	5
	8.8	감염성질환 및 면역저하 환자관리	정규	6		6		6
9. 경영 및 조직운영	9.1	합리적 의사결정	정규	8(2)	정규	8	정규	8
	9.2	의료기관 운영방침	정규	4	정규	4	정규	4
	9.3	부서운영	시범	4(4)	정규	4	정규	4
	9.4	윤리위원회 운영	정규	2	정규	2	정규	2

10. 인전자원 관리	10.1	인사관리체계	정규	6	정규	6	정규	6
	10.2	의사(전문의)의 진료권한 승인과 평가	시범	5(5)	시범	5(5)	정규	5(2)
	10.3	전문의를 제외한 직원의 직무확인과 평가	정규	5	정규	5	정규	5
	10.4	인사정보관리	정규	4	정규	4	정규	4
	10.5	직원교육	정규	6(2)	정규	6	정규	6
	10.6	의료인력 법적기준	정규	6	정규	6	정규	6
	10.7	직원안전 관리활동	필수	6	필수	6	필수	6
	10.8	폭력 예방 및 관리	정규	3	정규	3	정규	3
11. 시설 및 환경관리	11.1	시설 및 환경 안전관리	정규	8	정규	8	정규	8
	11.2	설비시스템 관리	정규	5	정규	5	정규	5
	11.3	위험물질 관리	정규	4	정규	4	정규	4
	11.4	보안관리	정규	4	정규	4	정규	4
	11.5	의료기기 관리	정규	9(3)	정규	9(1)	정규	9(1)
	11.6	화재안전 관리 활동	필수	8	필수	8	필수	8
	11.7.1	재난관리	정규	3(1)	정규	3	정규	3
	11.7.2	유행성 감염병 대응체계	정규	5	정규	5	정규	5
12. 의료정보/의무기록 관리	12.1	의료정보/의무기록관리	정규	8(1)	정규	8	정규	8
	12.2	퇴원환자 의무기록 완결도 관리	정규	10	정규	10	정규	10
	12.3	의료정보수집 및 활용	정규	5	정규	5	정규	5
	12.4	개인정보보호 및 보안	정규	6	정규	6	정규	6
IV. 성과관리체계	3		28(14)		28		28	
13. 성과관리	13.1	환자안전 지표 관리	정규	9	정규	9	정규	9
	13.2	진료영역 지표 관리	정규	13(9)	정규	13	정규	13
	13.3	관리영역 지표 관리	정규	6(5)	정규	6	정규	6

(2) 기준의 이해

○평가대상

병원, 종합병원, 상급종합병원을 대상으로 적용한다.

○등급분류

의료기관인증 조사기준에서 등급의 의미는 다음과 같다.

■ [정규] : 인증등급 결정을 위한 조사항목

■ [시범] : 의료기관의 수용성을 고려하여 단계적으로 정규문항에 포함될 예정인 문항

1장	전체
7장	7.1 질 향상 및 환자안전 운영체계 & 7.3 환자안전사건 관리
8장	8.1 감염예방 · 관리체계 구축 및 운영 8.3 감염예방 · 관리 교육
10장	10.7 직원안전 관리 활동
11장	11.4 보안관리(상급종합병원만 해당) & 11.6 화재안전 관리활동

■ [필수] : 정규항목 중 인증을 위해 필수적으로 충족해야 하는 항목

○규정/ 지침 / 내규 및 절차

■ 개념 정의(그림 4-6 참조)

- 규정은 의료기관에서 내부적으로 정하는 업무표준을 총칭하며, 의료기관의 운영에 대한 원칙, 의료서비스 제공에 대한 원칙, 업무지침 등을 합리적인 과정을 통하여 정의한 내부 준칙을 말한다.
- 먼저, 의료기관 전반에 걸쳐 공통적으로 일관성 있게 적용되어야하는 규정들은 관련 법규나 국제표준 또는 공인된 지식체계에 따라 제정 또는 개정되어야 한다. 이들 규정의 제정이나 개정은 반드시 이를 검토, 승인, 공표하는 과정을 거쳐야 한다.
- 다음으로, 부서 혹은 개별 프로세스 차원의 규정은 의료기관이 정하는 과정에 따라 제정 또는 개정될 수 있다. 규정은 중요한 업무표준을 정의한 것이므로 해당 의료기관 직원 모두가 준수하도록 노력하여야 하며, 의료기관의 선택에 따라 규정, 내규, 지침 등의 용어를 사용할 수 있다.
- 절차는 업무 혹은 서비스의 과정(프로세스)을 정의한 것으로, 해당 프로세스의 변경에 따라 수정되고 공유되어야 한다.

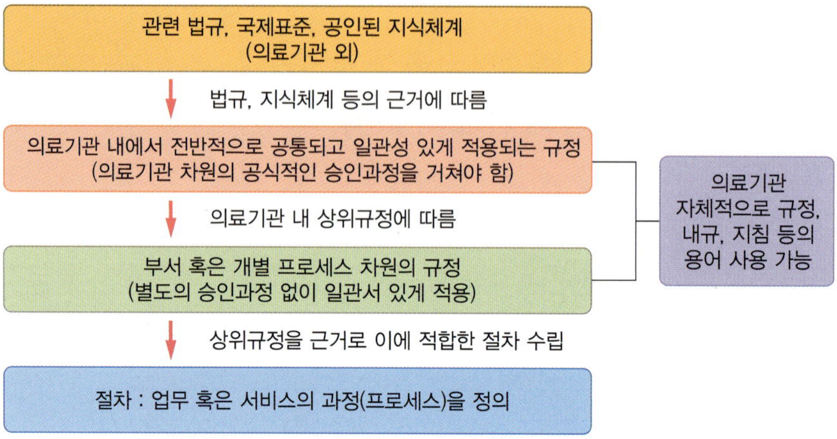

그림 4-6. 규정과 절차의 체계

(3) 조사방법

○조사장소

조사의 편의를 위하여 조사위원이 방문하게 되는 장소를 제시함으로써 발생되는 제한적 조사를 예방하기 위하여 조사항목에서 제시하는 서비스가 제공되는 병원 내 관련 장소에서 조사한다.

○조사대상

- 조사의 편의를 위하여 조사위원이 조사를 위하여 만나야 하는 면담 대상자를 제시함으로써 발생되는 제한적 조사를 예방하기 위하여 조사항목에서 제시하는 서비스를 제공하는 관련 직원에게 조사한다.
- 각종 규정(지침, 내규 등) 및 절차, 계획 등에 따른 수행 관련 자료는 조사 전월로부터 1년간 자료를 조사한다.
- 퇴원환자 의무기록 완결도 : 조사 전월로부터 6개월간의 의무기록 중 무작위 선택하여 조사 한다.
- 해당 규정(지침, 내규 등) 및 절차, 계획 등이 없는 경우에는 이하 조사항목은 시행하지 않은 것으로 간주하고 결과는 '무' 또는 '하'로 판정한다.
- 조사 중 신규 작성하거나, 수정한 규정(지침, 내규 등) 및 절차, 계획 등은 인정하지 아니한다.

ㅇ조사방법(LI, DR, IT, ST)

– 조사는 기준을 토대로 현장에서 다수의 조사위원이 '의료기관에서 정한 규정의 내용과 그에 따른 수행과정, 수행 결과, 결과에 따른 개선활동 등'을 추적조사방법(Trace Methodology)을 적용하여 진행한다.

– 인증의 핵심가치는 '환자의 안전, 질 향상'이다. 조사위원은 의료기관이 이 원칙을 바탕으로 기본적인 원칙과 절차를 갖추고 그에 따라 전 직원이 일관되게 수행하며, 질 향상을 위한 기관 차원의 지속적인 노력을 하고 있는지 여부를 의료소비자인 환자의 시각으로 조사한다.

표 4-3. 조사방법 관련 용어설명

조사방법	용어설명
LI(Leadership Interview)	리더십 인터뷰
DR(Document Review)	규정(내규, 지침 등) 및 절차 검토 근거서류 및 관련자료 검토
IT(Individual Tracer)	직원 면담조사 환자(또는 보호자)면담조사 의무기록검토 관찰
ST(System Tracer)	지속적인 질 향상 약물관리 인사자격관리 감염관리 시설 및 환경안전 의료정보관리

– 추적조사방법은 직원면담, 환자(또는 보호자)면담, 현장 관찰, 경영진 인터뷰, 의무기록 및 관련 자료 검토 등의 다양한 방법을 활용하여 '환자에게 제공하는 서비스의 실제 경로'를 따라(추적) 조사하는 것을 말한다. 추적조사방법은 크게 2가지로 구분할 수 있다.

• 개별환자 추적조사(Individual Tracer, IT) : 의료기관에서 제공하는 서비스를 환자가 겪게되는 경로를 따라 '서비스 제공 직원 면담, 환자(또는 보호자) 면담, 의무기록검토, 수행과정 관찰 등'을 통해 조사하는 방법이다.

• 시스템 추적도사(System Tracer, ST) : 질관리와 안전을 요하는 주요 영역에 대한 의료기관 차원의 체계를 갖추고 있는지 확인하기 위해서 '담당자 면담, 관련 자료 확인, 관련 영

역에 대한 현장 확인 등'을 통해 조사하는 방법이다.

*의약품관리, 질 향상 및 환자안전, 감염관리, 인적자원관리, 시설 및 환경관리, 의료 정보/의무기록관리

○기준의 이해와 관련 법률

– 기준의 이해에 기재된 관련 법률을 참고하여, 해당 의료기관은 관련 법률을 따르며, 그 밖에 의료기관은 규모나 특성을 고려하여 정한다.

• 예시 : 부서 설치 및 운영(8.1 ME 3), 인력 배치 및 자격 관리(8.1 ME 3)

○의료기관 대상 다른 제도

• 법 내용으로 의료기관 인증 조사결과 갈음하는 항목

– 의료기관을 대상으로 한 중복평가를 방지하고 효율을 높이기 위하여 일부 항목에 대하여 적용한다.

– 해당 항목 및 내용

기준	항목	적용내용	조사결과
2.3.1	ME1~8	<메디컬시험기관(ISO 15189)> 국가기술표준원에서 시행하는 메디컬 시험기관 인정결과를 인정하여 인증조사 시 해당부서(진단검사의학과, 병리과 및 핵의학과) 현장조사 제외 메디컬 시험기관 인증부서를 제외한 검사실 조사 후 결과 입력 조사대상기관 내 모든 검사실이 메디컬 시험기관으로 인정을 받은 경우 관련 조사항목 조사결과는 '상'으로 갈음	모든 검사실이 인정받은 경우 '상'
2.3.2	ME1~5	<메디컬시험기관(ISO 15189)> 국가기술표준원에서 시행하는 메디컬 시험기관 인정결과를 인정하여 인증조사 시 해당부서(진단검사의학과, 병리과 및 핵의학과) 현장조사 제외 메디컬 시험기관 인증부서를 제외한 검사실 조사 후 결과 입력 조사대상기관 내 모든 검사실이 메디컬 시험기관으로 인정을 받은 경우 관련 조사항목 조사결과는 '상'으로 갈음	
2.3.3	ME1~6	<메디컬시험기관(ISO 15189)> 국가기술표준원에서 시행하는 메디컬 시험기관 인정결과를 인정하여 인증조사 시 해당부서(진단검사의학과, 병리과 및 핵의학과) 현장조사 제외 메디컬 시험기관 인증부서를 제외한 검사실 조사 후 결과 입력 조사대상기관 내 모든 검사실이 메디컬 시험기관으로 인정을 받은 경우 관련 조사항목 조사결과는 '상'으로 갈음	

2.3.1	ME7	<진단검사의학재단> - 검체검사 관련 인증 받은 의료기관	‘상’
2.3.5	ME7	<한국의료영상품질관리원> -영상검사 관련 품질관리 받은 의료기관	‘상’
3.1.7	ME1,3	<호스피스 · 완화의료 및 임종과정에 있는 환자의 연명의료결정에 관한 법률> 호스피스전문기관으로 지정받아 운영 중인 의료기관	‘상’
3.2.1	ME4,6	<응급의료에 관한 법률> 권역응급의료센터, 전문응급의료센터, 지역응급의료센터, 권역외상센터, 지역응급의료기관	‘상’
3.2.5	ME3	<정신건강증진 및 정신질환자 복지서비스에 관한 법률> 정신의료기관 평가 결과 ‘합격’을 받은 의료기관	‘상’
6.6	ME1~4,8	<AAHRPP*> AAHRPP 인증받은 의료기관	‘상’
10.3	ME1-2	<전공의의 수련환경 개선 및 지위 향상을 위한 법률> - 전공의 수련병원으로 지정 받은 의료기관에 한해 조사대상 중 ‘전공의’에 대하여는 현장조사 제외	
12.1	ME3	<정보통신망 이용촉진 및 정보보호 등에 관한 법률> 정보통신망 이용촉진 및 정보보호 등에 관한 법률 및 동법 시행령에 따라 정보보호 관리체계(Information Security Management System, ISMS) 인증을 받은 의료기관	‘상’
12.4	ME1~6	<정보통신망 이용촉진 및 정보보호 등에 관한 법률> 정보통신망 이용촉진 및 정보보호 등에 관한 법률 및 동법 시행령에 따라 정보보호 관리체계(Information Security Management System, ISMS) 인증을 받은 의료기관	

* Association for the Accreditation of Human Reserch Protecion Programs

○미해당

– 사전에 제출한 자료 검토를 통해 ‘미해당’ 항목으로 확인된 경우, 본 조사 시 조사위원이 진위를 확인하여 ‘미해당’을 판단한다.

– 사전 자료 검토 시 확인되지 않은 경우에는 본 조사 시 조사팀의 판단에 의해 ‘미해당’ 여부를 결정한다.

– ‘미해당’ 으로 판정된 기준 또는 조사항목은 인증 판정을 위한 집계대상에서 제외한다.

– '미해당' 판단 조건

구분	기준	항목	내용
조사대상에서 제외되는 경우	2.1.4	ME6	병원의 경우 조사하지않고, '미해당'으로 간주한다.
	8.1	ME5~6	병원의 경우 조사하지않고, '미해당'으로 간주한다.
	8.8	ME4	조사대상(300병상 이상 종합병원, 상급종합병원, 권역응급의료센터, 소아전문응급의료센터)을 제외한 의료기관은 조사하지 않고 '미해당'을 간주한다.
	11.7.2	EM1~5	조사대상(상급종합병원, 국가지정 입원 치료병상 운여하는 의료기관)을 제외한 의료기관은 조사하지 않고 '미해당'으로 간주한다.
*서비스를 수행하지 않은 경우	위9개 항목을 제외한 '미해당' 항목		의료기관내 실제 서비스를 수행하지 않는지와 서비스 제공에 필요한 시설(예시 : 응급실, 중환자실)이 없는 경우 조사위원이 의료기관의 현황을 파악한 후 '미해당'으로 간주 한다.

* 각 항목별 구체적인 내용은 별도 공지

(4) 조사항목 구분(S, P, O)

조사항목 (S, P, O)		설명
S	Structure	구조 : 규정, 절차, 체계, 계획의 수립
P	Process	과정 : 개별 교육, 숙지, 인지, 수행 정도 확인
O	Outcome	결과(성과) : 성과지표 선정하고 결과에 따라 관리

(5) 제공된 자료 및 정보의 신뢰성

○ 의료기관은 인증과정의 모든 단계에서 정확하고 신뢰성 있는 자료 및 정보를 제공하여야 하며, 현장조사 시 제공된 자료 및 정보가 허위임이 발견된 경우에는 조사를 중단하거나 인증심의 위원회에서 인증을 거절할 수 있다.

○ 인증이 결정된 이후 의료기관이 고의 또는 누락으로 인증관련 허위정보를 제공하였음이 발견될 경우에는 의료법 제58조의9에 의거하여 수여된 의료기관 인증 또는 조건부인증이 취소되며, 취소된 날부터 1년 이내에 인증을 신청할 수 없다.

(6) 인증등급 판정

○상/중/하

– 상 (10)점 : 조사항목(ME)의 충족률이 90% 이상

– 중 (5)점 : 조사항목(ME)의 충족률이 60% 이상 ~ 90% 미만

– 하 (0)점 : 조사항목(ME)의 충족률이 60% 미만

○유/무

– 유(10점) : 조사항목(ME)의 충족률이 100%

– 무(0점) : 조사항목(ME)의 충족률이 100% 미만

표 4-4. 조사항목 충족기준

점수화기준	조사결과	점수	점수화기준	조사결과	점수
90% 이상	상	10점	100%	유	10점
60% 이상 ~ 90% 미만	중	5점			
60% 미만	하	0점	100% 미만	무	0점

○조사항목별 조사방법 및 결과판정

조사항목 (S,P,O)		조사방법 및 결과판정
S	Structure	– 기준의 이해 내용, 조사항목 내 내용을 모두 포함하고 법규 및 관련 근거에 기반하여 구성되어 있고 실제 수행 과정을 평가할 수 있게 올바르고 안전한 절차, 근거를 기반으로 구체적인 내용을 포함하여 작성되어야 함 – 의료기관 내 수행 가능한 절차 여부에 대한 판단은 조사위원이 의료기관의 현황을 파악한 후 상/중/하 결정 – 기준의 이해 내용 중 일부 내용이 '미해당'에 포함되거나 해당 서비스를 제공하지 않는 경우, 해당 내용은 규정(지침, 내규 등)에서 내용 제외 – 계획은 규정에 따라 작성되어야 하며 기관의 상황에 맞게 우선순위를 정하여 시기, 필요시 예산을 조율하여 작성되어야 함 – 계획은 의료기관이 우선순위를 정하여 시기, 예산을 조율하는 것으로 조사위원이 기관의 현황을 맞게 우선순위가 설정 되었는가에 대하여 파악한 후 상/중/하 결정 ※ 유/무로 판단하는 경우 10.3 ME 1-6 의료인력 법적기준 ※ 결과판단 시 참고사항 – 의료법에 따라 의료기관에서 갖추어야 하는 임상검사실과 방사선장치 시설이 없는 의료기관의 경우에는 조사결과 '하' 결정 (관련기준 : 2.3.1, 2.3.2, 2.3.3, 2.3.5, 2.3.6, 2.3.7)

P	Process	규정, 지침 등에 따른 수행 정도를 건수로 확인이 가능한 기준은 수행 정도를 전체 조사 건수 대비 충족률로 결정 위원회의 경우 위원회 구성, 결과보고 등 관련 서류가 기준의 이해 내용에 적합한가를 확인하고 기관 내 업무수행 정도를 파악한 후 상/중/하 결정 ※ 직원 면담만으로만 확인하는 경우 7.3 M.E 7 적신호사건 발생 시 환자와 보호자에게 관련 정보를 제공한다. : 관련 정보를 제공하는 절차를 직원이 알고 있는지만 확인하고, 정보 제공 관련 서류나 실제 사례에 대해서는 확인하지 않는다. ※ 유/무로 판단하는 경우 4.4 M.E 5 상시적으로 의약품을 조제한다. 6.6 M.E 2 임상연구 목록을 관리한다. 9.2 M.E 3 미션을 공지한다. ※ 수행을 직접 확인하는 경우 3.2.2 M.E 4 적시에 제세동기를 사용할 수 있다. : 제세동기를 3-4분 내에 가져오는지 확인한다. ※ 결과판단 시 참고사항 의료법에 따라 의료기관에서 갖추어야 하는 임상검사실과 방사선장치 시설이 없는 의료기관의 경우에는 조사결과 '하' 결정 (관린기준 : 2.3.1, 2.3.2, 2.3.5, 2.3.6, 2.3.7) 환자안전사건 중 적신호 사건이 지난 1년간 단 한건도 발생하지 않아 사건에 대한 근본원인분석이 이루어지지 않은 병원, 종합병원의 경우에는 담당직원과 면담을 통해 조사위원이 현황을 파악한 후 상/중/하 결정 (관련항목 : 7.3 ME 3)
O	Outcome	모니터링 자료 분석, 개선활동 수행 및 경영진 보고와 직원 공유 방법에 대한 관련 문서 확인 문서 확인 후 경영진의 인지여부 및 직원 수행 정도에 대하여 기관의 현황을 파악한 후 상/중/하 결정

5) 인증 등급 판정기준

○ 인증(아래 모든 조건을 충족하여야 함)

– 전체 조사항목(ME)의 평균 점수 : 병원 · 종합병원은 8점 이상, 상급종합병원은 9점 이상

– 각 기준(Standard)의 조사항목(ME)의 평균 점수 : 병원, 종합병원, 상급종합병원 모두 5점 이상

– 필수 조사항목 : '하'가 없어야 함

ㅇ불인증(아래 조건중 한 개라도 해당될 때)

– 전체 조사항목(ME)의 평균 점수 : 병원 · 종합병원은 7점 미만, 상급종합병원은 8점 미만

– 각 기준(Standard)의 조사항목(ME)의 평균 점수

: 5점 미만이 병원은 3개 이상, 종합병원 2개 이상, 상급종합병원은 1개 이상

- 각 장(Chapter)의 조사항목(ME)의 평균 점수

: 7점 미만이 병원 · 종합병원은 1개 이상, 상급종합병원은 8점 미만이 1개 이상

- 필수 조사항목 : '하'가 1개 이상

표 4-5. 인증조사 등급 판정 기준

<table>
<tr><th rowspan="2">등급</th><th rowspan="2">종별</th><th rowspan="2">1.필수항목</th><th colspan="3">조사항목 평균 점수</th><th rowspan="2">비 고</th></tr>
<tr><th>2. 전체</th><th>3.기준별</th><th>4.장별</th></tr>
<tr><td rowspan="3">인증</td><td>병원</td><td rowspan="3">'하' 없음</td><td rowspan="2">8점 이상</td><td rowspan="3">모든 기준
5점 이상</td><td rowspan="2">모든 장
7점 이상</td><td rowspan="3">1~4 모든 조건
충족해야 함</td></tr>
<tr><td>종합병원</td></tr>
<tr><td>상급종합병원</td><td>9점 이상</td><td>모든 장
8점 이상</td></tr>
<tr><td rowspan="3">불인증</td><td>병원</td><td rowspan="3">'하' 1개 이상</td><td rowspan="2">7점 미만</td><td>5점 미만
3개 이상</td><td rowspan="2">7점 미만
1개 이상</td><td rowspan="3">1~4 중에서
한 개라도
해당되면
불인증</td></tr>
<tr><td>종합병원</td><td>5점 미만
2개 이상</td></tr>
<tr><td>상급종합병원</td><td>8점 미만</td><td>5점 미만
1개 이상</td><td>8점 미만
1개 이상</td></tr>
<tr><td>조건부
인증</td><td colspan="6">필수 항목에서 '하'가 없으면서, 조사항목 평균점수(전체, 기준별, 장별)가 인증과 불인증에 해당되지 않는 모든 경우</td></tr>
</table>

6) 참고사항

ㅇ기준의 충족여부 및 인증등급 판정 시, 시범항목 및 미해당 항목은 점수산정에서 제외된다.

(1) 질 향상 운영체계

기준 7.1

의료기관 차원의 질 향상과 환자안전 운영체계가 있다.

조사목적

의료기관은 의료기관 전반의 서비스 질 향상 활동과 환자안전 활동의 활성화를 유도하기 위하여 의료기관 차원의 질 향상 활동과 환자안전 활동을 기획, 통합, 조정, 지원하기 위한 체계를 운영함으로써 지속적인 조직문화의 변화를 지향하여야 한다.

조사항목

	조사항목	구분	조사결과
1	〔필수〕 의료기관 차원의 질 향상과 환자안전을 위한 위원회가 있다.	P	□상 □중 □하
2	〔필수〕 의료기관 차원의 질 향상과 환자안전 활동을 수행하는 적격한 자가 있다.	S	□상 □중 □하
3	〔필수〕 의료기관 차원의 질 향상과 환자안전 활동 계획을 수립한다.	S	□상 □중 □하
4	〔필수〕 질 향상과 환자안전 교육 계획을 수립한다.	S	□상 □중 □하
5	〔필수〕 질 향상과 환자안전 활동을 위해 필요한 자원을 지원 한다.	P	□상 □중 □하

기준의 이해

등급분류 : [필수]

1) [필수] 의료기관 차원의 질 향상 활동과 환자안전을 기획, 통합, 조정, 지원하기 위하여 의료기관 전체 차원에서 의료 및 의료기관서비스의 질 향상 및 환자안전 유도를 위한 목적으로 위원회를 구성하고 운영한다.
   ※ 참고 : 환자안전법
   ○ 위원회 구성, 위원회 역할, 정기적 위원회 운영, 위원회 운영 결과 경영진 보고

2) [필수] 의료기관은 질 향상 활동과 환자안전 활동을 위하여 교육 및 전체적인 관리 활동을 수행할 수 있는 전담부서를 두고, 적격한 자가 질 향상과 환자안전 활동을 관리한다.
   ○ 전담부서 역할
   ○ 전담인력 배치
   ○ 인력 자격
   – 실무 수행에 적합한 경력 및 자격
   – 질 향상과 환자안전 관리를 위한 교육 및 훈련
   * 예시 : 국내외 학회, 질 향상과 환자안전 연수과정, 정보와 데이터관리 · 분석 · 활용을 위한 훈련 등

3) [필수] 의료기관 전체 차원에서 연간 의료의 질 향상과 환자안전 활동 계획을 수립한다.
   ○ 우선순위에 따른 질 향상과 환자안전 활동의 선정
   ○ 활동 계획 수립 시 고려되어야 하는 포함되어야 하는 내용
   – 위험 관리에 관한 사항
   – 환자안전 사건 관리에 관한 사항
   – 우선순위를 고려한 지표 선정 및 관리에 관한 사항
   – 질 항샹 활동 방법
   – 질 향상과 환자안전 활동을 위한 의료기관 차원의 지원
   ○ 계획에 따른 개선활동 평가
   ○ 질 향상과 환자안전 위원회의 개선 활동 계획에 대한 검토/승인 및 경영진 보고

4) [필수] 의료기관은 직원이 질 향상과 환자안전 활동을 수행할 수 있도록 필요한 교육계획을 수립한다.
   ○ 교육 대상 및 주제
   – 경영진 * 예시 : 환자안전문화, 질 향상 활동 우선순위선정 및 활동결과의 이해, 위험관리의 중요성 등
   – 신규 직원 * 예시 : 환자안전문화, 질 향상 활동방법 등
   – 재직 직원 * 예시 : 환자안전문화, 질 향상 활동방법 등
   ○ 연간 교육 일정
   ○ 질 향상과 환자안전 위원회의 교육 계획에 대한 검토/승인 및 경영진 보고

5) [필수] 질 향상과 환자 안전 활동을 위해 필요한 자원은 인적 지원, 기술적 지원, 활동 지원금 및 포상금 지급과 같은 행정직 지원 등을 의미한다.

기준 7.2

의료기관 차원의 위험관리체계를 수립하고 관리한다.

조사목적

의료기관 차원의 위험요인을 파악하여 환자와 직원의 안전을 확보하기 위한 적절한 체계를 구축하고, 원인분석 및 개선활동을 효율적으로 수행할 수 있도록 관리한다.

조사항목

	조사항목	구분	조사결과
1	의료기관 차원의 위험관리체계가 있다.	S	□상 □중 □하
2	위험관리 범주에 따른 위험요인을 확인한다.	P	□상 □중 □하
3	위험요인에 대한 위험 정도를 평가하고 우선 순위를 정한다.	P	□상 □중 □하
4	우선순위에 따라 선정된 위험요인을 분석하여 개선한다.	P	□상 □중 □하
5	개선활동 효과를 모니터링하고 평가한다.	P	□상 □중 □하
6	위험관리 활동 결과를 경영진에게 보고한다.	P	□상 □중 □하
7	위험관리 활동 결과를 관련 직원과 공유 한다.	P	□상 □중 □하

기준의 이해

등급분류 : 시범

1) 의료기관 차원의 위험관리체계에는 다음의 내용을 포함한다.
ㅇ위험관리 영역(범주) : 국제 수준의 환자안전관리 우선 영역 포함되어야 함
※ 참고 : WHO Global Patient Safety Soluions
* 예시 : 환자안전보장활동, 고위험 의료서비스(고위험 시술등), 고위험 장소(중환자실, 수술실, 응급실 등) 고위험 환자(고령, 면역저하, 소아 등) 의료기관의 운영, 전략, 재정 등
– 각 관리 역역(범주)별 위험 요인(Risk Factor) 자료 산출 및 담당부서
ㅇ위험 관리 활동 계획 수립
– 의료기관 차원의 위험 관리를 위한 위원회 운영
– 내용 : 위험 요인의 확인, 기록, 평가, 우선순위 선정, 분석, 개선활동, 모니터링 및 평가, 경영진 보고 및 직원 공유 등
ㅇ위험 요인 확인
– 주기적인 위험 요인 파악
– 위험요인 기록 방법 및 틀(Frame)
– 위험요인 변화 시 관련 기록 업데이트
ㅇ위험 평가(Risk Assessment)
– 평가 방법(빈도, 심각도, 잠재적 영향 등)
– 평가 주기
– 위험평가 결과에 따른 개선을 위한 우선순위 선정 기준
ㅇ위험 요인 분석 및 개선활동 수행
– 방법
* 예시 : 고장유형영향분석(Failure Mode Effect Analysis, FMEA) 등
ㅇ개선활동 효과에 대한 모니터링 및 평가
ㅇ위험 관리 활동 결과 경영진 보고
ㅇ위험관리 활동 결과 관련 직원 공유

2) 체계에 따라 의료기관 차원의 위험요인(Risk Factor)을 파악한다.

3) 체계에 따라 위험 요인의 위험정도를 평가하고 우선순위를 정한다.

4) 체계에 따라 필요 시 팀을 구성하여 우선순위에 따라 선정된 위험 요인에 대해 의료기관 차원에서 최소 연1건 이상 분석하고 개선활동을 수행한다.

5) 체계에 따라 개선 활동 효과를 모니터링하고 평가한다.

6~7) 체계에 따라 위험관리 활동 결과를 경영진에게 보고하고 관련 직원과 공유한다.

기준 7.3

의료기관 차원의 환자안전사건을 관리한다.

조사목적

의료기관은 잘못된 부위 시술 및 수술, 투약오류, 자살, 낙상, 수혈 부작용 등의 환자안전 관련 사건을 예방하기 위하여 적절한 보고체계를 수립하고, 원인분석 및 개선활동 효율적으로 수행할 수 있도록 관리한다. 또한 의료기관은 적신호사건 발생 시 환자에게 관련 정보를 제공하고, 주의경보 발령 시 내용에 대해 직원과 공유하여 환자안전문화 형성을 위해 노력 한다.

조사항목

	조사항목	구분	조사결과
1	의료기관 차원의 환자안전사건 관리절차가 있다.	S	□상 □중 □하
2	직원은 환자안전사건에 대한 정의와 보고절차를 알고 있다.	P	□상 □중 □하
3	보고된 환자안전사건을 분석한다.	P	□상 □중 □하
4	분석결과에 따라 개선활동을 수행한다.	P	□상 □중 □하
5	환자안전사건에 대한 결과를 경영진에게 보고한다.	P	□상 □중 □하
6	환자안전사건에 대한 결과를 관련 직원과 공유한다.	P	□상 □중 □하
7	적신호사건 발생 시 환자와 보호자에게 관련 정보를 제공 한다.	P	□상 □중 □하
8	환자안전 주의경보 발령 시 관련 직원과 공유한다.	P	□상 □중 □하

기준의 이해

등급분류 : 1~6:필수, 7:시범, 8:정규

1) 〔필수〕 의료기관 차원의 환자안전사건 관리 절차가 있다.
   ※ 참고 : 환자안전법
   ○환자안전사건 정의 * 예시 : 적신호사건, 근접오류, 위해사건
   ○환자안전사건 보고절차 : 보고자, 시기, 방법
   ○환자안전사건 분석
   ○분석결과에 따라 우선순위를 정하여 개선활동 수행
   ○경영진 보고 및 관련 직원 공유
   ○적신호사건 발생시 관련 정보 제공 : 진료과정에서 발생한 내용, 치료계획 등
   ○환자안전 주의경보 발령 시 관련 직원 공유

2) 〔필수〕 직원은 환자안전사건에 대한 정의와 보고 절차를 알고 있다.

3) 〔필수〕 보고된 환자안전사건 재발방지 및 예방을 위해 환자안전사건을 분석한다.
   ○사건 유형 분석
   ○근본 원인 분석(Root Cause Analysis, RCA)
   – 적신호사건 : 절차에 따라 정해진 기간 내 시행

4) 〔필수〕 환자안전사건 분석결과에 따라 개선활동을 수행한다.

5~6) 〔필수〕 절차에 따라 보고된 환자안전사건에 대한 결과를 경영진에게 보고하고, 관련 직원과 공유한다.

7) 의료기관은 적신호사건 발생 시 환자 및 보호자에게 환자의 진료과정에서 발생한 내용, 치료 계획 등에 대한 정보를 제공한다.

8) 의료기관은 국가에서 발령하는 환자안전 주의경보 및 의료기관 차원에서 선정한 환자안전 주의경보를 관련 직원과 공유한다.

기준 7.4

의료기관의 질 향상 및 환자안전 활동 계획에 따라 개선활동을 수행한다.

조사목적

의료기관은 지속적이고 효율적인 질 향상을 위하여 적합한 활동방법을 선택하여 주제를 정하고, 이에 대한 질 향상과 환자안전 활동 수행을 통하여 얻은 성과에 대한 지속적인 개선활동을 유지, 관리한다.

조사항목

	조사항목	구분	조사결과
1	우선순위에 입각한 질 향상 활동 주제를 선정한다.	S	□상 □중 □하
2	의료기관에서 선정한 질 향상 활동 방법을 사용한다.	P	□상 □중 □하
3	선정된 주제에 따른 통계적기법과 도구를 사용하여 자료를 분석한다.	P	□상 □중 □하
4	질 향상 활동을 통해 얻은 성과를 지속적으로 관리한다.	P	□상 □중 □하
5	질 향상 활동 성과를 경영진에게 보고한다.	P	□상 □중 □하
6	질 향상 활동 성과를 관련 직원과 공유한다.	P	□상 □중 □하

기준의 이해

등급분류 : [정규]

1) 의료기관의 당해 연도 질 향상 활동 계획의 우선순위에 따라 주제를 선정한다.
   ○의료기관 차원의 질 향상 활동과의 일관성
   ○주제별 질 향상 활동 계획 : 문제개요, 핵심지표, 자료수집 및 분석, 개선전략, 개선활동성과 관리

2) 의료기관에서 선정한 질 향상 활동방법을 사용한다.
   ※ 질 향상 활동방법 예시 : PDCA, FOCUS PDCA, 6-시그마 및 관련 학회에서 권고하는 방법 등

3) 문제점 파악, 개선방안 도출, 개선효과 평가 등을 위해 통계적 기법과 도구를 사용하여 자료를 수집 · 분석하고 가능한 근거와 비교하여 목표를 설정한다.
   ※ 통계적 기법과 도구 예시 : 런 챠트, 관리도, 히스토그램, 파레토도 등
   ※ 근거 비교란 타 유사기관, 선진사례 또는 문헌에 근거한 비교를 의미한다.

4) 질 향상 활동을 통해 얻은 성과를 지속적으로 모니터링하여 결과를 따라 개선이 필요한 경우에는 이에 대한 개선활동을 진해하거나 개선활동에 대한 재계획을 수립한다.

5~6) 질 향상 활동 성과를 경영진에게 보고하고, 관련 직원과 공유한다.

기준 7.5

진료지침 개발과 적용을 위한 계획을 수립하고, 이를 수행한다.

조사목적

의료기관은 질 향상과 환자안전의 목표를 달성하기 위해 진료절차를 표준화함으로써 자원을 효율적으로 사용하고, 시의 적절한 임상진료를 제공한다.

조사항목

	조사항목	구분	조사결과
1	진료지침 개발과 관리 계획이 있다.	S	□상 □중 □하
2	진료지침에 따라 환자진료를 수행한다.	P	□상 □중 □하
3	진료지침 활용성과를 지속적으로 관리한다.	P	□상 □중 □하
4	진료지침 활용성과를 경영진에게 보고한다.	P	□상 □중 □하
5	진료지침 활용성과를 관련 직원과 공유한다.	P	□상 □중 □하

기준의 이해

등급 분류	병원	시범
	종합병원/상급종합병원	정규

1) 임상지료지침(Clinical Practice Guideline, CPG) 또는 표준진료지침(Clinical Pathway 또는 Critical Pathway, CP) 개발과 관리를 위한 계획에는 다음의 내용을 포함한다.
○의료기관이 제공하는 진료의 다빈도, 주요질환 등 기관의 필요에 따라 선정

등급 분류	병원	시범
	종합병원/상급종합병원	정규

– 관련 진료부, 진료지원부, 행정부 등 필요한 부서의 관련 직원을 포함하여 구성
○근거에 기반한 지침 개발
– 필요시 의료기관의 기술, 의약품, 기타 자원 또는 국가의 전문적 규범 적용
○진료지침 수행에 필요한 정보 및 내용에 대한 직원 교육
○모니터링 : 수행 및 일관성, 유효성
○모니터링 결과에 따른 주기적인 내용 개선
○경영진 보고 및 관련 직원 공유

2) 환자진료를 위해 진료지침을 개발하고, 실제 진료에 활용한다.

3) 진료지침의 활용성과를 지속적으로 관리한다.

4~5) 진료지침 활용성과를 경영진에게 보고하고, 관련 직원과 공유한다.

(2) 성과관리

인증기준
13.1 환자안전 지표를 관리한다.
13.2 환자안전과 질 향상을 위한 진료영역의 지표를 관리한다.
13.3 효율적인 기관 운영을 위한 관리영역의 지표를 관리한다.

기준 13.1

환자안전 지표를 관리한다.

조사목적

의료기관은 환자안전 지표를 선정하여 모니터링하고, 이 자료를 분석하여 개선 활동에 활요함으로써 환자안전과 질 향상을 도모한다.

조사항목

	조사항목	구분	조사결과	병원	종합병원
1	환자 확인 관련 지표를 관리한다.	O	□상 □중 □하		
2	의사소통 관련 지표를 관리한다.	O	□상 □중 □하	□미해당	□미해당
3	수술, 침습적 시술 관련 지표를 관리한다.	O	□상 □중 □하	□미해당	
4	낙상관련 지표를 관리한다.	O	□상 □중 □하		
5	손위생 수행 관련 지표를 관리한다.	O	□상 □중 □하		
6	욕창 관련 지표를 관리한다.	O	□상 □중 □하	□미해당	
7	카테터 관련 혈류감염 지표를 관리한다.	O	□상 □중 □하	□미해당	□미해당
8	카테터 관련 요로감염 지표를 관리한다.	O	□상 □중 □하	□미해당	□미해당
9	인공호흡기 관련 폐렴 지표를 관리한다.	O	□상 □중 □하	□미해당	□미해당

기준의 이해

등급분류 : [정규]

1~9) 의료기관의 차원의 환자안전 지표를 관리한다(부록 환자안전 지표 참조).
ㅇ지표 정의서 작성
 – 지표명, 정의, 분자, 분모, 조사방법 등
ㅇ지표 관련 자료의 지속적인 모니터링 및 분석 방법(모니터링 주기, 분석, 주기)
ㅇ지표 분석 결과의 관련 부서장 및 경영진 보고
ㅇ지표 분석 결과에 대한 관련 직원과의 공유
ㅇ지표 분석 결과에 따라 필요시 우선순위에 따른 개선 활동 수행 및 활동결과에 대한 평가

기준 13.2

환자안전과 질 향상을 위한 진료영역의 지표를 관리한다.

조사목적

의료기관은 진료영역의 지표를 선정하여 모니터링하고, 이 자료를 분석하여 개선활동에 활용함으로써 환자안전과 질 향상을 도모한다.

조사항목

조사항목		구분	조사결과	병원	종합병원
1	환자평가 관련 지표를 관리한다.	O	□상 □중 □하		
2	협의진료 관련 지표를 관리한다.	O	□상 □중 □하	□미해당	
3	심폐소생술 관련 지표를 관리한다.	O	□상 □중 □하	□미해당	
4	진단검사 관련 지표를 관리한다.	O	□상 □중 □하		
5	영사검사 관련 지표를 관리한다.	O	□상 □중 □하		
6	병리검사 관련 지표를 관리한다.	O	□상 □중 □하	□미해당	
7	마취 및 진정 관련 지표를 관리한다.	O	□상 □중 □하	□미해당	□미해당
8	혈액제제 관련 요로감염 지표를 관리한다.	O	□상 □중 □하	□미해당	□미해당
9	응급실 관련 폐렴 지표를 관리한다.	O	□상 □중 □하	□미해당	
10	모성 및 신생아 관련 지표를 관리한다.	O	□상 □중 □하	□미해당	□미해당
11	사망률 관련 지표를 관리한다.	O	□상 □중 □하		
12	의약품사용 관련 지표를 관리한다.	O	□상 □중 □하		
13	의무기록 관련 지표를 관리한다.	O	□상 □중 □하		

기준의 이해

등급 분류	병원	3~5, 9 : 정규, 1~2, 6~8, 10~13 : 시범
	종합병원/상급종합병원	정규

1~13) 의료기관의 지표 관리방법에 따라 진료영역 지표를 관리한다.
○지표 정의서 작성
 – 지표명, 정의, 분자, 분모, 조사방법 등
 * 응급실 관련 지표 예시 : 응급실 환자 체류 시간, 응급실 병상 포화지수 등
 * 모성 및 신생아 관련 지표 예시 : 모유수유실 등
 * 사망률 관련 지표 예시 : 예기치 못한 환자사망(환자의 기본 상태나 병의 자연적인 진행 과정과 일차적으로 관계없는 사망)에 대한 검토 비율 등
○지표 관련 자료의 지속적인 모니터링 및 분석
○지표 분석 결과의 관련 부서장 및 경영진 보고
○지표 분석 결과에 대한 관련 직원과의 공유
○지표 분석 결과에 따라 필요시 우선순위에 따른 개선활동 수행 및 활동결과에 대한 평가

기준 13.3

효율적인 기관 운영을 위한 관리영역의 지표를 관리한다.

조사목적

의료기관은 진료 이외의 기관 운영을 위한 지표를 선정하여 모니터링하고, 이 자료를 분석하여 개선활동에 활용함으로써 환자안전과 질 향상을 도모한다.

조사항목

	조사항목	구분	조사결과
1	이용도 관련 지표를 관리한다.	O	□상 □중 □하
2	재무관리 관련 지표를 관리한다.	O	□상 □중 □하
3	인사관리 관련 지표를 관리한다.	O	□상 □중 □하
4	직원교육 관련 지표를 관리한다.	O	□상 □중 □하
5	직원안전 관련 지표를 관리한다.	O	□상 □중 □하
6	환자만족도 관련 지표를 관리한다.	O	□상 □중 □하

기준의 이해

등급 분류	병원	6: 정규, 1~5 : 시범
	종합병원/상급종합병원	정규

1~6) 의료기관의 지표 관리방법에 따라 관리영역 지표를 관리한다.
○지표 정의서 작성
– 지표명, 정의, 분자, 분모, 조사방법 등
* 인사관리 관련 지표 예시:직원 장기근속률, 초과근무시간, 병가일수, 평균간호 근무시간 등
* 직원교육 관련 지표 예시 : 채용 1주 이내 부서 오리엔테이션 과정을 완료한 직원 수 등
* 직원안전 관련 지표 예시 : 업무 관련 상해발생 건수 등
※ 참고 : 산업안전보건법 시행령, 산업재해통계업무처리규정
○지표 관련 자료의 지속적인 모니터링 및 분석(모니터링 주기, 분석 주기)
○지표 분석 결과의 관련 부서장 및 경영진 보고
○지표 분석 결과에 대한 관련 직원과의 공유
○지표 분석 결과에 따라 필요시 우선순위에 따른 개선활동 수행 및 활동결과에 대한 평가

4 외국의 신임제도

1) 미국

미국의 병원신임제도는 외과 의사 코드만(Codmann)이 환자 진료의 최종 결과에 관한 체계적인 정보수집 및 평가의 필요성을 주장한 것으로부터 시작되었으며(Robert et al, 1987; JCAHO, 1988), 당시 의학교육의 수준에 대한 전반적인 평가인 플렉스너보고서(Flexner, report)에 의해 의료서비스 관리의 필요성이 제기되었던 사실이 배경이 된다. Codmann의 개념으로 1915년 미국외과학회가 진료 기록의 유지, 사체부검의 시행, 병원조직을 주요 골자로 하는 기준을 도입함으로써 오늘날 미국 의료 질 관리사업의 기원이 되고 있다.

1917년 12월에 미국외과학회를 중심으로 병원표준화사업이라는 신임제도를 발족하게 되었다. 이후 1952년 미국의학협회, 병원협회, 내과학회, 외과학회, 캐나다의학협회가 참여하여 병원신임합동심의회(Joint Commission on Accreditation of Hospital, JCAH)로 개편되어 다시 오늘날 병원합동신임위원회(Joint Commision on Accrediation of Healthcare Organization, JCAHO)로 변경하여 이들 단체들이 통합하여 신임사업을 주관하고 있다.

병원신임제도와 함께 미국 의료 질 관리의 대표적인 사업으로는 의료이용도조사제도(Utilization Review)이다. 1965년 이전까지는 병원비용절감에 관한 강한 외부압력이 없었기 때문에 이용도조사는 의료제공자에 따라 개별적으로 시행되는 정도였다. 그러나 1965년 Medicare/Medicaid가 시행되면서 의료분야에서 연방정부가 차지하는 비중과 역할이 급격히 늘어나게 되었고, 연방정부는 의료의 질 관리문제에 관심을 기울이게 되었다. 그 결과 정부는 Medicare/Medicaid의 참여를 위해서는 병원들이 이용도사업을 시행하도록 요구하였다.

1972년 Medicare/Medicaid 환자들에게 의학적으로 필요한 의료서비스가 효율적, 효과적으로 전달되도록 보장하기 위한 목적으로 Professional Standards Review Organization(PSRO)이 만들어졌다. 이 PSRO는 각 병원의 입원진료결정, 입원계속결정이 타당한지, 의료의 질은 적절한지를 평가하였다.

전국에 약 200개의 PSRO 조직이 생겨났는데 보통 하나의 PSRO가 인구 백만 명, 35개의 병원 정도의 지역을 담당하여 Medicare/Medicaid 환자들의 진료가 적정한 것인지를 평가하였다. PSRO는 임상적, 행정적 취약점을 찾아내고 교정하는 데는 효과적인 수단이나 사업자체의 비용이 많은 것으로 평가되었다. 더구나 의료인들의 자신들에 대한침해라는 반대의견과 비용절감효과에 대한 국회의 부정적 평가로 인해 1982년에 이르러서는 완전히 폐지되고 말았다.

1982년부터 PSRO의 기능을 대신하는 UR조직으로 Peer Review Organization(PRO)이 생겨났다. PRO 역시 Medicare 환자의 진료가 의학적으로 필요한 것인지, 적절한 환경에서 의료서비스가 제공되는지, 전문가들이 설정한 기준을 충족시키는지를 확인하고 보장하는 것을 그 목적으로 하고 있다. PRO는 PSRO와 달리 주당 하나 꼴로 조직되어 있으며, 성과급제로 정부와 계약을 맺고 활동을 전개하고 있다. PRO는 전체 진료건수의 일부만을 감사하지만 비적정진료를 찾아내는 데 효과적인 것으로 평가되고 있다.

평가 공표

① 미국은 1986년 미국보건부산하 HCFA(Health Care Financing Administrat-ion)의 병원별 사망률발표이다. −Medicare 계약병원들을 대상

② 언론 매체에 의한 의료기관 평가 시도로서는 U.S. News and World Report가 1990년부터 매년 발표하고 있다.

미국신임제도의 발전은 국가의 지원으로 큰 역할을 담당하고 있으며, 1987년 미국의 병원신임프로그램은 전체 6,500여 개 병원 중 5,000여 개 병원과 2,800여 개의 관련기관을 심사하는 대규모 프로그램으로 발전하였다. 신임제도의 대상기관도 1965년에는 장기요양기관에 대해서, 1969년에는 장애자기관, 1970년에는 정신질환진료기관, 약물중독사업 및 지역사회정신보건사업, 1975년에는 외래진료, 1983년에는 호스피스까지로 대상범위를 넓혔다. 특히 병원신임의 결과가 의료 보장 프로그램인 Medicare/Medicaid의 취급지정기관과 연관되어 있고, 대부분의 주에서 병원 허가 시에 신임결과가 사용되는 등 정부의 의료정책과 밀접한 관련을 가지고 있다.

JCAHO는 현재 약 20,000여 기관의 신임평가를 수행 중에 있으며 그 대상은 외래 서비스, behavioral health care, 가정 간호 및 장기 요양 기관, 병원, 임상실험실, health care networks 등이다. 이중 병원은 전체 대상기관 수의 1/3보다 적지만 총 병원 병상 수의 약 96%이상이 신임을 받고 있다. 미국 내 다른 신임기구도 JCAHO와 거의 유사한 형태를 갖고 있다.

질 관리 기준 내용의 특징은 분야별로 세분화되어 특히 의료진의 활동을 강조하면서 제시되어 있고 아울러 병원전반에 걸친 질 관리 사업의 촉진을 위해 관리자의 책무를 강조하고 있는 것이 특징이다.

---

2) 호주

호주의 신임제도는 미국의 신임제도를 모델로 시작되어, 1960년 미국의 병원신임합동심의회의 사례를 감안하여 호주 의학협회와 병원협회가 주축이 된 병원신임위원회가 설립되었고 초기에는 큰 활동이 이루어지지 않았다.

1973년 정부가 재정을 지원하면서 신임위원회의 활동이 활성화되었고, 1974년 호주병원표준위원회(The Australian Council on Hospital Standards, ACHS)로 명칭이 바뀌면서 본격적으로 조사가 실시되었다.

1974년에는 빅토리아 주민을 대상으로 실시되었고 1978년부터 확대되었다. 이어 1988년에는 ACHS에서 호주보건의료표준위원회(The Australian Coun-cil on Health Care Standards, ACHCS)로 변경되었다. 보건의료표준위원회는 1974년부터 미국의 JCAH와 같이 민간차원에서 병원신임사업을 시행하기 위해 만들어진 단체였다. 의료기관 개설 허가를 대신하는 등 강력한 제도적 유인장치를 가진 미국 신임제도와는 대조적으로 호주의 경우 신임사업에 대한참여는 전적으로 의료기관의 자발성에 근거하고 있다(참여는 공공병원에서 우세하며 대규모 병원의 참여가 높다). 호주보건의료표준위원회는 결과적 기준보다 구조적, 과정적 기준에 치중하고 있으며 구조, 과정에 부합되지 않는 의료기관에서는 결과적 기준에 대한 측정은 대부분 부적절하게 나타날 것으로 예측되기 때문이다.

의료의 질 관리 관련제도로서는 주정부(New South Wales)가 직접 예산을 투자하여 각 공공병원마다 의료의 질 관리를 담당하는 QA coordinator를 고용하였다. 이는 의료의 질에 대한 주정부의 관심을 보여 주는 것이다. 이제는 이 QA coordi-nator 들이 전국적으로 협회를 구성하여 의료의 질 관리 사업을 이끌어가고 있다. 의사들은 의료의 질 관리 사업에 참여하여 활동하게 되며 제소를 당하는 등 법적인 문제를 일으키게 되지 않을까 우려하여 적극적인 참여를 꺼려하였다. 이러한 우려를 불식시키고 의료의 질 관리활동을 활성화시키고자 1988년 Victoria 주정부는 병원 내 질 관리위원회의 설립과 위원들의 활동 및 발표문서 등을 보호하는 법률을 제정하였다. 호주의 의료기관 신임사업은 보건의료와 관련한 다양한 이해 당사자들이 참여하고 있는 것이 특징이다(예: 소비자단체 등). 조사기간은 병원규모에 따라 차이가 있으나 1~5일(미국은 2~4일) 정도 소요된다.

질 관리 기준 내용의 특징은 기준 내용은 적으나 질 관리 사업의 개념과 원리에서부터 실질적인 접근까지를 상세하게 언급해줌으로써 병원으로 하여금 자발적으로 추진해 나갈 수 있도록 지침을 주고 있음을 알 수 있다. 상당한 수준의 지표개발을 이루어 사용하고 있다.

3) 영국

영국의 신임제도는 최근으로 1988년에 신임제도의 도입검토가 제안되어 6개 지역 보건국 운영병원과 2개 민간병원의 참여로 1991년 18개 병원의 참여로 조직감사 사업을 시작하였다. 현재 병원심사제도는 단기병원(Acute hospital)만을 대상으로 하고 점차 확대하는 추세에 있으며 병원들의 자발적인 참여를 전제로 하고 있다.

조사기간은 500병상 규모의 종합병원에 4일 정도 소요되고 있다. 영국은 신임제도의 역사가 짧으므로 호주와 미국의 기준집을 주로 참고하여 자체 기준으로 삼고 있으며 기준의 내용은 다른 나라에 비해 상당히 세분화된 기준을 적용하는 것이 특징이다. 질 관리 기준 내용의 특징은 역사가 가장 일천한 영국의 경우 의료 자체에 대한 감사는 의사들의 자발적인 활동으로 이루어지고 있으며 병원감사에는 이를 다양한 부서 활동 속에 반영하여 기준으로 제시하고 있다.

4) 스페인

신임제도의 역사는 1981년 Catalonia 주에서 병원신임제도가 처음으로 실시됨으로써 시작된다고 할 수 있다. 이 제도는 주정부의 주도로 시작되면서 1988년부터는 스페인 전국적으로 실시되었다. 1990년대 초에는 관련법의 제정으로 많은 병원에서 일상적 업무의 하나로 질 관리 사업이 시행되고 있다.

우리나라와 같이 1985년까지는 국민의료보험을 실시하였으나 1986년부터는 조세에 의한 국가보건의료체제(NHS)로 바뀌었다. 이러한 의료체계의 근본적 변화는 의료의 질 관리부문에서도 큰 발전을 이루게 되었다. 스페인의 병원신임제도는 민간단체가 아니라 정부 측의 주도로 이루어지고 있다. 정부에서는 하나의 단일 질 관리체계를 구축하기보다는 필요에 따라 적합한 사업들을 개발하는 정책을 채택하고 있다. 의료계에서도 의료의 질 관리 사업이 지나친 정부주도로 진행되지 않기를 바라고 있다. 스페인의 질 관리 사업은 외부사업과 내부사업을 구분할 수 있다. 외부사업은 병원신임제도로 1981년 Catalonia지방에서 시작된 이후 1988년부터는 병원과 일차의료기관의 신임을 위한 전국적인 체계가 갖추어졌다. 이 신임제도는 직접적인 재정적 실행수단은 없지만 의료기관으로 하여금 양질의 의료를 제공할 수 있도록 특혜, 자원 등의 유인책을 가지고 있다. 내부 질 관리사업은 1980년대 초부터 각 병원의 의무원장들에 의해 병원관리수단의 하나로 그리고 주요문제의 발견과 해결수단을 시작되었다. 질 관리사업이 본격적으로 실시되면서 이 위원회는 새로이 조직되어 정확한 평가항목을 만들고 모든 활동결과는 함께 묶어 보고서를 만든 뒤 병원 각 부서의 책임자에게 회람을 시키게 되었다.

이 질 관리사업은 의무원장에 대한 자문의 기능을 가지며 의사들은 자발적으로 순환해서 참여하고 있다. 주로 다루고 있는 대상은 진료의 과정과 결과, 의료자원이용감사, 위험관리, 환자들의 의견 등이다. 이 중 환자의 의견과 불만을 받아들이는 것이 중요한 사업으로 인식되고 있다. 실제로 1984년 스페인의 전 병원에서는 환자의견청취서비스가 시행되고 있다.

의료의 질 관리 사업을 전문 인력들이 자발적 참여와 순환을 조장하도록 만들었기 때문에 이들의 참여에는 큰 문제가 없었다. 그리고 병원경영자들도 전문인력들의 주도적 역할을 받아들였다. 질 관리사업의 시행과 개발에 대한 경영자들의 관심은 계속 높아지고 있고 몇몇 병원에서는 질 관리 분임조(quality circle)까지 설치하고 있다. 그러나 의료인 단체의 협력은 미흡한 수준이었으나 학계에서는 많은 협조가 있었다.

표 4-6. 국가별 의료기관 신임제도의 특성

	미국	캐나다	호주	일본	스페인	네덜란드
운영 주체	민간(JCAHO) (PRO보건의료 재정 청과성과 급제 계약, 1972년 도입)	민간(CCHFA)	민간(ACHS)	행정부와 의료기관단체가 지원하는 제3의 기구 의료기능 평가기구	주정부주 도병원 신임제도	민간의료의 질 관리지원 기구(CBO)
도입 시기	1917	1954	1974	1995	1988	1976
재정	–연3,500만 불 –자체수입(조사비 90% 차지)	–연177만 불 –자체수입(조사비 79% 차지)	–자체수입(조사비 54% 차지)	행정부와 의료기관단체 지원	정부	정부/병상 1일당 10센트 부담
유인책	–의료기관설립 허가대체 –정부의료사업 참여조건 –보험계약조건	–전공의 및 타 보건의료 인력 수련병 원지정 조건 –신규사업에 대한금융 지원	–병원의 자체 평가사업 –환자유도효과 –사립병원에 대해 1일 10불 추가 지불	–의료기관평가를 통한 의료의 질 향상 –병원적정기준 설정, 대국민 의료서비스계몽활동	의료보험 취급지정 조건	의료보험 취급지정 조건
참여 정도	병원의 84% 기타의료기관	병원 621개 기타 의료기관	병원의 32%(병상수의 60%)	95년 110개 96년 200개	카탈로니아주 병원의 82%	민간병원은 예외

* JCAHO : Joint Commission on Accreditation of Healthcare Organizations
CCHFA : Canadian Council on Health Accreditation
ACHS : Australian Council on Health Standards
CBO : National Organization for Quality Assurance in Hospital

5 국제 인증

의료의 질 향상을 지속적으로 추진하고 있는 선진 의료 국가들이 국제적으로 인증 받기 위한 국제 의료기관 평가위원회의 국제 인증 JCI(Joint Commission International)를 획득하고 있다. JCI 국제인증 프로그램은 전 세계 의료기관을 대상으로 국제적으로 안전한 의료서비스와 향상된 의료 제공을 인정받는 것으로 국내 환자뿐만 아니라 외국 환자 유치 홍보에 큰 역할을 할 수 있다. 외국 환자의 유치는 의료비 수입과 가족의 관광이라는 두 배의 효과를 누릴 수 있으므로 국제병원들은 JCI 인증 획득에 적극적인 노력을 기울이고 있다.

현재 의료관광을 선도하고 있는 싱가폴, 태국, 인도의 주요 병원들이 대부분 JCI 인증을 획득하였고 선진국에 비해 저렴한 비용과 선진국 수준의 의료서비스와 휴양시설을 갖추고 환자 유치에 앞장서고 있다. 이외에도 대만, 필리핀, 인도네시아 등의 나라가 외화 획득의 주요 수단이 되는 의료관광에 대규모 예산과 정부차원의 적극적인 국가 신성장 동력으로 추진하고 있다. 이와 같이 의료관광산업은 투자의 효율성과 효과가 보장되며 부가가치가 높은 지식기반 서비스 산업으로서 전 세계적으로 확산되고 있다. 의료관광은 최첨단 의료시설과 기술로 외국인을 유치하여 단순히 시술이나 치료뿐만이 아니라 레저, 휴양, 문화 활동을 관광과 연계하는 산업으로서 웰빙과 건강 추구형 라이프스타일 변화에 블루오션으로 떠오르는 분야이다.

영리법인을 허용하지 않는 우리나라에서도 병원지원회사(MSO, Management Service Organization)제도가 도입되고 국가 또는 지방자치단체와 함께 선진화를 추구하는 병원에서도 해외환자 유치를 위한 진료를 시작하였거나 준비 중이다. 그러나 아직까지도 인식부족과 의료법, 각종 규제로 인해 상품개발, 투자유치, 마케팅 활동이 제대로 이루어지지 않고 있다.

2008년도에 신촌 세브란스병원이 2,000병상 개원과 함께 JCI 인증을 획득함으로써 선진화를 추진하고 있는 국내 병원에서도 JCI 인준에 박차를 가하고 있다. 국제적으로 JCI 인정을 받은 병원은 우리나라를 포함한 32개국 179개 병원으로 사우디아라비아 19개 병원, 아랍에미리트 14개 병원, 싱가폴과 스페인 13개 병원, 브라질 12개 병원, 인도 10개 병원 등으로 앞으로 빠르게 증가할 것이다.

JCI 인증제도는 JC(Joint Commission)가 50년 이상 미국 의료기관의 의료서비스에 대한 인증 사업을 하면서 1만 5천 개 이상의 의료기관을 인증해 주는 세계 최대의 의료서비스 인증기관이다. 하지만 JC의 평가기준을 그대로 적용하는 것은 국제병원이 소재한 국가의 법적, 문화적 특성 문제가 발생함에 따라 전 세계 의료기관들의 안전한 양질의 의료 제공을 지원하고자

이를 극복하기 위해 국가에 따른 법적, 문화적 차이를 수용할 수 있는 국제 평가기준을 개발함으로써 국제사회의 의료의 질 향상에 기여하고자 1998년에 JCI를 설립하였다.

1) JCI 인증의 종류

① 병원(Acute Care Hospital) 인증 프로그램

② 외래진료기관(Ambulatory Care)

③ 환자후송기관(Medical Transport Organization) 인증 프로그램

④ 특정질환(Disease or Condition-Specific Care) 인증 프로그램

⑤ 케어의 연속망(The Care Continnum) 인증프로그램(장기요양 Long-term Care, 호스피스 케어 등)

⑥ 임상병리검사실(Clinical Laboratories) 인증 프로그램

2) JCI 인증 방법

JCI는 인증제도로서 인증을 받기 위해서는 JCI 홈페이지에 인정신청서를 다운 받아 신청을 하면 된다. 지역별로 인증을 받는 병원 측과 평가 일정을 조정한다.

(1) JCI 평가단

인증 평가단은 신청 기관을 방문하여 현장평가를 실시한다. 평가위원은 병상규모에 따라 조정되지만 보통 의사 1명, 간호사 1명, 행정가 1명으로 구성된다.

(2) 추적조사의 종류

추적조사는 시스템 추적조사와 환자 추적조사로 구분된다. 시스템 추적조사는 정보관리, 감염관리, 투약관리 분야에서 평가기준을 제대로 시행하고 있는지를 평가한다. 환자 추적조사는 재원하고 있는 환자 중 몇 명을 대상자로 먼저 선정하고 이들의 의무기록을 검토하여 내용이 실제로 시행되었는지를 환자가 제공받는 프로세스를 그대로 따라가면서 기록을 확인하고 면담으로 실시된다.

(3) 추적조사법

평가위원들은 추적조사법(Tracer Methodology)을 이용하여 병원이 JCI 평가기준을 준수하는지를 평가한다.

3) JCI 인증제도의 장점

① JCI 인증제도의 장점으로는 인증제도 방식을 취하고 있다. 국제병원이 양질의 의료서비스를 제공하기 위해 갖추어야 하는 구조, 과정, 결과에 국제적인 평가기준을 지키고 있는지를 평가하는 인증제도이며 다음과 같은 장점이 있다.

㉠ 외부기관에 의한 객관적인 평가이다.

㉡ 부서 중심이 아닌 기관 전체의 평가이다.

㉢ 의료기관이 자발적으로 평가를 받는다.

㉣ 개인이 아닌 시스템에 중점을 둔다.

㉤ 주기적으로 재평가를 한다.

㉥ 의료의 질을 향상시키기 위해 계속적으로 노력하게 된다.

② 과학적인 평가기준이다. JCI는 JC의 평가기준을 기반으로 하였으며, 지난 50년간 1만 5천여 개의 미국 내 의료기관 인증을 통하여 의료의 질에 문제가 되었던 사례에 대한 체계적인 데이터베이스를 구축한 후, 이를 이용하여 의료의 질의 문제를 해결할 수 있는 과학적인 평가기준을 마련하였다.

③ 의료기관의 특성에 맞는 맞춤형 평가방법이다. 의료기관의 특성에 맞는 내용에 대한 평가가 이루어져야 한다. JCI는 평가대상 의료기관의 다빈도 5개 질환을 중심으로 추적조사법을 이용하여 환자에게 제공된 의료행위를 평가한다.

④ 문제해결 중심의 평가이다. JCI의 평가기준 및 평가지표는 구체적이기보다는 개념적인형태로 구성되어 있다. 예를 들어 환자의 의무기록은 환자를 식별할 수 있는 충실한 정보가 포함되어야 한다는 부분이다. 충실한 정보란 구체적인 내용이 무엇인지는 의료기관이 스스로 정의하고 평가위원을 납득시켜야 한다.

⑤ 국제적인 의료기관 평가 기준이다. JC의 평가기준은 ISO(Internaional Standard Organization)의 평가기준, 유럽의 의료기관 평가 기준 등의 장점을 취합하여 만든 국제평가기준이다. 약 60여 개 국가에서 사용되고 있으며 앞으로 사용 국가가 더 확대될 것을 판단된다.

4) JCI 인증제도의 단점

① 인증준비에 많은 시간이 소요된다. 인증을 위해서는 우선 JCI 평가기준을 이해하고 이에 근거하여 병원의 조직이나 개선방안을 마련하여 병원 전반의 시스템을 변화시켜야 한다.

② 과도한 문서화 작업을 요구한다. 인증을 받기 위해서는 모든 의료행위에 대한 평가기준을 문서화하고 이를 제대로 시행하는지를 의무기록에 기록되어 있어야 한다.

③ 지속적인 교육을 요구한다. 실제 의료행위 내용을 추적조사 하므로 전 직원이 끊임없이 교육을 받아야 한다.

④ 전문인력이 필요하다. JCI 평가는 추적조사법을 통한 의료진과 환자와의 면담, 의무기록, 의료의 질 관리 데이터 검토에 근거한 평가이므로 이들 내용을 잘 이해하고 전문인 력이 절대적으로 필요하다.

⑤ 리더십이 요구된다. JCI 평가기준을 적용하기 위해서는 원장이 양질의 의료서비스 제공에 대한 확고한 신념이 있어야 한다. 의료서비스의 질적 수준이 끊임없이 향상되어야 하기 때문이다.

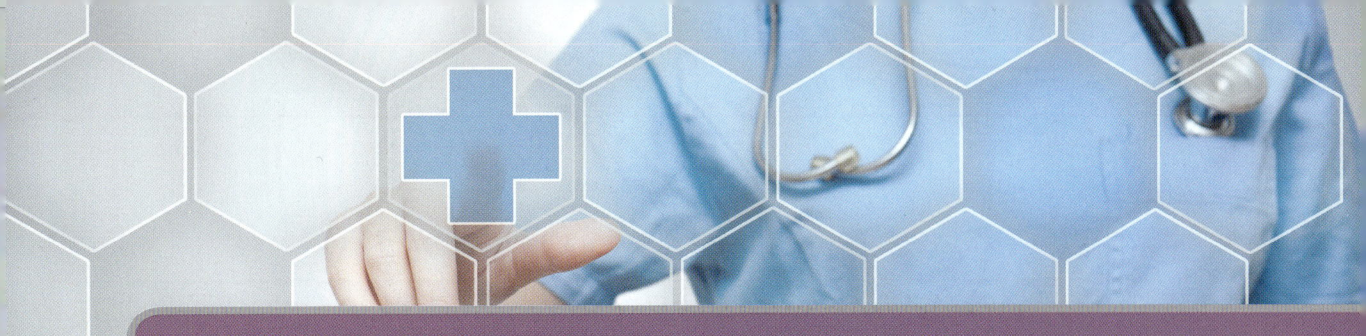

Chapter 05

고객만족도

본 장은 환자 만족도의 개념과 중요성을 이해하고 측정방법을 설명한다. 환자 만족도 조사가 타당성 있고 신뢰성 있는 정보로 의료 서비스의 질을 향상시키고, 병원 경영에 전략적인 정보를 얻을 수 있도록 결정적인 역할을 하는 지표로 사용될 수 있을 것이다.

1 환자만족의 개념

환자만족(patient satisfaction)이란? 의료서비스를 포함하여 병원이 제공하는 제반 상품 및 서비스에 대한 환자의 사전기대보다 사용실감이 크거나 높은 것을 의미한다. 예컨대 소문보다 잘한다거나 기대했던 것보다 잘 한다고 느끼면 환자는 만족하고 그 반대면 불만스럽게 생각하거나 그저 그렇다고 느끼게 된다.

환자만족이 더더욱 중요한 것은 만족한 이용자는 본인이 재이용할 뿐만 아니라 다른 사람에게도 이용을 권유하거나 추천하고, 불만족한 이용자는 험담과 흉을 통해 주위 사람의 이용을 억제한다는 것이다. 미국의 TART사(1985년)가 카터행정부의 의뢰로 고객의 불평, 불만을 심층 연구한 결과 고객은 칭찬하기보다는 흉보거나 욕하는 경향이 있다는 사실을 밝혀냈다.

왜냐하면 자기 돈을 내고 기대한 서비스를 받는 것은 당연하므로 특별히 남에게 칭찬할 필요가 없으나(그럼에도 불구하고 만족한 경우 평균 3명에게 이야기함), 그 반대인 경우에는 억울하기도 하고 화도 나기 때문에 주위사람 9~10명에게 이야기함으로써 보상을 받고 싶어 하기 때문이다.

표 5-1. 고객의 행동

만족한 경우	불만족한 경우
• 평균 3명에게 자기의 이용 경험을 전파 • 매우 만족한 사람은 약간 만족한 사람에 비해 6배의 재구입, 재이용	• 불만을 가진 고객의 96%는 회사에 그 불만을 이야기하지 않음 • 불만을 회사에 말하는 고객의 54~70%는 그 불만이 해결되면 다시 그 회사와 거래하며 그 비율은 불만이 재빨리 해결되었다고 느낀 경우 95%까지 올라감 • 불만을 가진 고객은 그 내용을 평균적으로 9~10명에게 이야기 함

1) 고객의 의사결정

고객의 행동을 분석하기 위해서 고객들의 치료의사결정의 과정을 보면 다음과 같다.

- 불충족 서비스 욕구를 인식한다(질병의 인식).
- 욕구를 충족하기 위한 대체적 해결방안을 탐색한다.
- 그 대체적 해결방안을 평가한다.
- 치료할 것인가를 결정한다.
- 치료 후 고객은 내적 조화감과 일관성 그리고 인지적 일치감을 추구하고 이것이 충족되지 않으면 심리적 불안을 느낀다.

(1) 변화요인

병원의 경영환경 변화는 한마디로 의료시장의 구매자 시장으로의 전환 및 경쟁의 격화라고 할 수 있다.

① 국민건강보험공단: 의료소비자와 의료공급자 외에 국민건강보험공단이라는 제3자가 주요 당사자로 출현함으로써 의료공급자의 주도적 시장지배를 무력화시켰다는 점이다.

② 경제성장 : 경제성장과 사회민주화를 바탕으로 시민적 권리의식의 제고, 소비자운동의 확대와 활성화를 주도하면서 의료시장에 있어서도 능동적이고 적극적인 소비자로 변모하고 있다.

③ 의료시장규모의 확대: 경제성장과 전 국민 의료보험 제도로 의료수요가 급증하며 의료시장의 규모가 커짐에 따라, 병원 간의 경쟁이 격화되고 있다.

표 5-2. 의료공급의 추이

연도	병원수	병상수	인구 10만 명당 병상수
1980	341	38,096	99.9
1990	627	99,843	232.9
2000	874	190,863	247.7
2010	2,859	528,288	585.0

④ 의료기관 간의 경쟁 : 규제 일변도의 기존 정책에서 탈피하여 병원 간 경쟁을 통한 소비자보호와 의료체계의 효율화를 지향한다.

2) 고객의 불만

어떤 조직은 불만자의 수가 감소하는 것은 성공의 핵심 징후라고 생각한다. 이것이 중요하기는 하나, 거기에 경고 표시를 덧붙여야 한다. 환자들은 드러나게 병원에 관해 불평하는 것을 좋아하지 않는다. 만약 불평하면 차별 대우를 받게 되거나 성실하지 못한 간호를 받게 될지도 모른다는 두려움을 갖게 된다. 그들은 곤경에 빠져있다고 느낀다. 또한 환자들의 상당수는 불평하지는 않지만 쉽게 다른 공급자에게로 갈 수도 있다. 불평을 듣는다는 것은 문제를 쉽게 해결하고 조정할 수 있게 해주는 것임을 명심해야 한다. 만약 불평의 감소에 중점을 둔다면 초기 경고 시스템 또한 감소하는 결과가 되는 것이다. 문제를 노출하도록 유도하는 것은 환자만족에 있어서 주요 전략이다. 환자들에게 불만에 대해 질문하라. 그리고 보다 중요한 것은 활동적으로 아이디어와 발전에 대한 잠재력, 그리고 대안을 이끌어 내는 것이다.

이러한 제안에 즉시 행동을 취할 수 있도록 준비하라. 환자들의 관심사를 조사하라. 가능한 한 신속하게 관심사를 처리하기 위한 부서를 할당하라. 개선 영역을 파악하기 위해 일상업무에 근거한 자료를 사용하라.

3) 고객의 경청

청취 과정은 고객에 대한 인식의 발전과 더불어 시작해야 한다. 먼저 고객을 파악하고 의견교환의 통로를 개설하는 전략들을 개발해야 한다. 첫 번째 전략은 환자를 위한 사무실에서 마련되었다. 부정적인 경험을 갖고 있는 가족들의 불만사례를 들었다. 확실히 그들의 요구는 충족하지 못했다. 수간호사가 가족들과 만났고 부서에 대한 고객의 경험담을 발표할 수 있도록 특별 과정에 초대되었다. 이런 이야기를 듣는 것은 매우 가슴 아픈 일이었다. 그렇지만 환자와 가족들의 관점을 이해할 수 있도록 해준 것에 감사를 표했다. 모든 참석자들은 직접적인 학습 방법이 고객 감수성개발과 보다 더 나은 고객 중심과정을 개발하는 데 매우 중요하다는 사실을 배웠다. 고객의 목소리를 경청함이 경쟁력의 우위를 창조해 낸다는 것은 의심할여지가 없으나 중요한 사고의 전환이 필요했다. 조직이 지속적으로 고객 이야기를 얼마나 잘들을 수 있는가에 대해 평가해야 한다.

외부고객들과 대화하도록 직원들을 독려하여야 한다. 환자들에게 다음과 같은 질문을 하도록 하라. 방문은 어땠는지? 무엇이 좋았으며 무엇이 잘못되었는지? 개선해야 할 점은 무엇인지?

4) 고객으로서의 환자

고객의 사전적 의미는 단골손님이라고 정의되어 있지만 고객개념은 시대에 따라 변하여 왔다.

표 5-3. 고객(顧客)개념의 변화

시장 상황	고객의 개념	경영 방식
수요 > 공급	봉(苦客) – 귀찮은 손님	생산지향
수요 = 공급	소비자(固客) – 고정된 손님	판매지향
수요 < 공급	고객(顧客) – 돌보아야 할 손님 왕 : Drucker, P. 황제 : IBM 아내 : Ogilby, D. 신(神) : SONY	고객지향

2 환자만족 경영

환자만족 경영은 환자의 기대수준에 부응하는 가치를 제공함으로써 환자를 만족시키는 것을 최고의 경영목표로 삼고 이를 달성하기 위해 끊임없이 노력하는 경영방식으로 정의될 수 있다. 환자만족의 2가지 요체는 첫째는 처음부터 환자의 기대를 충족 시킬 수 있는 양질의 병원 서비스를 제공하는 것이고, 둘째는 환자의 불만을 효과적으로 철저히 처리하는 것이다.

The Coopers & Lybrand Consulting Group은 고객만족 경영 체제로의 전환을 위한 6단계 행동프로그램을 아래와 같이 제안하였다.

1단계 : 현재 상태의 명확한 파악

2단계 : 환자만족 지향 및 비전의 수립

3단계 : 일선 직원에 대한 의사소통, 지원 및 훈련

4단계 : 일선에서부터의 개선

5단계 : 지속적 개선활동의 정착

6단계 : 모니터링 및 평가

표 5-4. 환자만족 조사방식과 내용

조사 방식	내용
초점 그룹(focus group)	6~12명의 병원서비스에 대한 집단 토의
1:1 면접	경영자 또는 직원이 환자와 직접 면담
설문 조사	• 내원 및 재원환자 조사(면접/자기기입) • 전화 조사 • 우편 조사
체험	경영자 또는 직원이 병원서비스를 체험

표 5-5. 환자만족의 구성요소와 조사내용

환자만족의 요소	구체적인 조사 내용 예
의료서비스	의료서비스의 질, 의료서비스의 다양성 의료진의 친절도, 진료비 수준
접객서비스	대기시간 불만처리의 신속성, 대응성 접수 및 안내직원의 친절도 병원시설의 쾌적성 시설의 배치 및 동선 휴식공간 및 편의시설 주차시설
병원이미지	지역사회 공헌도 환경보호

3 고객만족도

고객만족 측면에서 환자만족이라는 용어가 시대에 부합하지 못하는 몇 가지 제한점

① 최근 의료서비스는 급성질환에서 만성질환과 건강증진을 포괄하는 넓은 서비스 영역으로 확장되고 있다.

② 의료시장의 패러다임이 공급자 중심에서 고객중심으로 바뀌면서 환자는 시혜의 대상자가 아니라 의료공급자의 파트너이자 의료서비스의 공유 주체로서 존중되어야 할 대상으로 인식되었다. 이러한 변화에 부응하여 환자에 대한 전향적인 사고를 갖는다는 의미에서 환자보다는 고객이라는 용어를 사용한다.

1) 고객만족도

고객만족도는 주관적인 개념이기 때문에 과학적이고 체계적으로 접근하는 것이 정보에 대한 신뢰를 부여할 수 있는 전제조건이다.

① 마케팅 정보(고객의 특성 및 서비스에 대한 고객의 인식)를 얻을 수 있는 중요한 기회로 활용할 수 있다.

② 의료서비스 질적 수준에 대한 정보 및 개선노력에 대한 평가를 받을 수 있다.

③ 불만으로 인해 생길 수 있는 의료분쟁을 미연에 예방할 수 있다.

④ 고객들의 긍정적, 부정적 지적은 직원들로 하여금 더 나은 서비스를 제공하려는 유인으로 활용될 수 있으며 결과적으로 책임의식을 고취시키고 성과를 높이는 전략이 될 수 있다.

⑤ 고객을 만족시키는 서비스를 제공한 직원을 파악하여 보상함으로써 고객지향적인 조직문화를 개발할 수 있다.

⑥ 고객만족도를 높임으로써 궁극적으로 서비스 질을 향상시키고 병원의 경영성과를 높일 수 있다.

2) 고객 만족 측정방법

(1) 불평 및 제안제도(Voice of Customer, VOC)

- 제안함
- 의견카드
- 고객 핫라인, 080전화
- 고객자문단

(2) 고객만족도 조사

- 이용고객에 대한 설문조사(우편, 전화, 컴퓨터 설문 등)
- 이용고객에 대한 초점집단 조사

(3) 모의 구매

- 모니터링제 : 전문적으로 훈련된 요원 또는 경영자들이 서비스 제공 과정을 관찰하거나 대리구매하고 이를 평가하는 것이다.
- 가짜고객(mystery shopper): 잠재고객 또는 훈련된 정보원들이 실제 고객인체 가장하여 서비스를 구매하고 그 경험을 평가하는 방법이다.
- 이탈고객 분석 : 기존의 고객 중에서 최근 이용을 하지 않은 고객을 표본 추출하여 이탈이유를 조사하는 방법이다.

3) 자료수집 방법

(1) 양적 조사방법

- 자기기입식 조사 : 입원 중이거나 외래진료를 위해 병원에서 대기 중인 고객들을 대상으로 설문지를 전달하고 응답자로 하여금 직접 기입하게 한 다음 나중에 설문지를 회수하는 방법이다.
- 일대일 면접 : 면접자가 응답자를 일대일로 만나서 설문지의 순서에 따라 질문을 하고 응답을 기록하는 방법이다.
- 우편조사 : 조사대상자를 직접 만나가 어려울 때 사용하는 방법으로 설문지를 우편으로 발송하여 응답자로 하여금 발송된 설문지를 완성하게 한 후에 회수한다.
- 전화조사 : 설문내용에 대해 전화를 이용하여 응답자와 커뮤니케이션하는 방법이다.

(2) 질적 조사방법

직접관찰, 개방형설문조사, 사건중심의 면접조사, 불만사례분석, 초점집단조사 등

- 초점집단조사 : 질적인 조사방법 중 최근 활발하게 이용되고 있다. 이 조사방법은 조사목적과 주제에 관계된 사람들을 소수의 집단으로 모아서 인터뷰를 행한다.

(3) 기타 자료수집방법 : 온라인 조사방법

최근에는 인터넷PC통신 등 정보네트워크가 활성화되면서 온라인 설문이 많이 이용되기 시작하고 있다.

4 조사대상 선정을 위한 표본추출

고객만족도 조사를 위해서는 모든 대상자들을 조사할 수 없으므로 조사대상이 되는 모든 대상자들에 대한 대표성이 요구된다. 이러한 대표성을 나타내는 데는 표본크기(sampling size)가 이용된다. 조사자들이 가장 많이 고민하는 것이 표본크기를 얼마로 할 것인가 또한 표본이 대표성을 가지고 있는가 하는 것이다. 따라서 전수조사보다 표본조사를 하는 이유는 시간, 비용이 절약되기 때문이다.

표본의 크기는 조사 대상자 수에 대한 결정으로 수가 많으면 신뢰도가 높아지며, 대개 표본크기는 모집단의 5%정도면 대표성이 있다고 인정하고 있다. 표본의 크기가 표본의 대표성을 항상 보장해주는 것이 아니다. 대표성만 있게 표본추출이 되었다면 표본의 비율이 낮아도 크게 문제되지 않는다.

1) 표본추출법(Sampling method)

표본추출의 목적은 표본자료를 기초로 모집단의 특성을 추론하기 위해 모집단의 일부에 대한 자료를 얻으려는 데 있다.

표본추출방법의 종류는 확률표본추출과 비확률표본추출로 구분된다. 확률표본추출에는 단순무작위 추출, 체계적 표본추출, 층화표본추출, 군집표본추출이 있고, 비확률표본추출에는 임의표본추출, 판단표본추출, 할당표본추출이 있다.

확률표본추출(probability sampling)은 전체 모집단을 대표할 수 있는 일부 표본을 대상으로 하여 시간, 비용, 노력을 절감하면서 전수조사의 결과에 근사한 값을 얻기 위한 방법이다. 이에 대한비확률표본추출은 모집단에 대한 정보가 없거나 표본단위의 목록이 없을 때 이용하는 것으로 편리하고 비용이 적게 든다.

(1) 단순무작위 표본추출법(Simple random Sampling)

표본단위목록에 일련의 숫자를 부여하고, 난수표에 의해서 표본을 추출하는 방법이다. 이때 모집단의 구성요소가 표본으로 추출될 확률이 모두 동일해야 하고, 무작위표본추출의 앞이나 뒤에 어떠한 조건도 부여되어서는 안 된다는 내용을 엄격하게 적용하는 방법을 말한다.

예) 퇴원환자의 만족도를 조사하고자 할 때 조사대상자를 선정하는 방법으로 최근 6개월간의 퇴원환자들의 전체 목록에 일련번호를 부여하고 난수표에 의해 200명의 퇴원환자들을 표본 추출한다.

(2) 체계적 표본추출법(Systematic Sampling)

최초의 표본단위만 무작위로 표본추출하고 나머지는 일정한 간격을 두고 선택하는 방법이다. 체계적 표본추출법은 시작점을 산정하거나 선택간격을 지정하는 방법 등을 사용한다. 이때 무작위성이란 개념이 사용되며 첫 번째 사람은 무작위로 선택하고 이후 표본을 선택하는 시간간격 등도 무작위적으로 선정한다.

예) 최근 외래환자의 명단을 가지고 무작위로 번호를 선정한다.

대상자들이 충분하다는 전제하에 명단의 10번째 이름 지정하고, 그 다음에는 다른 무작위 번호 '5'를 선택간격으로 정한다(10번, 15번, 20번, 25번, 30번…등에 해당하는 환자를 계속 추출한다).

(3) 층화추출법(Stratified Sampling)

모집단을 2개 이상의 상호배타적인 집단으로 분류하고 각 집단 내에서 무작위로 표본을 추출하는 방법이다. 층화적 표본 추출법은 모집단을 대표하는 상대적으로 작은 표본을 사용하여 정보를 수집하는 방법이다.

이 방법은 자료수집에 필요한 비용을 합리적으로 감소시켜 준다. 즉 이 추출법은 사전에 어느 정도 알고 있는 집단에 대해 좀 더 작은 크기로 분류함으로써 비용-효과적인 결과를 얻는 표본추출 방법이다.

예) 중학교 1, 2학년 100명을 대상으로 건강에 대한 의식조사를 할 경우 학년을 단위기준 으로 했을 때 각 학년마다 100명씩을 무작위로 추출하면 된다.

(4) 집락추출법(Cluster Sampling)

군집추출법은 모집단의 구성단위를 우선 자연적으로나 인위적으로 몇 개 집락으로 구분한 다음에 무작위로 필요한 집락을 추출한다. 면접자에게 적절한 표본을 수집하면서 시간과 노력을 절약할 수 있는 장점이 있다.

각 개인마다 자료를 일일이 수집하는 방법으로 100명의 환자들의 퇴원 날에 조사를 한다고 하면 전 병원을 무작위추출방법으로 표본을 수집하는 것은 현실적으로 힘든 일이다. 즉 병원의 각 병동 중에서 절반에 대해서만 격일로 조사를 수행한다면 비록 특정일에 특정 층이 누락되더라도 이런 생략이 최종결과를 크게 왜곡시키지는 않는다. 면접자의 시간을 절약할 수 있고 병원의 조사비용을 감소할 수 있다.

(5) 임의 표본추출법(Nonrandom Sampling)

임의추출방법은 무작위성이 감소하거나 전혀 없을 수도 있다. 공정성은 부족하지만 신속한 추출방법을 사용하여 면접하기 쉬운 환자표본을 구할 수 있다. 이 방법은 조사시행이 가장 편한 병동에서 퇴원한 환자만을 대상으로 하거나 각 분기 중 한 날만을 지정해서 시행하는 방법 등을 들 수 있다. 특히 표본이 모집단을 대표하지 않을 위험성이 충분히 있다고 본다.

예를 들면, 한 병동에서만 추출하는 경우 환자들은 내과 혹은 외과환자임으로 인해 각과가 갖는 상대적 민감성이나 특수성을 드러낼 가능성이 있다.

(6) 할당 표본추출법(Qutoa sampling)

Gallup이 고안한 것으로 편의 표본추출법을 응용한 방법이다. 이 표본추출법은 정치적 여론조사 등에는 유용하지만 병원 내 조사에는 유용하지 못하다. 환자집단 내에서 하부그룹을 설정한다는 것이 층화적 표본추출법과 유사하다.

할당표본추출법의 특징은 무작위적인 선택을 하려고 하지 않아 유의한 수준의 편견을 파생시킬 수 있다는 것이다. 이때 면접자는 자료수집을 위해 대상과 만날 때 완전히 객관성을 유지하지 못한다. 면접자도 미묘한 계통적으로 특정한 면접대상을 선택하게 한다. 특히 환자들은 면접자에서 느낀 신뢰감(rapport)의 정도에 따라 질문에 대한 답이 달라진다. 심한 장애가 있거나 중병에서 회복 중인 사람은 꺼리게 된다.

(7) 연속적 추출법(Sequential Sampling)

이 추출법은 과학적으로 바람직한 것은 아니지만, 현재 환자들에 대한 '비공식 여론조사' 의 실시는 상당히 비용-효과적이다. 연구방법은 연속해서 표본 추출하는 것이다. 즉 신뢰구간을 말해 줄 수는 없지만 소비자의 시각을 알기 위한, 공정하지는 않지만 신속한 추출방법이다.

예) 환자관계에 대한 새 프로그램의 핵심을 잘 파악하고 있는지, 어떻게 인식하는 지에 대해 선착순으로 면접을 해서 간단하게 순서대로 50명의 환자들과 인터뷰를 하면 된다.

표본추출을 통해 모두가 새 프로그램을 잘 파악하고 있고 어느 정도로 찬성하고 있다는 것을 알게 되었다면 이러한 결과가 다음 단계를 계속 진행하여야 할지 여부를 결정하는 데는 도움을 줄 수 있을 것이다.

5 고객만족도 설문지 개발

1) 설문문항 종류

(1) 개방형 질문(자유응답형)

응답자가 할 수 있는 응답의 형태에 제약을 가하지 않고 자유롭게 표현하는 방법이다.

① 장점 : 어느 하나를 선택해야 하는 강제성이 없고, 다양한 응답을 유도해 낼 수 있어 탐색전 질문에 유용하다. 또한 응답자의 의견을 존중한다.

② 단점 : 무응답률이 높고 응답에는 일관성이 없다. 특히 표현상의 차이로 인하여 상이한 해석을 할 수 있다.

예) 담당 직원은 몇 명입니까

저희 병원을 선택한 이유를 몇 가지 적어 주십시오.

(교통이 편리하기 때문, 의사와 간호사가 친절하기 때문 등)

(2) 폐쇄형 질문

연구자가 사전에 응답할 항목을 제시해 놓고 그중에 택하게 하는 방식이다. 또한 다수의 항목을 선택하는 경우도 있으며, 항목을 제시하고 중요도나 선호도 순으로 순위를 매기는 경우도 있다.

① 양자택일형 :

㉠ 긍정이나 부정, 해당이나 비해당 등과 같이 두 가지 범주의 응답 중에서 하나를 택하도록 하는 방법이며, 응답이 용이하고 자료의 처리가 간단하다.

㉡ 중립점이나 다른 대체 안이 없어서 응답자의 의도와는 다른 응답이 나타날 수 있다.

㉢ 현실적으로 단 두 개의 극단적인 내용만으로 응답조건을 만족할 수 없는 경우가 많으며 분석상의 한계가 있다.

예) 최근에 본병원에 내원하신 적이 있습니까? ① 있다 ② 없다

② 다중택일형

㉠ 하나의 질문에 몇 개의 항목을 제시한 후 하나 또는 두 개 이상의 목을 택하는 방법이다.

㉡ 중요한 응답항목이 누락된 경우 치명적이다.

㉢ 항목 간 의미나 경계가 애매하면 응답자가 어느 것을 선택해야 할지 난처해진다.

㉣ 주의할 점은 각 항목 간에는 서로 배타적이며 모든 항목이 제시되어야 한다.

㉤ 응답항목을 개발하기 위해서는 사전조사와 개방형 질문을 이용한 탐색조사를 통해 응답 가능한 항목을 철저히 검토해야 한다.

㉥ 다중택일형 질문에서는 보통 한 가지만을 선택하게 하지만 두 개 이상을 선택하게 할 수도 있다.

㉦ 응답항목이 많을 경우 응답자들은 처음 몇 개의 응답만을 읽고 나머지 응답을 무시 하기도 하며, 처음 나온 응답을 더 중요시하는 경향이 나타난다.

예) 다중택일형은 하나 또는 두 개 이상을 선택한다.

앞으로 개선해야 할 사항은 무엇인지 있는 대로 표시해 주십시오.

① 직원의 친절 ② 병실의 청결 ③ 보호자 편의시설 ④ 교통불편 해소

③ 평가형

㉠ 질문에 대한 대답에서 강도를 알아내고자 하는 질문방식이다.

㉡ 리커트(Likert), 서스턴(Thurstone), 구트만(Guttman) 척도가 주로 많이 사용되고 있다.

㉢ 척도는 3점, 5점 7점 척도가 보통이나 경우에 따라서는 더 많은 점수로 강도를 제시하는 수도 있다.

사용 시 고려할 점

- 척도점의 수를 잘 결정하여야 한다.
- 척도점의 수가 많을수록 민감도는 높아지나 측정상의 어려움이 따른다.
- 척도점의 편중이 없어야 한다.
- 부정이나 긍정 어느 한쪽에 해당하는 척도점의 수가 많으면 안 된다.
- 중립 점에 대한 고려가 필요하다(예를 들어 '보통이다').
- 중립 점을 두지 않으면 강제로 어느 한쪽을 택해야 하는 문제점이 있으며, 중립 점을 두면 별다른 생각 없이 중립 점을 택하는 경우가 많다.
  이러한 문제점을 고려하여 각 경우 측정 결과에 미칠 효과를 잘 분석하여 결정하여야 한다.
- '무응답'이나 '모르겠다'에 해당하는 항목을 두어야 한다.
- '잘 모르는 경우'에는 엉뚱한 항목에 답을 해서 신뢰도가 상실될 우려가 있다.
  예) 외래접수 직원은 친절하였습니까
  ① 매우 만족 ② 만족 ③ 보통 ④ 불만족 ⑤ 매우 불만족

④ 서열형

㉠ 응답자가 선호도를 감안하여 순서대로 항목을 선택하게 하는 형태이다.

㉡ 이런 형식의 질문에는 항목이 너무 많으면 응답자가 순위를 결정하는 데 곤란을 겪게 되므로 보통 10개 항목 이내로 하는 것이 적당하고 결과도 정확하다.

예 1) 병원을 선택할 때 고려하는 사항을 순서대로 선택해 주십시오(완전순위)

① 의료진 ② 진료비 ③ 교통 ④ 친절

예2) 병원을 선택할 때 고려하는 사항 중 중요하다고 생각하는 두 가지를 선택하여 주십시오.(부분순위)

① 의료진 ② 진료비 ③ 교통 ④ 친절

2) 문항의 수

① 문항수가 너무 많으면 응답자가 귀찮아하고 성의 없게 답하기 때문에 정확한 결과를 얻기 어렵다.

② 문항수를 결정하는 것은 수 자체보다는 문항의 난이도를 고려하여 소요시간으로 문항수를 결정하는 것이 현명하다.

③ 우편설문이나 자기기입식 설문지가 회송되지 않거나 전화면접을 거절당하는 주요원인은 문항수가 많은 점이다.

④ 자기기입식 설문지는 45~75문항 정도가 적당하다.

⑤ 면접조사의 경우 15~20분 정도 끝낼 수 있는 문항수가 적당하다.

3) 설문지 작성의 기본원칙과 문제점

설문지 작성 시에 사용되는 언어는 응답자의 반응에 크게 영향을 미치기 때문에 언어사용이 가장 중요한 문제이며 바람직한 설문지 작성을 위해서는 다음의 주의사항이 요구된다.

① 어려운 용어를 사용하지 않는다.

② 표현을 명확히 한다.

③ 미묘한 차이가 있는 용어는 사용할 때 주의한다.

④ 부정이나 이중 부정적인 표현을 사용하지 않는다.
예) 믿지 않을 수 없다 → 믿는다.

⑤ 편견이 작용할 가능성이 있는 용어는 사용하지 않는다.

⑥ 하나의 질문에 두 가지 내용을 포함시키지 않는다.

⑦ 질문의 초점을 명확히 한다.

⑧ 당연한 질문은 삭제한다.

⑨ 유도하는 표현은 피한다.

4) 문항의 순서

설문지의 구성은 인사문, 본문, 인적사항에 대한 질문의 순으로 하는 것이 좋다.

① 인사문 : 응답자로부터 협조를 얻을 수 있도록 조사목적과 조사기관명을 분명하게 소개한다.

② 본문 : 조사목적에 관계된 문항을 질문한다. 이는 질문의 배열순위에 따라 응답자가 무의식중에 앞의 질문에 영향을 받아 왜곡된 답변을 할 가능성이 있기 때문이다.

③ 인적사항 : 인적사항은 마지막 부분에서 위치하는 것이 좋다.
인적사항을 먼저 하게 되면 본 질문에 대해 응답자들이 솔직한 의견을 말하지 않는 경향이 있기 때문이다.

④ 기타 설문지 기재 사항
설문지 조사명, 조사기관, 조사 일자, 일련번호, 조사원 이름 및 조사협조에 대한 감사의 인사말

질문의 순서를 정하는 데에는 다음과 같은 원칙에 따라하는 것이 좋다.

- 응답자로 하여금 흥미를 갖게 할 수 있는 질문을 앞에 배열한다.
- 어렵고 지루한 질문은 설문의 가운데 부분에 배열한다.
- 질문내용이 심각하거나 민감한 내용은 뒷부분에 배열한다.
- 관련되는 질문을 한 곳에 묶어서 배열하되, 가끔 응답의 일관성을 검증하기 위해 몇 개의 질문을 분리시킨다.
- 일반적인 질문부터 시작해서 점차 구체적인 질문으로 옮겨간다.
- 핵심이 되는 질문은 설문지의 중간 이후에 오도록 배열한다.

5) 설문지 디자인

① 설문지는 응답자의 입장에서 작성하는 것이 중요하다.

② 적당한 크기로 설문지를 작성한다.

- 설문지가 작은 경우 : 질문이 너무 빽빽하게 놓이게 되고, 질문이 중단되어 넘어가게 된다.
- 설문지가 큰 경우 : 다루기가 힘들다.
- 적당한 경우 : 16절지 크기의 용지가 사람들에게 익숙하고 관리도 용이하다.

③ 응답자가 직접 응답을 작성할 경우에는 응답하기 쉽도록 문항을 배치한다.
시각적인 효과를 고려하여 여백을 많이 두는 것이 좋다.

④ 활자의 크기와 글자체도 고려한다. 질문과 응답항목을 쉽게 구별하기 위해서는 질문 : 보통 활자, 응답항목 : 고딕체로 하는 것이 좋다.

⑤ 중요한 단어와 문구는 밑줄을 그어 강조한다.

⑥ 하나의 질문이 두 쪽에 걸쳐 분리되지 않도록 여백을 잘 할당한다.

6 고객만족도 설문지 작성

고객 만족도에 대한 방법의 대표적인 방법은 설문지를 이용하는 것이다. 설문지의 작성을 위해 우선 환자들과 면담과 같은 정성적 방법(qualitative methods)에 기초하여 사전 자료를 수집하여야 한다.

1) 설문지 작성

객관적 사실에 대한 정보 : 객관적 사실에 대한 정보는 다른 사람들에 의해 관찰되어 질 수 있는 것을 질문하는 전형적인 방법이다.

예) 일반적 특성

- 오늘 본원의 진료과는
- 귀하의 연령은

예) 진료 절차 시 소요한 시간

- 오늘 본원에 도착하신 시간은
- 오늘 진료를 접수하기 위해 기다린 시간은

2) 평가 및 등급

① 평가와 등급에 대한 질문은 좀 더 주관적이다.

② 환자가 어떻게 느끼는 지를 평가하는데 등급을 매기는 것이다. 등급을 이용하면 객관적 사실만을 알아보는 정보보다는 환자 만족도를 더 잘 평가할 수 있다.

응답자들의 반응

예) 의료제공자의 행동

- 나는 의사를 너무 오래 기다립니다.
- 간호사는 거의 도움이 안 됩니다.

예) 의료 환경

- 대기실은 혼잡합니다.
- 검사실이 어디에 있는지 찾아가기가 너무 힘듭니다.

3) 설문지의 구성

설문지는 조사목적에 맞는 유용한 자료를 수집하는 수단이고, 질문과정을 제시해주며, 정보를 적절하고 명확한 형태로 단순화 시켜주는 역할을 한다. 질문은 특별한 사실에 대해 명백하고 정확하게 물어야 하지만 그렇다고 너무 전문적이어서는 안 된다. 또한 설문내용에서 불쾌감을 주는 것은 피해야 한다. 질문내용이 이해하기 쉽고 정확해야 하며 너무 국한된 면에 치우치지 말아야 한다.

표 5-6. 객관적 사실 및 평가등급 질문의 예

1. (객관적 사실)
  1) 귀하의 주치의가 규칙적으로 방문해 줍니까? ① 예 ② 아니오
2. (등급(Ratings))
  1) 귀하는 필요로 할 때 주치의와 얼마나 쉽게 만날 수 있습니까
    ① 항상 ② 자주 ③ 간혹 ④ 전혀 만날 수 없다
  2) 귀하는 주치의의 치료에 대해서 어느 정도 만족하십니까
    ① 매우 만족 ② 만족 ③ 보통 ④ 불만 ⑤ 매우 불만
3. (예측되는 행동의 평가)
  1) 귀하는 다음에도 이 병원을 방문할 생각입니까
    ① 반드시 방문한다. ② 방문할 것이다. ③ 방문하지 못 할 것이다 ④ 거의 방문하지 못할 것이다. ⑤ 모르겠다.
4. (객관적인 사실)
  1) 귀하의 오늘 진료는? ① 초진 ② 재진

(1) 부적절한 질문

의료서비스의 설문은 환자는 실제 병원에서 제공되는 모든 서비스를 다 받을 수 없기 때문에 매우 광범위한 경험을 다룰 수 있으며 환자가 경험하지 않은 서비스 내용을 묻는 질문이 있게 된다. 이때 대부분의 응답자들은 이 문제에 답변을 하지 않고 넘어갈 것이다. 그 결과무응답이 실제 서비스를 받지 않아서 응답하지 않았는데 아니면 설문 응답을 생략해서 생긴 무응답인지 가려내기가 어렵게 된다.

세분화(branching) 방법으로는 우선 응답자가 서비스를 받았는지 여부의 질문으로서 응답자가 '예'라고 답변한 경우는 서비스 만족도를 질문한다. 또한 '아니오'나 '불확실하다'라고 답변한 경우에는 다른 서비스질문으로 넘어간다. '불확실하다'는 것은 응답자가 그 서비스를 받은 여부가 불확실한 것을 의미한다.

(2) 중복질문

중복질문은 한 질문 속에 두 가지 응답을 요구하는 것이다. 예를 들면 만일 간호사가 동시에 친절하고 유능하거나 동시에 친절하지 않고 유능하지 않다면 하나의 응답이면 충분하다. 또한 간호사가 친절하지만 유능하지 못하거나 유능하지만 친절하지 못한다면 답변이 두 개가 필요하다. 이러한 경우는 원래 질문을 두 개의 질문으로 나누는 것이 좋다.

예) 바람직하지 못한 질문 : 의사들은 친절하고 유능하다.

바람직한 질문 : 의사들은 친절하다. 의사들은 유능하다로 질문을 분리한다.

(3) 보편적인 질문

조사자들은 설문을 간단하게 하다고 생각하여 서비스에 대한 보편적인 질문을 하기가 쉽다.

① 보편적 질문

귀하께서는 병원 식사에 얼마나 만족하십니까?

이 질문은 불만족스럽다고 답한 응답자가 왜 불만족스러워 하는지를 제시해 줄 수 없다. 예를 들면, 음식 맛이 없는 경우, 식사시간이 아닌 경우, 건강상 식욕 감퇴 등의 이유

② 보편적 질문과 추가된 개방형 질문

병원 식사에 대해 귀하께서 얼마나 만족하는지 "V"표 해 주십시오. 만일 불만족스럽다고 답변하셨다면 그 이유를 말씀해 주시면 감사하겠습니다.

① 매우 만족 ② 만족 ③ 보통 ④ 불만족 ⑤ 매우 불만족

(위의 4~5번에 답변한 분만 기재해 주세요. 어떤 점이 불만족스러우셨습니까?

(4) 이중 부정

부정어를 사용한 질문은 주의를 해야 한다. 부정어를 잘못 사용하면 응답자의 혼동을 유발할 수 있다. 설문을 작성할 때에는 적절한 형용사를 사용하여 비교적 쉽게 이해할 수 있도록 써야 한다.

(5) 전문용어 및 약어

환자 만족도 설문에 전문용어, 제목, 성명 및 약어를 사용하는 경우가 있다. 전문 용어와 약어를 응답자가 이해하지 못하면 답변을 못하거나 대충 응답할 수 있다. 이를 방지하기 위해 이러한 용어에 가능한 간단한 설명이나 예를 덧붙여 주는 것이 도움을 줄 수 있다.

(6) 불쾌한 질문

불쾌한 질문은 응답자로 하여금 그 질문을 회피하거나 무시하게 만든다. 비록 설문지 서문에 이러한 설문의 결과가 서비스의 질 향상에 도움이 될 수 있다는 것을 언급하여 응답자에게 양해를 구했다 하더라도 응답자들은 질문에 부정적인 느낌을 갖게 된다.

이러한 질문이 응답자에게 불쾌감을 주는 이유는 응답자가 제대로 조사목적을 이해하지 못

하고 개인적인 질문내용에 대해 반드시 답해야 하는지 모르기 때문이다.

설문의 앞부분에는 응답자가 읽거나 청취하면서 조사의 목적을 이해하는 데 도움이 되는 설문을 넣는 것이 중요하다. 응답자의 인구학적 특성과 개인적인 특성에 대한 질문은 설문의 뒷부분에 배치하고 왜 그 정보가 필요한지에 대한 설명을 덧붙이는 것이 좋다.

(7) 편견(비뚠) 질문

응답자가 질문 그 자체로 인해 서비스에 대해 느낀 감정을 표현하는 데 영향을 받는 것이다. 응답자가 설문을 읽어보면 조사자가 원하는 답변이 무엇인지 자연스럽게 알게 되어 그대로 답하는 경우가 있게 된다.

응답자들은 질문에 사용된 어휘에도 영향을 받는다.

예) 바람직하지 못한 질문 : 대부분의 환자들은 의료비가 비싸다고 생각합니다.
　　귀하는 병원비가 비싸다고 생각하십니까? ① 예 ② 아니오 ③ 모르겠다.

예) 바람직한 질문 : 어떤 사람들은 의료비가 비싸다고 하지만 다른 사람들은 가격이 적절하다고 생각합니다.
　　당신은 병원비가 비싸다고 생각하십니까? 아니면 적절하다고 생각합니까
　　① 너무 비싸다 ② 적절하다 ③ 모르겠다.

4) 예비조사(Pilot-test)

정밀한 검토 작업을 통해서 개발한 설문지라 해도 조사를 끝난 후에는 질문 방법과 응답방법에 따라 생각지도 않았던 미비점이 발견될 수 있다. 이러한 문제점을 사전에 최소화하기위해 소수의 사람들을 대상으로 실험적인 조사를 해보고 만든 설문지가 의도했던 결과를 얻어내기에 합당하게 구성되었는지를 사전에 조사해 보는 실험적인 조사를 예비조사라 한다.

예비조사는 본 조사인 표본조사의 준비단계에서 필요로 하는 정보를 얻기 위해 실시된다. 예비조사는 일차적으로 구성된 설문도구를 가지고 외래환자와 입원환자를 대상으로 자료를 수집하는 것으로 충분하며 약 30~50개의 사례로 기본적인 설문도구의 미비점을 확인할 수 있다.

설문지에 대한 변경은 자료를 수집하기 전에만 가능하다. 두 개 이상(예 : A병원, B병원)의 서비스를 비교하고자 할 경우에는 모두 동일한 도구를 가지고 조사하여야 한다.

다음 사항들에서는 자료 비교가 불가능하다.

- 응답형태의 변화 (예 : 개방형 → 폐쇄성, 폐쇄성 → 개방형)
- 응답범주의 변화 (예 : 만족도에 대한 정량적 척도 → 정성적 척도)
- 비율척도 → 응답수준의 수의 변화
- 질문순서의 변화
- 새로운 표본추출방법
- 기입 방식의 변화 (예 : 자기기입 방식 → 전화 면담 방법)

5) 응답의 구조화

응답 형태를 구조화하는 것은 수집된 자료를 유용하게 만드는 중요한 일이다. 개방형 질문의 응답을 도표화하려면 이들을 일관성 있게 분류해야 한다. 폐쇄성 질문은 관련된 응답의범주가 포함되도록 응답의 내용을 구체화하여야 한다.

(1) 개방형 질문(주관식 답변)

① 개방형 질문은 응답을 응답자 본인의 언어로 대답할 수 있는 질문이다. 주로 질문지를 개발하는 초기단계, 문제가 되는 점을 찾아내려 할 때 사용된다.

② 응답자가 자신이 하고 싶은 말을 그대로 사용할 수 있으므로 조사자는 사람들이 문제점에 대해 어떻게 생각하는지 알 수 있고 자신의 언어로 표현할 수 있으므로 보다 많은 정보를 얻을 수 있다.

③ 개방형 질문의 답변은 사람에 따라 그 길이와 상세함에 있어 매우 다양하게 표현된다. 어떤 사람은 질문에 성실히 답변하고 어떤 사람은 대강 답변한다.

④ 개방형 질문은 응답자가 질문에 너무 간단하게 대답하면 면담 시에 더 자세히 물어 볼 수 있다.

⑤ 자기기입식 질문은 응답의 길이나 내용과 관계없이 기재된 것만을 수용한다.

⑥ 개방형 질문은 폐쇄성 질문에 비해 답변의 범위가 광범위하고, 응답자들의 느낌과 생각을 더 잘 파악할 수 있다.

⑦ 응답의 다양성 때문에 자료의 분석과 요약에 더 많은 시간이 소요되면 약점으로 작용한다. 이런 정보를 통계적으로 분석하기 위해서는 분류와 더불어 코드화가 이루어져야 한다.

⑧ 규모가 큰 연구일 경우에는 코드와 지침이 작성되어져 있어야 한다.

⑨ 코드화의 과정은 많은 시간이 소요될 뿐만 아니라 오차를 유발하기도 한다.

⑩ 일치도가 80%에 못 미치면 이 응답의 분류를 재구성하거나 코드화하는 사람들을 더 훈련시키도록 한다.

(2) 폐쇄형 질문(객관식 답변)

① 장점은 답변이 신속하고 용이하다.

② 질문의 답변 구성

- 이분적 : 예, 아니오
- 빈도척도 : 매우 자주, 자주, 가끔, 전혀
- 강도척도 : 전적으로 동의한다, 대체로 동의한다, 중간쯤이다, 대체로 그렇지 않다, 전적으로 그렇지 않다.
- 분리형 범주(discrete categories) : 결혼, 미혼, 이혼, 별거, 사별

③ 폐쇄형 질문의 장점은 각 응답에 대해 매우 만족=1, 매우 불만족=5로 표시하기 때문에 이를 즉시 컴퓨터에 입력할 수 있다.

④ 폐쇄형 질문은 응답자에게 사전에 준비된 답변에서 선택을 하게 한다.

⑤ 각 질문의 의미를 파악하는 데 힘들지 않아 서비스 받을 때를 회상하여 적절한 답변을 하도록 노력만 하면 된다.

⑥ 단점은 응답자가 단순히 추측만으로 성실히 답하지 않을 수도 있으며, 개방형 질문에 비해 질문을 구성하는 데 더 많은 시간을 필요로 한다.

⑦ 폐쇄성 질문은 비록 응답자가 별다른 의견이 없더라도 의견제시를 강요하는 경향이 있다. 또한 동일한 형식에도 불구하고 그 해석은 다양하며 이는 특히 응답자의 교육 정도에 따라 그 답변을 다르게 해석해야 한다.

⑧ 연구자는 질문을 명확히 하고, 상세하게 작성하여야 하며 질문에 대해 연관성 있는 답변을 제시하도록 노력하여야 한다.

6) 자기기입식 설문

설문지를 배포할 경우 환자가 퇴원하기 전 만족도에 관한 설문지를 주고 집에서 작성하여 회신하도록 하는 방법은 적적하지 못하다. 설문지 배포방법 및 회수율 향상방법을 살펴보면 다음과 같다.

표 5-7. 개방형 및 폐쇄형 질문

개방형 질문(주관식 답변)	폐쇄형 질문(객관식 답변)
• 특징 : 응답자 본인의 언어로 답변 가능한 질문 – 응답자에 따라 상세함의 표현 다양 – 응답자 답변 간단한 대답 : 면담 시 상세히 질문 자기기입식 질문 : 기재된 것 만 파악 • 사용 : 질문지를 개발하는 초기단계 문제가 되는 점을 찾아낼 경우 • 장점 : 답변 광범위–응답자생각 자세히 파악 • 단점 : 응답의 다양성–자료의 분석 및 요약 시 많은 시간 소요 – 규모가 큰 연구 : 통계 분석위해 코드화 코드화 과정훈련필요, 많은 시간 소요 오차 유발가능성 – 연구 가능한 코드화 정도 2명 이상의 코드화 일치정도 80% 이상	• 특징 : 응답자들 사전에 준비된 답변에서 선택 • 종류 : 이분적 - 예, 아니오 빈도척도 - 매우 좋다, 좋다, 보통, 전혀 강도척도 - 전적으로 동의, 대체로 동의, 대체로 비동의, 전적으로 비동의 분리형 범주 - 결혼, 미혼, 이혼, 별거 • 장점 : 각각의 응답 – 매우 만족=5, 매우 불만족 = 1 → 즉시 컴퓨터 입력 답변 신속 · 용이, 질문의 의미 파악용이 • 단점 : 응답자 추측만으로 비성실 답변가능성 – 연구자 질문 구성 시 더 많은 시간 소요 필요 – 연구자 설문지 작성 시 유의사항 질문은 명확하고 상세히 작성 연관성 있는 답변 유도 노력 – 연구자 응답자 의견 없어도 의견제시 강요 가능성 – 동일한 형식에도 해석 다양 – 교육정도에 따라 답변 해석 차이

(1) 설문지의 배포방법

① 퇴원 전 배포 방식

환자가 병원에 있는 동안에 질문을 할 경우에 의료제공자에 대해 느끼는 불만족에 대해 최소한을 의미하는 경향이 있다. 심각한 질환에서 회복 중인 환자들은 자신의 질병회복에 몰두되어 설문조사의 완성에는 관심 조차기울이지 않는다. 대부분 퇴원 당일에는 집으로 돌아가기 분주하여 설문지 작성을 귀찮아한다.

② 귀가 시 배포 방식

집으로 설문지를 발송하는 경유 상기의 단점을 피할 수 있지만 퇴원에 관련된 서류 등 설문지가 혼합되어 잃어버릴 가능성도 있다. 이 방법은 5~10% 정도의 회수율을 나타낸다는 보고가 있다.

③ 우편 배포 방식

자기기입식 설문지 배포의 가장 좋은 방법은 우편 발송이다. 이 방법은 제대로 시행하지 못하면 회수율이 감소하게 된다.

(2) 회수율 향상 방법

① 수신자에 대한 적절한 안내문을 포함해서 개별화된 우편발송으로 설문지를 발송하고, 수신자의 편지봉투는 제1종 우편의 등기나 속달 우편으로 예의를 갖추어 발송한다.

② 회답이 가능한 반송용 봉투가 같이 동봉되어야 한다.

③ 환자가 설문지를 받기 전에 설문지가 도착할 것을 사전에 통보하고 누락되는 사람들을 추적하여 회신할 것을 주의 깊게 주지시켜 주어야 한다.

④ 퇴원 후 7일 안에 설문지를 받아 볼 수 있어야 하며, 전달되는 편지와 봉투에 계속적인 관심을 기울여야 한다.

7) 설문지 안내문

(1) 설문지 안내문 작성의 목적 및 방법

① 설문지 안내문은 수신자가 설문지를 작성하는 데 동기를 부여하는 중요한 역할을 한다.

② 안내문 형식은 개별적인 편지형식보다는 대부분의 병원에서 조사의 목적을 알리는 머리말로 대신하고 있다.

③ 설문지 안내문은 병원이 제공한 서비스에 대한 수신자(환자)의 의견이 특별히 중요하다고 여기고 있으며 본인에게 개별적으로 특별히 연락을 취했다고 느끼도록 하여야 한다.

④ 안내문의 본론에 들어가기 전에 안내문이 원장이나 다른 간부에 의해 작성된 것으로 느낄 수 있도록 하는 게 좋다.

(2) 설문지 안내문 작성 시 유의사항

① 업무용 서한지(병원 로고 또는 병원명 삽입)를 이용한다.

② 수신자의 성명, 주소 및 인사말을 기재한다.

③ 편지가 작성된 일자를 작성하되 우편 발송된 일자를 기재한다.

④ 각각의 안내문에 서명한다.

⑤ 각 안내문을 개별적으로 인쇄한다.

(3) 설문지 안내문의 작성 순서

① 수신자가 의료기관의 환자였으며 본원에서 환자의 건강회복에 지속적인 관심을 갖고 있다는 인상을 받도록 작성해야 한다.

② 병원은 환자들에서 최상의 진료를 제공한다는 것을 철학으로 삼고 있고 그것이 이루어지지 않았을 경우, 어떠한 문제가 있었는지를 파악하여 개선하고자한 노력을 알려주어야 한다.(몇몇 환자들은 질문지에 부정적인 답변을 하였을 경우 자신에게 의료진이 부정적으로 대하지 않을까 걱정하므로 응답내용에 대해 비밀이 지켜질 것을 알려주고, 질문지에 적혀 있는 일련번호는 응답자의 익명서에 결코 어떠한 해도 끼치지 않음을 언급해야 한다.)

③ 수신자가 질문지 작성을 위해 시간을 내어준 것에 대한 노고에 감사하는 말이 담겨 있어야 하며, 수신자가 추가로 자신의 의견을 적을 수 있도록 한다.

④ 수신자의 질문지 작성이 그들 자신들에게 어떤 이점이 있는지를 담아야 한다.

⑤ 감사의 인사말을 남긴다.

8) 보고서 작성

보고서는 조사결과와 그에 대한 해석을 통해 얻는 결론을 요약한 것이다. 자료를 해석한 결과는 보고서의 형태로 체계적으로 정리가 필요하다. 자료 결과에 대한 요점을 정리하기 위해 우선 질문과 주제의 목록을 각 분야의 제목별로 작성하여 자료의 일관성과 상이점을 언급하고 토론된 내용을 요약한다. 보고서를 완성하기 전에 프로그램 주관자와 임상의사가 자를 함께하여 자료를 각자 검토하는 것이 필요하다.

최종보고서에 포함되어야 할 요소

- 조사목적 : 조사를 실시하게 된 기본적인 배경과 취지
- 조사방법(조사설계) : 어떤 조사방법을 사용, 그 이유와 장 · 단점
- 자료수집방법 : 어떤 유형의 자료가 언제, 어떻게 수집되었는지의 내용
- 조사내용 : 설문항목의 내용을 체계적이고 간략하게 소개
- 자료분석방법 : 어떻게 자료가 분석되었는지의 내용
- 각 질문내용별 연구결과
- 질문응답에 대한 자료의 제한점
- 결과에 따른 서비스 개선 사항
- 조사와 관련된 부록

9) 보고서의 구성

① 조사개요

② 핵심 조사결과 요약

③ 세부 조사결과

④ 결론 및 제언

7 고객만족도 조사 도구

1) 고객만족도 조사 도구 종류

① 외부고객 만족도 조사(외래환자)

② 외부고객 만족도 조사(입원환자)

③ 외부고객 만족도 조사(전화 및 우편을 이용한 퇴원환자 만족도 조사)

④ 내부고객 만족도 조사(직원만족도 조사)

2) 고객만족도 조사 도구 작성 시 포함될 내용

① 외래 및 입원 절차에 대하여

② 의료 환경시설에 대하여

③ 식사에 대하여(치료식 등)

④ 병원직원에 대하여(병원직원 및 경비용역직원 등)

⑤ 전반적인 서비스에 대하여

⑥ 의료진의 기술과 전문성

⑦ 조사대상자들의 인구사회학적 특성(성, 연령, 거주지, 소득, 학력 등)

⑧ 기타 의료수준

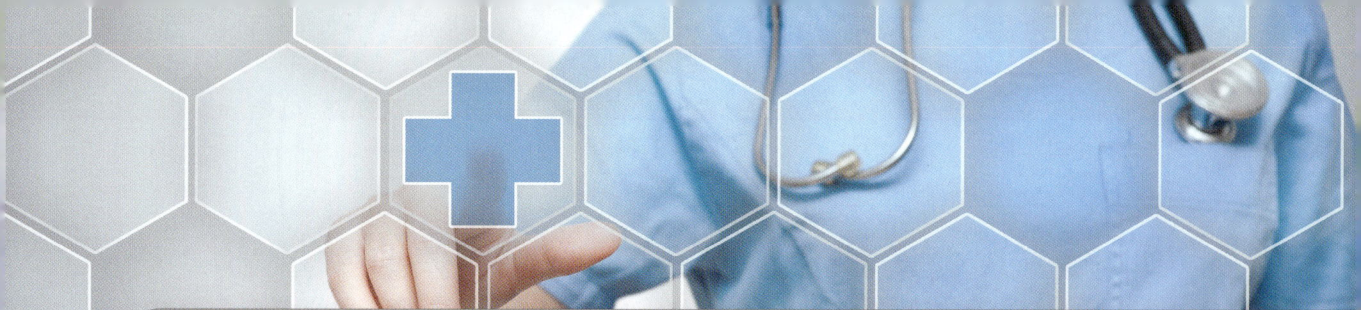

Chapter

06

질 관리를 위한 통계

본 장에서는 의료의 질 평가를 위해서는 통계의 이용이 필수적인데 기술적 분석뿐만 아니라 적절한 통계적 적용을 위한 기초통계 검정에 대해서 이론적인 요약을 하였다.

현대사회에서 통계학의 기본원리와 분석방법들이 거의 모든 학문분야에서 활용되고 있다. 그 이유는 막연한 추측이나 의사결정을 허용하지 않는 통계적 방법의 과학성에 있다고 하겠다. 통계학이란 단순한 자료의 정리만을 뜻하는 것이 아니라 관심사에 대한 정확한 대상을 선정하고, 조사 목적에 필요한 자료나 정보를 최적의 방법으로 수집하여 수집된 자료를 과학적 이론에 의하여 정리하고 분석하는 데 필요한 방법을 제시해 주는 학문이다. 따라서 통계학은 현상에 대한 기술과 분석뿐만 아니라 미래에 대한 예측과 합리적인 의사결정을 내리는 것으로 과학적 이론과 실증적 연구방법을 포함한다.

통계학은 크게 기술통계학과 추리통계학으로 분류된다. 기술통계학이란 자료를 수집하고 정리하여 표(table)나 도표(graph)를 작성하거나 자료를 요약하여 대표 값이나 산포도 및 분포의 형태를 다루는 분야이다. 추리통계학은 모집단으로부터 추출된 표본의 통계량을 이용하여 모집단의 특성을 예측 또는 추측하는 방법론을 말한다. 추측통계학이라고도 한다.

통계학 중에서 우리가 다루고 있는 분야로 보건통계학이란 보건 과학 분야에서 다루는 건강-질병에 관하여 여러 현상들에 대하여 통계적 방법을 도입하여 그 현상을 기술하고 추론하는 학문을 말한다.

본 교재에서는 의료의 질 평가 활동에 필요한 기초통계이론과 분석방법에 대해서 요약하여 설명한다. 의료서비스의 질 향상 업무를 수행하기 위해서는 다양한 방법으로 자료를 수집하게 된다. 자료에 나타난 측정값이 조사자에게는 중요한 정보이지만 자료의 양이 방대하다면 전반적인 내용을 파악하기에는 쉽지 않다. 따라서 대표값, 변동의 크기, 분포의 형태 등을 요약해 놓으면 방대한 자료에서 특징을 쉽게 알아볼 수 있을 뿐 아니라 일일이 열거할 때 드는 노력도 줄일 수 있다. 이를 기술통계라고 한다. 이러한 방법은 자료의 양에 관계없이 사용되지만 자료의 양이 적을 때는 모집단의 특성을 추론하기 위해 보다 철저한 분석과 검토가 필요하게 된다.

1 통계적 이해

1) 통계 자료(data)의 유형

많은 연구와 자료 관리에서 여러 가지 종류의 통계치를 다루고 있지만 이들 통계치들을 크게 두 가지 종류로 나누어 볼 수 있는데, 하나는 하나, 둘, 셋 식으로 세어서 얻는 수치인 빈도이고, 다른 하나는 어떤 척도에 의해 재어서 얻는 수치인 측정치(Scale value)이다. 이 두가지 수치의 성질은 여러 가지 면에서 큰 차이를 볼 수 있을 뿐 아니라 수치가 갖는 실제적의미도 다르다고 말 할 수 있다.

(1) 빈도(Frequency)

빈도란 한 범주(category)에 속하는 개체의 수라고 정의될 수 있다. 예를 들면 응급실 환자들을 1명, 2명, 3명…하고 정수의 체제를 따라 세어 나간다면 '응급실환자'라는 유형 속에 들어가는 개체의 수, 즉 빈도를 세어 나간 것이다. 빈도는 반드시 정수로 표시되고 1.3명, 2.5명 같은 것은 실제로 존재할 수 없다. 통계자료로 빈도를 취급하게 될 때에는 개체들을 적절한 방법으로 분류하여 세는 것이 보통이다. 분류의 방법은 크게 두 가지로 나누어진다. 한 가지는 질적 분류이며 이렇게 분류된 유형을 질적 유형(Qualitative category)이라고 한다. 예컨대 성별, 연령별, 학력별, 경력별의 유형은 질적 유형이다. 다른 한 가지는 양적 분류이며, 이렇게 분류된 유형을 양적 유형(Quantitative category)이라고 한다. 예컨대 80~90점, 90~99점 따위는 양적 유형이다. 이런 양적 유형은 특히 급간(Class Interval)이라고도 부른다.

빈도를 다른 통계치로 환산하면 좀 더 유용한 백분율(Percentage), 비율(Prop-osition), 비(Ratio)를 얻을 수 있다. 빈도란 한 유형의 개체 수이며, 백분율은 전 유형에서의 개체 수, 즉 모든 빈도를 합한 전체 사례 수를 100으로 보았을 때, 한 유형 내의 빈도의 100에 대한 비를 말하며, 비율이란 전체 사례 수를 1로 보았을 때, 한 유형 내의 빈도의 1에 대한 비를 말한다.

(2) 측정치(scale value)

측정치란 한 대상의 어떤 속성의 크기(Magnitude)를 말하는 것이며 한 척도를 재서 얻는 것이다. 예를 들면, 응급실 재원시간을 재고 있다면 '응급실 재원시간'이라는 속성의 크기를 측정하고 있는 셈인 것이다. 이런 수치의 통계자료를 측정적 자료(metric data)라고 한다. 측정치는 연속적(continuous)이고, 또한 연속적인 것으로 많이 취급된다. 예를 들면, cm, □ 또는 시간 등은 연속적이나 만족도의 점수 등은 비연속적인 측정치이다. 만족도 점수 등은 그 만족도가 나타내는 정도, 즉 만족정도에는 연속성을 가정할 수 있으므로 만족 점수를 연속적인 것으로 취급할 수 있다. 측정치란 하나의 척도에 의해서 얻어진 숫자이다. 실제 사물의 어떤 속성이, 어떤 수열의, 어떤 척도로 재서 표시되었는가에 따라 측정치의 종류가 여러 가지 있을 수 있다. 척도로는 명명척도, 서열척도, 등간척도, 비율척도의 4가지가 있다.

2) 모집단과 표본

(1) 모집단(population)

오늘날 통계학의 방법은 제일 먼저 모집단을 설정하면서부터 시작되며 다음은 모집단으로부터 표본을 추출하고 추출된 표본으로부터 통계자료를 수집하는 과정으로 이어진다. 모집단의 뜻을 예를 들면, 병원 개원 이후부터 현재까지 내원한 전체 환자 중에서 악성종양환자수를 관찰하고 싶을 때 내원환자 전체와 같이 조사를 할 단위의 조건과 범위를 정할 수 있다.

이렇게 정하는 통계대상 집단을 모집단(母集團)이라고 하는데 모집단의 정의는 연구의 조사대상이 되는 전체 집단을 말한다. 모집단을 구성하는 조사단위는 환자라면 환자로 이루어지는 모집단이고, 사물이면 사물로 이루어지는 모집단이 된다. 따라서 모집단을 설정하는 가장 큰 이유는 조사의 한계와 조사 결과 설명의 한계를 하기 위한 것이다.

모집단을 구성하는 조사단위의 수량적 크기를 모집단의 크기라고 하는데 유한모집단과 무한모집단 두 종류로 나눌 수 있다. 유한모집단은 A병원에 6개월간 내원한 응급환자 수와 같이 모집단을 구성하는 단위가 유한개일 때를 말한다. 무한모집단은 A병원 개원 이후부터 앞으로 올 응급환자와 같이 모집단을 구성하는 단위가 무한히 많은 단위로 이루어지는 모집단 이다.

(2) 표본(sample)

① 정의

모집단을 구성하는 전체 조사 집단 중에서 일부의 조사 집단을 추출하여 얻었을 때 얻는 모집단의 일부를 표본이라고 한다. 표본은 처음부터 독립적으로 존재할 수 있는 것이 아니고 모집단이 정해진 다음에 비로소 표본이 존재하게 되는 것이다. 모집단과 표본의 관계는 앞으로 통계학 방법을 배우는 데 있어서 매우 중요한 개념이다. 이러한 이유는 통계학에서 다루는 조사는 대부분 표본조사(sample survey)에 의한 방법이지 모집단 전체를 조사하는 전수조사(complete survey)의 방법이 아니기 때문이다.

② 표본의 종류

표본에는 확률표본과 비확률표본 두 종류가 있다. 이 두 표본 중 통계학에서 사용하는 표본은 확률표본이다. 확률표본은 모집단에서 표본을 추출할 때 모집단을 구성하는 모든 조사단위가 똑같은 확률로 뽑힐 수 있는 상황에서 조사단위를 뽑는 경우에 이루어진 표본이다.

비확률표본은 조사단위가 뽑힐 수 있는 확률이 동일하지 않은 상태에서 뽑힌 표본으로 조사자가 선택적으로 또는 편견적으로 추출한 표본이다. 표본에서 계산되는 기술적인 특성치를 통계량(statistic)이라 하고, 모집단으로부터 산출되는 특성치를 모수(parameter)라 한다.

③ 표본 조사의 이유

일반적으로 많이 사용하고 있는 표본조사의 이유는 다음과 같다.

㉠ 무한모집단은 모집단의 구성단위가 무한히 많기 때문에 실제로 전수 조사 불가능하기 때문에 표본조사를 할 수 밖에 없다.

㉡ 현지조사에 많은 시간이 필요하게 될 경우 모집단 특성이 변화함으로써 특성파악의 시기를 놓치기 쉽다. 이럴 경우에 표본조사를 하게 되면 단시간 내 특성을 파악할 수 있다.

㉢ 모집단 전체에 대한 표본조사를 함으로써 소요되는 비용, 시간, 노력을 줄일 수 있다.

㉣ 유한모집단의 구성단위 전체의 전수조사가 가능하더라도 자료를 수집, 정리, 계산하는 과정에서 일어날 수 있는 오차 즉 비표본 오차가 커지므로 표본조사를 하면 비표 본 오차를 줄일 수 있다.

㉤ 표본통계량으로부터 모수 추정이 가능하다. 표본추출이 잘 되었다면 적당한 오차한계 내에서 모수를 예측할 수 있는 통계적 방법이 있다.

④ 표본추출방법

확률표본추출이란 모집단을 구성하는 각 개체가 표본으로 선택될 확률이 모두 동일한 상태에서 표본을 추출하는 것을 말한다. 표본추출방법에는 두 가지가 있는데 확률표본추출(probability sampling)과 비확률표본추출(non-probability sampling)이다. 이 교재에서는 확률표본추출만을 나타낸다. 그 이유는 우리가 관심의 대상이 되는 모집단에서 확률표본추출 방법에 의해 뽑은 경우에 통계적 추정을 할 수 있기 때문이다.

확률표본추출을 무작위추출(random sampling)이라고도 한다. 확률표본추출에 의하여 모집단을 효과적으로 추정하기 위해서는 적절한 규모의 표본을 가져야 하며 모집단을 대표할 수 있도록 무작위성이 확보되어야 한다. 확률추출방법으로는 단순확률추출법(simple random sampling), 계통추출법(systematic sampling), 층화확률추출법(stratified random sampling), 집락추출법(cluster sampling) 등이 있다.

㉠ 단순확률추출법(simple random sampling)

단순확률추출법은 모집단의 구성요소인 표본 추출단위가 표본으로 선택될 기회가 동등한 가운데 표본을 추출하는 것으로 가장 기본적인 확률표본추출방법이며 무작위 추출을 의미한다. 무작위 추출은 닥치는 대로 추출하는 것이 아니라 표본 추출단위가 뽑힐 확률이 동일하다는 것이다. N개의 표본 추출단위가 있는 모집단으로부터 크기가 n개인 표본을 무작위로 뽑는다고 할 때 각 표본 추출단위가 뽑힐 확률은 모두 n/N으로 동일하다. 일단 뽑은 쪽지는 다시 통 속에 넣지 않는 방법을 비복원추출(without replacement) 이라 한다. 복원추출(with replacement)이란 표본을 뽑는 데 있어서 뽑힌 추출단위를 제자리에 돌려놓고 다시 추출하는 방법을 말한다. 표본을 뽑는 다른 방법으로 난수표(random number table)를 이용하는 방법이 있다. 난수표란 숫자를 무작위로 배열해 놓은 표로 난수표를 이용하는 방법과 컴퓨터에 난수를 발생하는 통계패키지를 이용하면 확률적으로 번호를 뽑을 수 있는 방법이 있다.

㉡ 계통추출법(systematic sampling)

계통추출법은 N개의 표본 추출단위가 있는 모집단으로부터 크기가 n인 표본을 뽑을 때 일정한 표본 추출간격을 두고 표본을 추출하는 방법이다. 즉 모든 표본 추출단위들 중 일정한 간격을 두고 즉 몇 번째마다 표본을 뽑는 것이다. 먼저 모집단의 구성단위에 일련번호를 부여하고 표본 추출간격($K=N/n$)을 계산한다. 최초의 시작번호 X_1을 확률적으로 선정하고 K의 간격을 두고 표본의 크기가 n개가 될 때까지 뽑는다. 뽑힌 일련번호는 X_1, X_1+K, X_1+2K, X_1+3K,---, $X_1+(n-1)K$가 된다.

㉢ 층화추출법(stratified random sampling)

층화추출법은 모집단의 구성 성분에 대하여 사전에 어느 정도 지식을 갖고 있다면 모집단의 특성을 더욱 잘 반영하는 표본을 얻을 수 있다. 층화추출법은 모집단을 그 구성 성분에 따라, 몇 개의 동질적인 소집단으로 분류한 다음에 각 소집단으로부터 단순 확률 추출하는 것을 말한다. 이때 나누어진 각 소집단을 층(stratum)이라고 한다. 모집단을 층별 소집단으로 구분하는 기준은 연령, 교육과 수입, 성별과 연령 등과 같이 두 개 이상의 혼합 기준으로 하는 경우가 있다.

㉣ 집락추출법(cluster sampling)

집락추출법은 모집단의 구성단위를 우선 자연적으로 또는 인위적으로 몇 개 집락으로 구분한 다음에, 무작위로 필요한 집락을 추출한다. 그러고 나서 추출된 집락에 대하여 일부 또는 전수조사를 하는 것이다.

3) 자료의 형태(Scales of measurement)

(1) 변수(variable)

모집단에서 확률표본을 추출하고 표본으로부터 자료를 수집하려고 할 때 먼저 어떤 형태의 자료를 수집할 것인가를 결정해야 한다. 가령 초등학생들의 몸무게를 측정할 때 이 몸무게는 여러 사람을 측정할 때는 몸무게라고 하는 같은 상태를 뜻하지만 몸무게의 무게는 사람에 따라 차이가 있다. 즉 몸무게는 사람의 한 상태로 표시하지만 상태의 수량적 크기는 변화할 수 있다. 체중, 신장 등과 같이 개체에 따라 변화가 가능한 상태나 특성을 변수(變數, variable)또는 변량(變量)이라고도 한다. 사람의 팔이나 다리의 수와 같이 사물의 변화가 가능하지 않는 상태나 특성을 상수(常數, constant)라고 한다.

변수의 값을 측정해서 순서대로 정리한 값들을 통계자료하며 이러한 통계자료는 변수의 값을 측정한 후 제일 먼저 얻게 되는 자료인데 통계적 방법을 이용하면 해석할 만한 의미를 가지게 된다. 변수의 선택은 연구목적에 따라 다르며, 연구자가 중요하다고 생각되는 것에 따라 한 개 혹은 여러 개가 있을 수 있다. 한 변수만을 다루는 자료는 일변량자료(univariate data)라 하며 각 개체별로 두 개 이상의 변수를 다룬 자료를 다변량자료(multivariate data)라고 한다.

(2) 범주형 변수(Categorical variables)

① 명목척도(Nominal scale)

명목척도에서는 척도치는 단지 기호로써의 의미만을 갖고 있을 뿐이기 때문에 가감승제와 같은 일체의 산수적인 연산은 불가능하다. 수와 수의 차이는 양의 차이가 아니라 질의 차이를 나타낼 뿐이다. 명목척도는 기호가 개념의 특성을 나타내는 것이 아니라 개념 그 자체를 나타낼 때 이와 같은 기호에 의한 측정수준을 명명척도로 나타낸 것이라고 한다. 명목척도는 가장 낮은 수준의 척도로 수학적인 조작을 할 수 없는 비율계산, 최빈값, 이항분포 등을 할 수 있다. 예를 들면, 남녀, 환자의 등록번호, 주소지의 우편번호 등은 명명척도이다.

② 서열척도(Ordinal scale)

서열이란 단어가 암시하듯이 단순히 측정결과를 서열순서대로 나열하는 것이다. 서열척도는 크기나 중요성에 따라 측정결과들의 순서를 매긴다. 예를 들면, 성적의 석차, 불쾌지수 또는 설문지조사에서의 평정법 등은 서열척도인 것이다. 성적의 석차의 경우 A가 1등이고, B가 2등, C가 3등일 때 이들 사이에 얼마나 성적의 차이가 나는지에 관한 정보는 알 수 없다.

단지 그 결과는 A가 B보다, B는 C보다 성적이 더 좋다는 것을 알려줄 뿐, 얼마나 잘하는지에 대한 정보는 제공하지 않는다. 요컨대 서열척도에서는 각 수치 사이에 양적인 대소서열은 유지되지만 계속되는 두 수치 사이의 간격은 반드시 같지는 않다. 즉 이 척도상의 수치간의 거리와 그 수치들이 대표하는 실제상의 거리가 같지 않다는 것이 특징이다. 서열척도는 명목척도보다 1단계 높은 척도라 할 수 있으며 중앙값, 서열 상관관계 등을 분석할 수 있다.

(3) 연속형 변수(Continuous variables)

① 등간척도(Interval scale)

등간척도는 수치사이의 차이점(또는 간격)이 크기의 차이점을 반영한다. 그런 크기의 비율을 나타내지 못한다. 위에서 언급된 서열척도에서 무엇보다 크다 또는 작다 등의 특성 외에 측정치간의 차이나 간격에 어떤 특별한 의미를 부여할 수 있을 때 등간척도에 의한 측정치를 얻을 수가 있는 것이다. 예를 들면, IQ점수, 온도 등은 등간척도에 의한 측정치들이다.

IQ점수에서 0점이라는 점수에 어떤 특별한 의미를 부여할 수는 없다. 그러나 같은 문제들에 의하면 얻은 IQ점수 간의 차이, 평균점수들에는 분명히 어떤 의미를 부여할 수가 있을 것이다. 특히 온도 측정의 경우 한 척도에 의한 온도차는 우리가 유용하게 활용하고 있는 현실이다.

이와 같이 등간척도에서는 임의의 원점(Origin), 임의의 단위(Unit)를 사용할 수 있는 것이 특징 이다. 따라서 등간척도의 자료는 범위, 평균치, 표준편차, 상관관계 등을 구할 수 있다.

표 6-1. 척도 간 비교

척도	비교방법(숫자부여방법)	평균의 측정	적용가능	분석방법 예
명목척도	확인분류	최빈값 빈도분석, 교차분석 비모 수 통계	빈도분석, 교차분석 비모수 통계	성별분류, 상품유형별분류, 질병별, 존재유무, 종교 등
서열척도	순위비교	중앙값	서열 상관관계, 비모수 통계	상표선호순위, 상품품질등위, 경제상태, 사회계층, 계급, 석차
등간척도	간격비교	산술 평균	모수통계	온도, 체온, 주가지수
비율척도	절대적 크기비교	기하 평균 조화 평균	모수통계	매출액, 구매확률, 신장, 무게, 소득, 나이, 거리, 시간

② 비율척도(Ratio scale)

비율척도에서는 비율의 수치는 크기의 비율을 나타내며, 이 척도의 의미 있는 절대 영점을 가진다. 길이, 시간, 질량 등과 같은 척도는 비율척도이다. 위의 등간척도에 의하여 측정된 자료에 있어서는 측정치 간의 차의 비를 비교한다는 것에 어떤 의미를 부여한다는 것은 불가능하다. 이것이 의미를 갖기 위해서는 고정 원점(절대영점)을 포함하고 있는 비율척도에 의해 측정된 것이어야 한다. IQ점수에서 원점(0점)을 생각하기는 어렵다. 그러나 길이, 시간, 질량 등은 분명히 고정 원점이 있는 척도로 측정되고 있다. 비율척도로 얻어진 자료는 가감승제의 어떠한 통계적 처리도 가능하다.

4) 통계적 분석기법은 다음 3가지에 따라 결정될 수 있다.

① 분석목적과 분석에 관련되는 변수의 수

② 측정된 자료의 형태

③ 표본집단의 수에 따라 적합한 분석기법을 선정

표 6-2. 변수의 형태

Independent variable(독립변수)	Dependent variable(종속변수)
cause	effect
causative factors	disease
risk factors	outcome
treatment	outcome

표 6-3. 자료형태별 분석방법

Dependent variables	Independent variables		
	Categorical	Continuous	Mixed
Categorical	Exact Tests Pearson Chi-Square Corrected Chi-Square Mantel Test for Trend		
	Mantel-Hanzel Summary Logistic Regression Mantel Ext. Test for Trend Log-linear Analysis	Logistic Regression	Logistic Regression
Continuous	t-test		
	ANOVA Linear Regression ANCOVA	Linear Regression	Linear Regression ANCOVA
Time to Event	Log-Rank Cox Regression	Cox Regression	Cox Regression

5) 대표값(average)

(1) 평균(mean)

평균은 가장 널리 쓰이는 중심경향 값이다. 특히 평균은 분포가 대칭이거나 분포가 지나치게 좌우로 기울지 않았을 때 대표 값으로 이용된다. 평균치는 엄격히 말하자면 등간적 수치를 주는 측정에서만 의미 있게 사용될 수 있다. 왜냐하면 수치의 단위가 등간적이 아니라면각 수치의 합계란 의미가 없기 때문이다. 수치, 척도치를 더한다는 것은 그 단위의 등간성을 전제로 하는 것이다. 산술 평균치(arithmetic mean)는 집단 전체의 측정치의 합을 그 집단의 사례수(측정수)로 나눈 값이다. 간단히 평균이라고 한다.

① 가중 평균(Weighted mean)

가끔 여러 집단에서 나온 평균치들의 평균치(즉 모든 표집을 합한 분포의 평균치)를 구할 필요가 생긴다. 즉 여러 평균치를 통합하는 문제이다. 예를 들면 A병원의 평균 응급실 재원시간이 6.9시간이고 B병원의 평균 응급실 재원시간이 6.5시간일 때, 두 병원을 합한 평균이(6.9 + 6.5)/2 = 6.7시간이라고 간단히 정해서는 안 된다. 따라서 평균치들을 통합함에 있어서는 그 각 평균치만이 아니라 각 표집의 사례수도 생각하여야 한다.

두 평균치들의 평균치는 다음의 공식으로 계산된다.

전체의 평균치 = $(N_1M_1 + N_2M_2)/(N_1 + N_2)$

예를 들면 앞의 두 병원의 경우에서

$M_1 = 6.9$시간, $M_2 = 6.5$시간, $N_1 = 200$명, $N_2 = 600$명일 때,

$M = (6.9 \times 200) + (6.5 \times 600)/(200 + 600) = 6.8$시간

6.8은 두 평균치를 단순히 평준화하여 얻은 것이 아니라 사례수(표본)들이 모두 같은 크기가 아니므로 하나의 총점에 더 많은 지분을 주어 전체 평균치를 결정할 때 더 큰 비중을 두어야 한다. 이와 같이 계산된 전체 평균치를 가중 평균치(weighted mean)라 한다.

② 백분율의 평균

위의 여러 평균치의 통합의 원리는 백분율의 경우에도 적용된다. 이 경우에도 백분율이 산출된 기본의 사례수가 고려되어야 한다.

대표치 가운데 평균을 사용하는 방법

- 분포가 좌우 대칭적일 때, 즉 분포가 정규분포에 가까울 때
- 가장 신뢰되는 대표치를 원할 때(평균치는 표집에 따른 변동이 가장 적다)
- 분산도(Measure of dispersion), 상관도, 기타의 통계적 계산이 후속할 때

(2) 중앙값(중위수, median)

중앙치는 측정값들을 가장 작은 값부터 크기순서로 나열했을 때 가운데 위치하는 측정값을 말한다. 측정값의 개수를 n이라 하면 중앙값은 다음과 같은 방법으로 구할 수 있다.

중앙값

n이 홀수 개이면 n+1/2번째 측정값
n이 짝수 개이면 n/2번째와 n/2+1번째 측정값의 산출평균

예를 들면, 신생아 5명의 체중이 다음과 같을 때 중앙값은 얼마인가?

3.4 kg, 3.8 kg, 4.2 kg, 4.7 kg, 5.5 kg

측정값의 개수는 n = 5이므로 (5 + 1)/2 = 3번째 측정값인 4.2 kg이 중위수가 된다. 앞에서 설명한 산술평균은 이상점에 의하여 많은 영향을 받지만 중앙값은 이상점에 무관하다. 대체로 분포상태가 극도로 비대칭일 때에는 중앙값이 산술평균보다 대푯값으로서 더 큰 의미를 갖는다.

대표치 가운데 중앙치를 사용하는 방법

- 측정 측도의 단위가 등간성이 의심될 때
- 분포의 어느 쪽 일단이 표시되어 있지 않을 때
- 분포의 상반부 하반부에 관심이 있을 뿐, 중앙에서의 거리에는 관심 두는 바 없을 때
- 분포가 심하게 편포되어 있을 때, 또는 극단에 가서 점수가 하나, 둘 있을 때
- 평균치를 계산할 만한 충분한 시간이 없을 때

---

(3) 최빈값(최빈수, mode)

측정값들 중에서 빈도가 가장 많은 측정값을 말한다. 즉 한 분포에서 가장 자주 나타나고 있는 수치나 유형을 말한다. 일반적으로 질적 자료나 양적자료에서 주로 사용된다.

예를 들어 혈액형의 자료가 A형, A형, B형, O형, O형, O형, AB형이라 할 때 최빈값은 O형이 된다.

대표치 가운데 최빈치를 사용하는 방법

-가장 흔히 일어나는 경우를 알고 싶을 때
-대표치의 대략의 짐작으로 충분할 때
-대표치를 가장 빨리 추정하고 싶을 때

(4) 분산(variance)

분산과 표준편차는 산포의 정도를 나타내는데 가장 많이 쓰인다. 분산도는 대표치의 빈도분포의 중심이 어디에 있는지를 나타내며, 통계자료 전체를 대표하는 값이다. 그러나 대표치만으로는 변수가 어떤 범위에 어느 정도 분포되어 있는지를 알 수 없으며 또 대표치 주위에 얼마나 가까이 분포되어 있는 지도 알 수 없다. 한 대표치를 중심으로 하여 사례들이 어느 정도로 밀집 또는 분산되어 있는지를 나타내는 지수를 분산도(Measure of Dispersion)라고 한다.

분산도를 측정하는 방법에는 범위, 4분 편차와 같이 변수의 크기순에 의한 방법과 평균편차, 분산, 표준편차와 같이 평균값에 대한 변수의 편차에 의한 방법이 있다. 전자는 서열척도를 후자는 등간척도를 가정한다. 이 중에서도 분산과 표준편차가 이론상으로나 실제 계산상으로 가장 많이 쓰인다.

① 분산

분산(variance)이란 각 편차의 제곱의 합을 측정값의 개수로 나눈 값이다. 평균편차에서 음수가 나오는 것을 막기 위하여 분산은 편차를 제곱하여 양수로 만든다. 분산의 값이 0에 가까울수록 그 자료의 변동은 심하지 않으며 대체로 평균값에 몰려 있음을 뜻한다.

예) A학급 학생의 점수는 거의 평균에 밀집되어 있으며, B학급 학생의 점수는 평균으로부터 많이 분산되어 있다. 이와 같은 경우 평균을 중심으로 밀집되어 있는 현상을 개인차가 없다고 해석하고, 평균으로부터 많이 분산되어 있는 현상을 개인차가 많다고 해석할 수 있다.

② 표준편차

분산은 편차를 제곱하므로 측정단위에 비추어 볼 때 원래 자료와 큰 차이가 있어 적절한 산포성의 측정이라고는 볼 수 없다. 이를 해결하기 위한 수단으로 제곱근을 구한다. 이것을 소위 표준편차라고 한다. 그런데 분산을 계산하는 데 있어 모집단과 표본의 경우가 각기 다르다. 산포의 정도를 나타내는 데 가장 많이 쓰이며 매우 중요한 개념이다.

표준편차는 분산의 제곱근이다.

예) A병원의 평균 대기시간 15분, 분산 6.5분, 표준편차 2.5

B병원의 평균 대기시간 15분, 분산 59.5분, 표준편차 7.7일 때

A, B 두 병원 모두 평균대기시간이 15분으로 동일하다. 그러나 B병원의 분산 또는 표준편차가 A병원보다 크기 때문에 B병원의 환자 대기시간의 변동이 심하다고 할 수 있다. 즉 환자가 A병원에 가게 되면 B병원보다는 대기시간을 비교적 정확하게 예측할 수 있다.

③ 범위

산포성을 알아보는 방법 중에서 가장 쉽게 구할 수 있는 방법은 범위이다. 범위(range)는 최대값과 최소값의 차이를 말한다. 범위는 분포에 있어 점수를 전부 고려하지 않음으로써 전체 분포의 분산도를 적절히 설명하지 못하는 때가 더러 있다. 이런 이유 때문에 범위를 불완전하고 타당성이 결여된 분산도로 간주한다. 또한 사례수가 현저하게 다른 두 분포의 분산도를 비교할 때는 범위의 계산이나 해석에 있어 주의해야 한다. 범위는 사례수가 많을수록 커지는 경향이 있으므로 사례수가 다른 두 분포를 비교할 때에는 범위를 사용해서는 안 된다.

(5) 모집단의 추정

① 신뢰구간

신뢰구간은 모집단의 산술평균 추정을 위한 95.0%의 신뢰구간은 한 모집단으로부터 표본의 크기가 n인 확률표본을 있을 수 있는 만큼 추출한 때 각 표본의 산술평균으로부터 표준오차의 1.96배를 더하고 뺀 신뢰구간을 전부 작성하면, 이렇게 작성한 전체 신뢰구간의 95.0%는 모집단의 산술평균을 포함한다는 뜻이다.

이 정의는 표본 산술평균으로부터 모집단 산술평균의 추정을 위한 95.0% 신뢰구간의 정의인데 이때 95%는 모집단의 산술평균을 포함한다는 뜻이다. 신뢰도의 크기는 큰 것이 바람직하나 신뢰도의 크기가 크면 Z의 값이 커지므로 신뢰 구간의 폭이 커진다. 즉 구간의 폭이 좁고 신뢰도가 높은 구간이 바람직한데 신뢰도를 높이니까 폭이 넓어지는 모순이 있다. 그러므로 표준오차를 줄여야 하는데 6는 모집단에서 결정되므로 분모의 크기를 크게 하는 수밖에 없다.

② 가설검정

표본으로부터 얻어지는 정보를 이용하여 모수에 대한 예상, 주장 또는 단순한 추측 등을 기술하는 것을 가설이라고 한다.

㉠ 잘 정립된 사실의 집합에 의해 세워지거나

㉡ 여러 연구 또는 시험적인 이론들로부터의 간단한 예측

㉢ 정확한 정보가 없을 때는 가장 적절한 추측일수도 있다.

a) 대립가설 : 자료로부터 얻은 강력한 증거에 의하여 입증하고자 하는 가설을 말한다. 또는 연구가설은 연구동기가 되는 추측 또는 가정을 말한다. 예를 들면 콜레스테롤이 높으면 혈압이 높을 것이라고 생각하는 것이다.

b) 통계적가설 : 표본으로부터 얻은 자료를 적절한 통계기법으로 분석하여 그 표본이 추출된 모집단에 관하여 어떤 결론을 내릴 수 있도록 하는 가설을 말한다. 예를 들면 콜레스테롤이 높으면 혈압이 높을 것이다.

c) 가설검정방법 : ① 귀무가설 Ho를 설정 ② 유의수준α를 설정하고 기각 역을 결정 : $\alpha = 0.05$ 또는 $\alpha = 0.01$ ③ 검정통계량을 계산 ④ 통계적 결정 여기서 α는 오차로 100%에서 신뢰수준을 뺀 값을 나타낸다.

기각역 : $\alpha = 0.05$ (95% 신뢰수준)일 때 : $z \leq -1.96$또는 $1.96 \leq z$

$\alpha = 0.01$ (99% 신뢰수준)일 때 : $z \leq -+2.58$또는 $2.58 \leq z$

(6) 정규분포

㉠ 모수검정－모집단이 정규분포일 때, 정규분포의 면적은 1이며 μ를 중심으로 좌우 대칭이다. 평균과 표준편차에 의하여 설명된다.

㉡ 비모수검정－통계량의 확률분포가 모집단의 분포와 무관하며 자료가 적을 때 사용된다.

정규성 검증

정규분포의 면적은 1이다. 평균을 중심으로 좌, 우 대칭이며, 평균과 표준편차에 의하여 결정된다.

a) Kolmogorov-Smirnov검정 : 유의도 값이 0.05보다 클 때($P > 0.05$) 가설을 받아들인다. 즉 가설 Ho : 표본은 정규분포하는 모집단에서 나왔다.

b) 정규성검정은 관측수가 50 이하일 때 Shapiro-wilk검정을 한다. 반면 관측수가 50 이상일 때는 Kormogorov-smirnov검증을 한다.

(7) 신뢰성분석

신뢰성분석은 측정도구의 정확성이나 정밀성을 나타내는 것으로 설문지가 잘 정교화된 문항들로 구성되어 있다면 분석이 바로 이루어지지만 일반적으로 요인분석을 실행하여 몇 가지 요인을 추출한 후 이들 요인들이 동질적인 변수들로 구성되어 있는지를 살펴보고자 할때 이용된다. 신뢰성은 의존가능성, 안정성, 일치성, 예측가능성 그리고 정확성과 동일한 의미를 갖는다. 신뢰성분석(Reliability Analysis)은 동일한 개념을 독립된 측정방법으로 측정한 경우 결과가 비슷하게 나타나야 한다는 것을 전제로 하고 있다. 신뢰성분석은 Cronbach's alpha(α:)와 같은 일반적으로 사용되는 신뢰성척도를 계산하고 구성변수들의 추가적인 수에 의해서 형성된 척도인 다항목의 가법척도에 대한 신뢰성 통계량을 산출하여 준다. 신뢰성 측정방법으로는 재측정법(Retest Mothod), 대체적 형태법(Alternative-Form Mothod), 항목이분할법(Split-Halves Method), 그리고 내적 일관성법(Internal Consistency Method)으로 분류하고 있다. 이중 가장 널리 사용되는 신뢰성계수의 하나가 바로 Cronbach's alpha이다.

Alpha(α:)는 테스트의 내적 일관성, 즉 테스트 문항이 동질적인 요소로 구성되어 있는지를 알아보는 것에 그 초점을 두고 있다. 이것은 테스트 내에서의 변수들 간의 평균상관관계에 근거한 것이다. 예를 들면 환자 만족도 설문지를 조사할 때 측정도구의 정확성을 증명하기 위해서는 신뢰도 검증을 한다.

2 비모수 통계 검정

모집단 분포의 중심위치에 관한 추론 문제를 다룰 때 흔히 표본 평균을 사용한다. 중심위치의 추정을 위해 표본평균을 사용하는 이유는 많다. 그중에서도 표본평균은 데이터의 평균이며, 모평균의 불편추정량이고, 중심극한정리가 성립한다. 특히, 모집단의 분포가 정규분포에 따를 때 표본평균은 모평균에 대한 최소분산불편추정량으로 소위 최량추정량이 된다. 즉, 표본평균은 정규이론에 의해 얻어진 가장 좋은 추정량이며, 표본평균의 분포를 이용하여 모평균에 대한 신뢰구간, 검정을 다룰 수 있다.

그러나 정규분포는 이론적인 분포로 실제로 어느 데이터가 정밀한 정규모집단에서 얻어지는 경우가 없다. 다만 모집단의 분포가 정규분포에 가까운 경우가 많을 뿐이다. 한편 모집단의 분포가 정규분포에 수렴하는 속도가 아주 느리거나, 특히 데이터를 가운데 이상점이 있는 경우에는 표본평균에 기초한 추정이나 검정의 효율은 급격히 떨어지게 된다. 이와 같이 모집단에 대하여 구체적인 분포함수를 가정하는 것이 무리일 때에는 모집단 분포에 대한 가정을 약화시키는 것이 오류의 가능성을 줄이고, 때로는 효율도 높일 수 있는 대안이 된다. 이와 같은 방법 가운데 비모수적(nonparametric)방법과 분포무관방법(distribution-free)이 있다.

모집단의 분포가 정규분포로부터 멀어지면 꼬리가 두터운 분포에 따를 때는 비모수적 절차의 효율이 정규이론에 의한 절차보다 훨씬 높게 되는 것이 보통이다.

비모수 통계 분석 방법

① 자료가 정규분포하지 않을 때는 비모수검정을 한다.
- 본 크기가 작아서 그러한 주장을 입증하기가 곤란한 경우
- 이상점(outliers)이 존재하는 경우

② 통계량의 확률분포가 모집단의 분포와 무관하다.

표 6-4. 사용 목적별 통계분석방법

사용 목적	비모수통계분석방법	목적이 유사한 모수통계분석방법
적합도 검정	1표본 카이스퀘어 검증 1표본 콜모고로프-스미르노프검정(K-S) 이항분포검정	없음 없음 없음
무작위성검정	연의 검증	없음
두 변수의 중심경향치 비교(분포의 동질성검정)	부호검증 윌콕슨검증 맥네르마검증	paired t-test
3변수 이상의 중심경향치 비교(분포의 동질성검정)	프리드맨검증 켄달의 일치계수 코크란 큐검증	MANOVA(2요인)
2집단 간 중심경향치 비교(분포의 동질성검증)	맨휘트니검증 1표본 K-S검증 왈드－월포비츠검증 중앙값검증	T-TEST
3집단 이상의 중심경향치 비교(분포의 동질성검증)	중앙값검증 켄달－왈리스검증	ANOVA(1요인)
변수 간 상관관계분석(변수 간 독립성 검증)	스피어맨순위상관분석 카이스퀘어분석(교차분석)	correlation

1) 비모수 통계 분석

데이터가 명목, 서열척도일 때 혹은 등간척도가 현저하게 비정규분포일 때 모수검정은 적절하지 못하므로 비모수검정을 한다. 또한 비정규분포와 이상점이 존재할 경우(자료 가운데 작거나 큰 값이 있을 경우)에 비모수통계 분석을 한다.

> 모집단의 분포를 가정하지 않고 관찰치의 순위에 의해서 자료에 관한 추론을 하는 방법론을 다루는 분야이다.

(1) 장점

① 모집단의 모수 수치에 관해 언급하지 않은 가설을 검정할 수 있다.

② 모집단의 함수형태가 알려져 있지 않을 때는 비모수적 검정을 사용할 수 있다.

③ 비모수적 방법들은 모수적 방법에 비해 쉬우며 이에 따라 적용할 수 있다.

④ 자료분석이 단순히 서열을 취급하거나 분류하는 것이 목적이라면 비모수적방법을 사용하는 것이 좋다.

⑤ 대부분 비모수적 방법은 실제의 양적 관측치에 의존하지 않고 이들의 상대적 평가에 의존한다.

⑥ 많은 경우에 정규분포하의 방법과 비교했을 때 주어진 표본이 정규분포를 따를 때에도 검정력에도 큰 손실이 없으며 정규와 판이한 분포일 경우에는 이의 검정력은 정규분포에 의한 방법보다 크다.

(2) 단점

① 모수적 방법으로 처리할 수 있는 자료에 비모수적 방법을 사용하는 것이 일종의 낭비이다.

② 큰 표본의 자료에 대해 특정한 비모수적 방법을 적용하게 되면 오히려 더 힘이 든다.

2) 단일표본분석

(1) 카이스퀘어분석(Χ2-검정)

Χ2단일표본분석은 명목척도나 구분을 위한 어떤 척도 등에 포함되는 관찰 숫자와 예상되는 숫자 간에 차이가 나는가를 검정하는 것으로 적합도(goodness-of-fit)의 대표적인 예이다. 가설 Ho : 서로 독립적이다.(통계적으로 유의하지 않다) Χ2값보다 P값이 크면 가설을 받아들인

다.(연구가설 H1 : 관련성이 있다) 교차분석은 특히 설문조사에 의해 얻어진 자료를 분석하는데 광범위하게 이용된다.

예) 생활환경에 대한 만족도(매우 만족, 만족, 불만족 등)가 지역(대, 중, 소도시)에 따라 차이가 나는지를 분석, 위의 두 변수가 서로 관련되어 있는지의 여부를 검정하기 위해 사용되는 것이 카이제곱검증이다.

(2) 단일 – Kolmogorov–Smirnov(단일표본 K–S 검정) – 정규분포검정

무작위로 추출된 표본의 값이 갖는 분포가 특정한 분포와 일치하는지의 여부를 검정할 때 이용한다.

예) 도시별 소득분포가 정규분포(또는 포아송분포)를 이루는지의 여부를 검정하고자 하는 경우에 이용한다.

(3) Binomial Test(이항분포검증) – 동전을 10번 던질 경우 3번이 나올 확률

이항변수의 각 관찰치가 기대빈도와 일치하는지의 여부를 검증할 때 이용한다. 특정한 값이 나타날 확률이 일치하는지를 검증해 볼 때도 이용된다.

(4) Sign – Test(부호검증)

두 변수값에 대해서 두 변수가 이루는 확률분포상의 차이가 있는지를 검증하는 방법.

(5) RUN–TEST(연의 검증)=무작위검정

일련의 연속적인 관찰치가 무작위로 나타난 것인지 아니면 앞에서 나타난 관찰치가 뒤에 나타나는 관찰치에 어떤 영향을 미치는지를 검증하는 데 이용된다.

예) 20일간 비가 오지 않는 날과 비가 온 날을 관찰하여 과연 비가 오는 것은 무작위적으로 발생하는 것인지 아니면 이전의 일어난 날씨에 영향을 받을것인지를 검정하고자 한다.

날짜	1	2	3	4	5	6	7	8	9	10
날씨	1	2	1	1	1	1	1	2	1	2
날짜	11	12	13	14	15	16	17	18	19	20
날씨	1	1	1	1	1	1	1	1	2	2

날씨(1=맑음, 2=비), 여기서 run의 값은 8개

3) Two-Independent-Samples Tests(두 독립표본검정)

한 변수에 대하여 독립된 2개의 집단

(1) Mann–Whitney검정법

두 독립표본 검정을 위해서 맨–휘트니 검정을 많이 한다. 이 검정은 두 개의 독립표본들이 같은 분포를 갖는 모집단으로부터 추출되었다는 가설을 검정하는 것이다. 서열척도의 경우에도 적용이 가능하다.

(2) 윌콕슨 순위합 검정

(3) 중위수 검정법

3 모수 통계 검정

자료가 등간척도, 비율척도로 정규분포일 때 모수 통계 검정에 적용되며, 모집단의 확률분포를 나타내 주는 모수들에 대한 검정에 초점을 두고 있다. 통계분석기법은 FREQUENCY, T-test, ANOVA, CORRELATION, REGRESSION 등이 있다.

1) T-test(독립: 범주, 종속: 연속)

T–검정의 원리는 각 표본의 분산과 두 표본을 합한 전체 집단의 분산을 이용하여 평균의 차이가 어느 정도 유의한가를 검정하는 것이다. 두 집단 간의 평균의 차이를 검정하기 위해서는 t값을 계산한다.

일반적으로 두 집단 간의 평균을 비교하는 분석방법에는 크게 Z–검정(Z-test)과 T–검정(Ttest)으로 구분되는데 Z검정은 모집단의 분산을 알고 있는 경우에 사용된다. 두 모집단의 분산을 알고 있는 경우가 드물기 때문에 보통 T–검정을 사용하게 된다. T-test는 T값을 나타내고, 두 표본 간의 평균의 차이가 통계적으로 유의한지를 파악 할 때 이용하는 통계기법이다.

T-test 가설검정은 Ho : μ = μo(두 모산술 평균이 동일하다)

① paired T-test(쌍표본 T–검정) – 동일한 표본에서 두 개의 변수 간의 평균값에 차이가 있

는지를 분석하고자 할 때 사용한다.

예) 조사자 10명에 대한 식이요법 전 · 후의 혈청콜레스테롤을 줄이는 데 영향을 미쳤는지에 대한 검정을 하고자 할 때 사용한다.

② Independant sample T-test(독립표본 T−검정) − 독립된 두 집단 간의 평균값에 차이가 있는지를 분석하고자 할 때 사용한다.

예) 공업도시와 상업도시 간의 오염도의 차이를 분석하고자 할 때 사용한다.

2) 분산분석(독립 : 범주, 종속 : 연속형)

분산분석(analysis of variance, ANOVA)은 두 표본 이상의 평균치에 대한 차이를 검정하는 통계기법이다. 이 분산분석을 이용하여 표본들이 동일한 평균을 가진 모집단에서 추출된 것인지의 여부를 추론할 수 있다. 예를 들면 분산분석의 이용은 통계학을 수강한 학생들의 점수(종속변수 : 비율척도 또는 등간척도)에 대해 학년별(독립변수 : 명목척도) 평균의 차이가 있는지를 살펴볼 수 있다. 그리고 차이가 통계적으로 유의한 것인지를 파악할 필요가 있는데 이 같은 상황에서 두 집단 이상(1, 4)의 한 변수에 대한 평균의 차이를 검정하고자 할 때 이용한다. 분산분석은 F통계량을 이용하여 Ho : $\beta = 0$이라는 귀무가설을 검정한다.

① 일원분산분석(ONE-WAY ANOVA, 독립변수 즉 요인변수 1개에 대한 3개 값 이상) 일원분산분석은 독립변수들에 대한 효과를 분석하는 데 사용되는 방법이다. 즉 단일요인과 연속형인 종속변수와의 관계는 일원분산분석이다.

예) 대중소도시 간의 임금수준 차이를 검증하고자 할 때 사용된다.

② 단일요인분산분석(Simple Factorial ANOVA, 독립변수 즉 요인변수 2개, 종속 1개) 일원분산분석과의 몇 가지 차이점은 독립변수가 2개이고, 독립변수 간의 상호작용 여부를 알아내야 한다. 또한 이 상호작용을 고려하여 동시에 설명할 것인지 아니면 통제할 것인지 여부를 결정하여야 한다.

예) 대중소도시 간의 유명상품 취급정도가 종속변수인 임금수준의 차이를 검증하고자 할 때 사용된다.

③ 다변량 분석분석(MANOVA 독립변수 1개, 종속변수 2개 이상) 다중회귀분석과는 달리 독립변수들 이 모두 범주형 자료이며 두 개 이상의 종속변수를 사용한다.

예) 세 종류의 산업에 속한 여러 회사들의 경영실태를 분석하기 위하여 유동성비율, 부채비율, 자본수익율 등을 자료로 하여 비교할 때 다변량 분산분석을 사용한다.

3) 상관분석

상관관계분석(Correlation Analysis)은 두 변수 사이의 관계가 어느 정도 밀접한가를 측정하기 위한 분석기법이다. 즉 한 변수가 다른 변수와의 관련성이 있는지 여부와 관련성이 있다면 어느 정도의 관련성이 있는지를 알고자 할 때 이용하는 분석기법이다. 또한 상관관계 분석은 종속 및 독립변수가 주로 연속형 데이터인 경우에 사용한다. 예를 들면 소득액과 지출액 간의 관련성 여부라든지, 응답자의 연간 자동차 주행거리와 연령과의 관련성 여부 등을 분석하고자 할 때 이용하는 분석기법이다.

(1) 관련성 조사

일반적으로 산포도로 두 변수 간의 관련성을 알아볼 수 있다. 두 변수들 간에는 아무런 관련성이 없을 수도 있고 변수 간의 지수적 관계, 즉 변수 X의 값이 증가함에 따라 변수 Y의 값도 아주 급격하게 증가함을 나타내는 경우도 있을 수 있다.

예) 판매 대리점에 있어서의 매출액과 TV광고횟수와는 어떠한 관계가 있을까? 한 연구결과는 매출액과는 광고 간에는 정(+)의 상관관계가 있는 것으로 밝히고 있다. 즉 광고 횟수가 증가함에 따라 매출액도 증가하게 된다는 것이다.

(2) 상관계수

두 변수 간의 관련성을 연구하기 위해 좌표상에 관측된 수치들을 나타낼 수 있으나 요약된 지수를 계산하여 관련성의 정도를 계량화하는 것이 보다 유리하다. 보편적으로 자주 이용되는 척도가 바로 피어슨의 상관계수이다. 상관계수는 r은 $-1 \le r \le +1$의 값을 갖고 측정된 데이터가 좌표상에 정의 기울기를 갖는 직선에 가까울 때 이 상관계수를 그리고 음의 기울기를 갖는 직선에 가까울 때 음(−)의 상관계수를 갖는다. 또한 선형의 상관관계를 갖지 않는 경우 상관계수는 0에 가까워진다. 피어슨의 상관계수는 −1에서 +1까지의 값을 지닌다. 완전한 정(+)의 상관관계에 있다면 상관계수는 +1이며, 완전한 음(−)의 상관관계에 있다면 그 값은 −1이다. 두 변수 간의 상관관계의 계수(r)의 절대값이 1.00이면 완전한 상관관계, 0.90이면 매우 높은 상관관계, 0.70~.80이면 상관관계가 높다고 말할 수 있으며, 0.50~.60이면 보통의 상관관계, 그리고 0.40 이하면 약한 상관관계가 있다고 할 수 있다. 상관계수가 같더라도 전혀 다른 관계를 가질 수 있기 때문에 산포도를 이용하여 상관관계로 평가하는 것이 중요하다.

① 종속관계 : 어느 한 변수의 변동에 따라 다른 한 변수가 변화하는 경우

예) 신생아의 체중(종속변수)과 연령(독립변수)과의 관계

② 비종속관계 : 종속 간의 관계로 볼 수 없는 관계

예) 신장과 체중, 교육수준과 경제적 상태

- 상관계수 : 상관계수는 $-1 \leq r \leq 1$의 범위에 있으며 두 변수 x, y가 직선에 가까울수록 상관계수는 1 또는 −1에 가까워지며 0에 가까울수록 두 변수 간의 상관관계는 적어진다.
- 피어슨 상관계수: 표본이 정규분포에서 추출되었다고 가정할 경우에 사용한다.
- 스피어맨 상관계수: 표본이 정규분포 가정을 만족하는지 확신할 수 없는 경우에 사용한다. 표본이 소량일 경우(20명의 몸무게, 1분간 심장박동수, 1분당 턱걸이 수, 1분당 팔굽혀펴기 수 등의 체력을 측정)
- 상관계수의 절대값이 0.2 이하는 상관관계가 없으며, 0.4 정도면 약한 상관관계, 0.6 이상일 때 강한 상관관계로 볼 수 있다.

③ 단순상관관계분석 – 두 변수 X와 Y 간의 상관관계를 분석할 때 쓰인다.

④ 다중상관관계분석 – Y가 X1, X2 그리고 X3의 관계와 같이 두 개 이상의 변수들이 어느 한 변수와 갖는 관계의 정도 나타낼 때 분석한다.

⑤ 편상관관계 – 어떤 두 변수 X1(열망), X2(문제해결능력)가 다른 변수 X3(지능)의 영향을 공통으로 받을 때 이러한 제3의 변수(X3)의 영향을 제거시킨 상태에서 두 변수 X1과 X2만의 상관관계를 측정하는 편상관관계 등이 있다.

4) 회귀분석

(1) 목적

회귀분석(Regression Analysis)은 여러 변수들 사이의 관계를 분석하기 위하여 사용되는 것으로 독립변수가 종속변수에 미치는 영향력의 크기를 파악하기 위한 것이다.

회귀분석의 목적은 변수 사이의 관계를 설명하는 기술적인 목적, 통제의 목적, 예측의 목적을 갖는다. 독립변수와 종속변수 모두 연속변수일 때 가능하다. 다시 말하면 변수들 간의 상호관계를 분석하고 독립변수의 변화로부터 종속변수의 변화를 예측하기 위한 것이다. 회귀분석은 여러 변수들 사이의 관계를 분석하기 위하여 사용되며 3가지의 목적을 갖는다.

첫째는 기술적인 목적을 갖는다. 독립변수와 종속변수들 사이의 관계를 기술하고 설명할 수 있다. 둘째는 통제목적을 갖는다. 예를 들면 결근율과 생산량 사이의 관계를 조사하여 생산관

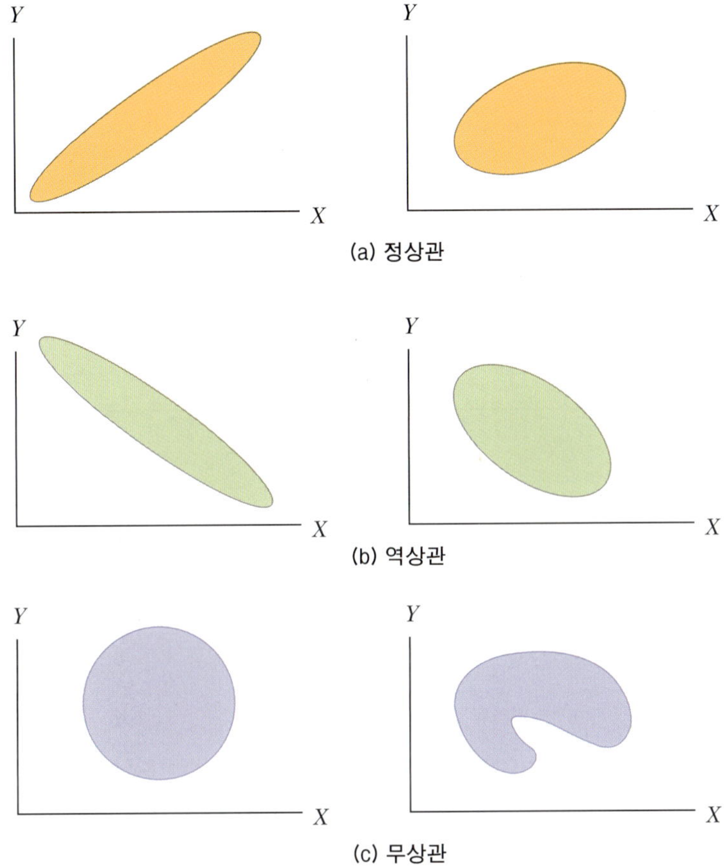

그림 6-1. 산포도와 상관계수와의 관계

리의 효율적인 통제에 회귀분석을 이용할 수 있다. 셋째는 예측의 목적을 갖는다. 향후광고의 예산이 알려질 경우 매출액을 추정하여 예측할 수 있다. 회귀분석은 독립변수들의 개수에 따라 단순회귀 분석과 다중회귀분석으로 구분할 수 있다.

x가 변하면 y가 어떻게 변하는가, R Square(R2)는 종속변수의 전체 설명력을 나타낸다. Constant는 절편. 가설검정 Ho : β = 0 회귀방정식 : y = α + β*x*의 β에 대한 검정을 한다.

예) y = 10.0 + 2.0*x*은 기울기가 2라 함은 *x*가 10.0이면 y는 2.0이 된다.

검정통계량은 t검정을 이용하며 자유도는 n−2이다.

예) 광고비와 가격이 각각 매출액에 얼마만큼 영향을 주는가?

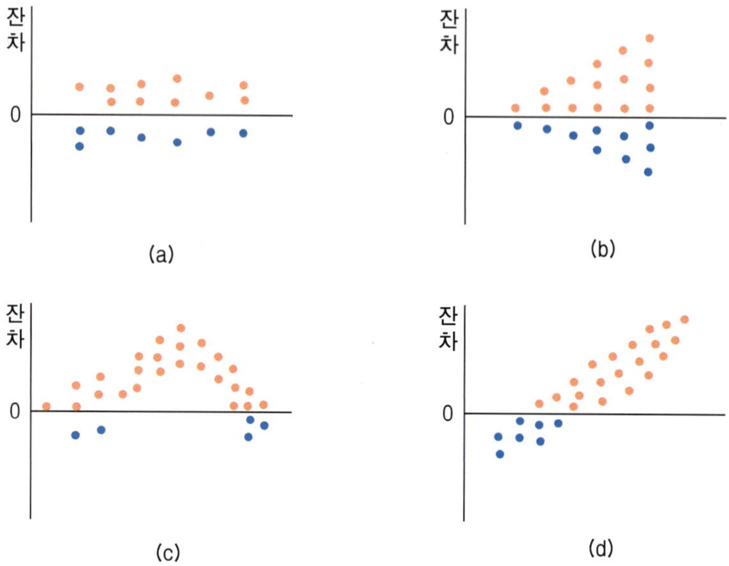

그림 6-2. 잔차의 산포도

(2) 회귀모형의 타당성

회귀분석을 하기 전에 자료 분석을 위한 회귀모형의 타당성을 검토하는 것이 중요하다. 이것을 조사하는 방법을 4가지 정도 기술하면 다음과 같다.

① 결정계수 R Square(R2)가 지나치게 작아서 0에 가까우면, 회귀선은 적합하지 못하다.

② 분산분석에서 회귀식이 유의하다는 가설이 기각된 경우에는 다른 모형을 개발하여야 한다.

③ 적합결여검정(lack-of-test)을 통하여 모형의 타당성을 조사한다.

④ 잔차를 검토하여 회귀모형의 타당성을 조사한다. 잔차는 무엇보다도 회귀모형이 타당하려면 잔차들이 X축에 대하여 임의(random)로 나타나 있어야 한다. 다음의 잔차 산포도 중에서 (a)만이 전형적인 산포도를 보이고 있고 나머지는 무엇인가 조치를 취하여야 한다.

4 변이(Variation)

질 관리의 창시 이론가인 Deming은 통계학 분야에서 변이가 발생되는 원인을 파악, 정립하고 각 분야에 응용함으로써 품질향상이라는 획기적인 결과를 낳게 되었다. 의료의 질 향상에 있어서 자료조사는 필수적인 활동 중의 하나가 될 것이다. 의료서비스의 질을 평가하고 모니터링을 하기 위해 무엇을 사용하여 어떻게 조사하느냐가 가장 중요한 관건이 되기 때문이다.

의료서비스를 제공하여 고객의 건강을 향상시키고 그 고객을 만족시키는 것은 병원의 존재를 결정하는 매우 중요한 요인이다. 최고의 질적 의료서비스를 제공하는 것은 고객의 요구를 만족시킬 수 있는 의료서비스 전달과정에 의하여 가능하게 된다. 똑 같은 과정에서 제공되는 의료서비스도 의료서비스의 특성에 따라 시간의 경과나 그 개인적 차이에 의해 서로 다른 경우가 일반적이다. 즉 의료장비의 사용 정도나 이를 사용하는 의료인은 숙련도 등에 따라 항상 동일한 질의 의료서비스를 제공할 수 없다는 것이다. 한 과정을 통하여 창출되는 의료서비스는 의료장비, 물품, 환경 그리고 의료인의 복합적 요인에 의해 의료서비스의 질적 변동이 상존한다.

변이는 모든 업무 과정 중에 내재하는 요인이다. 즉 원칙적으로 모든 의료 혹은 서비스의 질적 수준은 일정하지 않으므로 이를 변이라고 한다. 따라서 변이가 있다고 해서 의료의 질이 낮다고 할 수는 없지만 변이가 있다는 것은 차이가 있다고 할 수 있다. 같은 사람이 같은 방법으로 일을 처리한다고 하여도 매번 약간씩은 다르며, 특히 임상의 경우 환자마다 건강상태가 다르기 때문에 변이가 나타난다. 예를 들어 나라나 지역별로 또는 같은 병원에서도 의사나 환자에 따라 의료비 지출, 입원의료이용, 수술률, 검사장비 사용 등에 있어서 많은 차이가 있다. 질 평가를 위한 측정결과는 측정항목별로 조사 대상자 간에 차이가 나타나게 된다.

의료의 질과 관련된 자료를 수집하면 이러한 변이 또는 변동이 나타난다. 즉 어느 정도의 변이(variation)가 나타나는 것이다. 변이가 있다는 것만으로도 의료의 질에 문제가 있을 수 있음을 감지할 수 있다. 실제로 변이는 의료의 질 평가에 대한 출발점이기도 하다. 변이는 완전히 없애지는 못한다 하더라도 업무과정을 개선하여 가능한 제거되어야 한다. 따라서 적절한 방법을 사용하여 변이의 정도와 그 원인을 파악하는 것은 질 관리의 중요한 부분이다.

변이는 일반적으로 두 개의 범주로 나눌 수 있다.

첫째, 일반 원인에 의한 변이는 업무과정에 의한 것으로 업무과정의 개선을 통하여 향상될 수 있으며 이는 체계적 변이라고도 한다.

둘째, 특수 원인에 의한 변이는 정규적인 업무과정 이외의 특정한 원인에 의하여 발생되는 것으로 그 원인을 제거하여야 없어질 수 있는 것이다.

변이계수란?

표준편차를 평균값에 대한 비 또는 백분율로 나타낸 것이다(s.d÷평균×100). 사용 시기는 첫째 집단이 측정단위가 서로 다른 경우, 둘째 측정단위는 같으나 평균이 상당히 다른 경우이다. 변이계수는 백분율의 개념으로 집단의 평균을 100으로 환산함으로써 비교하고자 하는 집단의 조건이 동일하도록 표준화시키는 방법이다.

예) 소년의 평균체중이 25, 표준편차가 5이고 성인체중 64, 표준편차 8일 때 성인의 표준편차가 소년보다 더 크므로 성인체중의 개인차가 더 크다고 할 수 있겠는가?

변이계수는 25 ÷ 5 × 100 = 20, 성인 64 ÷ 8 = 12.5로 소년의 변이계수는 20, 성인은 12.5이므로 소년들 체중의 산포성이 성인들보다 더 크다고 할 수 있다.

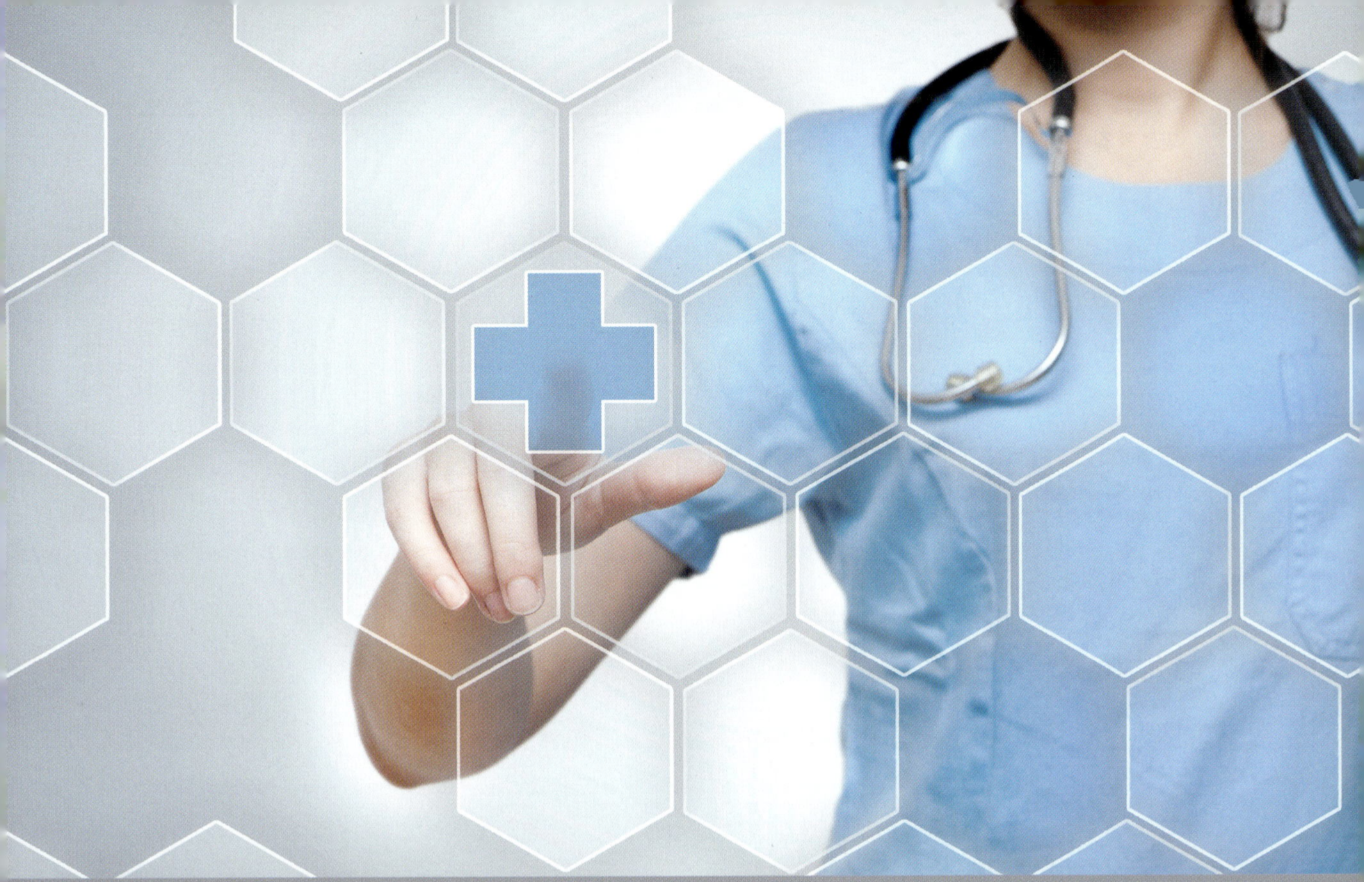

부록

부록 1 Appendix

의료의 질 향상 사업제안서

1. 사업명

2. 배경

3. 목적

4. 사업범위 및 내용

5. 추진전략

① 인력 및 재원 조달

② 사업 조직 및 체계

③ 장애 요인

6. 추진 일정

7. 기대 효과

8. 기타 건의사항

의료의 질 향상 활동보고서

1. 제목

QI 활동 주제명, 활동 팀명을 기록한다.

2. 서론

① 배경 및 문제점 : QI 활동을 하게 된 배경과 이유를 기술하고, 현재 상황의 문제점과 필요성에 대해서 나타낸다.

② 활동목적 : 배경과 문제점을 중심으로 QI 활동의 목적을 간단명료하게 기술한다.

③ 활동범위 : 진행사항에 대한 조사계획서나 간트차트를 작성한다.

④ 개대효과 : 이 활동으로 인해서 기대되는 효과를 구체적으로 나타낸다.

⑤ 팀구성 : QI 활동에 참가한 부서와 이름, 총 인원을 기술한다.

3. 방법

1) 개선활동

① 문제점을 개선하기 위한 방법에 대해 기술한다.

② 첫 번째 개선활동, 두 번째 개선활동 또는 그 외의 개선활동에 대해 어떻게 할 것인지에 대해 기술한다.

2) 운영계획

① 각 개선활동에 대한 구체적인 운영방법에 대해 기술한다.

② 개선활동 시작일과 완료일, 활동비용과 활용내용 등을 세부적으로 나타낸다.

4. 결과

① 결과를 과대평가, 주관적인 평가가 되지 않도록 한다.

② 개선활동 전^후의 결과를 비교할 수 있도록 표나 그래프를 이용하여 제시한다.

5. 고찰 및 결론

① QI 활동의 목적, 기대효과와 일치된 정도를 기술한다.

② QI 활동의 제한점과 추후관리에 대해 기술한다.

6. 기타

① QI 활동 중 이용한 조사양식지, 설문지, 통계자료 등을 첨부한다.

② 회의록 등

부록 2 Appendix

의료의 질 향상 평가서

1. 주제

수술환자의 수혈 적절성 평가

2. 자료수집방법

① 조사 기간 : 2000년 1월 1일부터 2월29일까지 퇴원환자 의무기록을 검토하여 조사함

② 조사 대상 : GY, GS, OS 수술환자로서 수술을 하면서 수혈을 받은 1999년 6월부터 1999년 12월 31일까지 6개월간 수술 중 WBC와 RBC를 수혈 받은 환자

③ 표본 추출방법 : 수술해당자로서 임상병리과에서 수술 당일 혈액을 불출한 환자 전원

3. 표준과 역치를 설정

① 표준 : 수술환자의 수술 중 부적정 수혈이 존재하지 않는다.

② 역치 : 수술 중 수 혈받은 환자의 80% 이상 적정 수혈을 받고 있다.

4. 기준과 지표의 설정

① 지표 : 수술 환자의 수혈 후 Hematocrit level 30% 이상인 경우는 부적절 수혈로 간주하여 부적절 수혈률을 평가함

$$\text{부적절 수혈률} = \frac{\textit{Hematocrit level } 30\%\text{를 넘는 환자수}}{\text{수술 중 수혈받은 전체 환자수}} \times 100$$

5. 조사 결과

1) 조사대상 진료과별 진단명 및 수술명과 수술 중 Hematocrit level

진료과	진단명	수술명	op-Hct
GY	Cervix Ca	Wertheim op	32.1
GS	PL Ca	Lapa	36.8
OS	Spinal stenosis	Post decompression	31.9
Total			33.6

2) 수술 중 과다수혈 된 경우

진료과	수술명	환자수	사례수	%
GY	Wertheim op	29	11	37.9
GS	Laparotomy	40	29	72.0
OS	Post decompression	82	37	45.1
Total		151	77	50.1

6. 수집된 자료결과와 역치의 비교

조사결과 역치보다 높은 부적절 수혈을 보였고 수혈 중 부적절한 수혈에 대한 대책이 마련되어야 할 것이다.

7. 문제분석 및 개선방안

1) 문제분석

수술 직후 전체 진료과의 평균 Hct치는 33.6%로 전체 대상자의 50%가 Hct치 30%를 넘고 있는 상황으로 조사되었다.

2) 개선방안

① 불필요한 결정은 집도의와 상의하에 시행하여 불필요한 수혈을 줄이고 측정량을 정확하게 측정하여 수혈량을 결정함

② 환자들에게 자가 수혈을 권장

의료의 질 향상 평가 보고서

1. 부서 : 의료정보실

2. 평가 기간 : 2002. 10. 01~2002. 10. 31

3. 제목 : 퇴원환자의 완결성 평가

4. 목적

입퇴원기록지, 퇴원요약지, 수술기록지 등의 미비기록은 퇴원의무기록 의 분석과 보험심사에 지장을 주어 의무정보의 신뢰성 저하와 진료비삭감의 원인이 되어 양질의 의료제공에 영향을 미치므로 현재의 미비상태를 분석하여 의무기록의 완결성을 높이고자 한다.

5. 평가대상 : 2002년 10월 1개월간의 퇴원 의무기록

6. 평가결과 :

7. 시정조치 : 진료과별 조사결과 통보 및 의무기록 작성 방법 교육

8. 감시 및 재평가 :

9. 비고

의무기록정보관리실장 ○○○

○○○○년 ○월 ○일

부록 3 Appendix

의료기관 질 향상 사업조사는 1995년, 1996년 2년간에 걸쳐 한국의료 QA학회 주관으로 실시한 사업으로 본 부록에서는 실제 사업에 참여한 조사결과를 중심으로 설명하였다.

의료의 질 향상사업 조사

1. 연구의 목적

본 연구는 개별 의료기관(병원) 단위에서 포괄적인 의료의 질적 수준을 관리하고 향상시킬 수 있는 지표 및 표준을 개발하고, 이를 적용하여 질 향상 사업을 할 수 있는 모형을 개발하는 것을 목적으로 하였으며, 구체적인 연구 목적은 다음과 같다.

① 병원 단위에서 과정과 결과 측면의 질을 평가하고 관리할 수 있는 지표, 수준, 모니터링 방법을 개발한다.

② 우리나라 병원들 중 일부를 추출하여 개발된 지표와 수준을 적용하여 질적 수준을 평가한다.

③ 병원에서 개발된 지표, 수준, 모니터링 방법을 활용하여 질 향상 사업을 추진할 수 있는 방안과 모형을 제시한다.

2. 연구 방법

기존에 선진 외국에서 이루어진 연구 성과들에 대한 문헌 조사 및 방문조사를 실시하였다.

특히 외국 방문조사는 본 연구에 맞게 과정과 결과조사를 통한 의료의 질 향상, 임상지표, 이를 적용한 의료기관 평가와 신임 등에 초점을 두었다.

① 지표 초안 개발 : 지표 개발은 원칙적으로 전문가 패널을 통한 합의를 기초로 하였고 전문가의 선정은 연구진이 임의로 하되, 임상 전문가, 의료관리 전문가, 병원관리자 등을 포함한 7~10인으로 구성하였다.

② 대상 기관 선정 : 우리나라의 종합병원 전체를 대상으로 하여 참여 희망 병원을 모집하였다.

③ 지표 선정과 조사표 개발 및 예비조사: 앞에서 개발된 질 지표 중 적절한 지표를 선정하여 조사표를 개발하였다. 1개 병원에 대해 예비조사를 실시하고, 지표의 종류와 내용, 조사표양식과 조사방법 등을 확정하였다.

④ 각 병원별 조사 : 각 병원별로 병원 행정체계를 통하여 조사자를 선정하도록 조치하고, 선정된 조사자에 대하여 사전 설명회와 지침서 배부, 간담회, 조사 및 통계 교육 등 모두 3회의 교육과 간담회를 실시하였다. 각 병원별로 수집된 자료는 일차적으로 각 병원이 분석하게 하고 원 조사자료와 함께 병원별 조사결과를 연구진이 취합, 정리하였다.

⑤ 결과 분석 : 수집된 자료를 지표별로 기술하고 지역, 의료기관의 규모, 성격 등에 따라 관련 요인을 분석하였다.

3. 질 지표 조사내용

본 부록의 질 향상 사업 조사표는 ①, ②, ③, ④, ⑤, ⑥, ⑧, ⑨번으로 8개 지표(95년 질 향상 지표사업은 ①, ②, ③, ④, ⑥, ⑦, ⑧, ⑩번으로 8개 지표사업을 실시했고, 96년 질 향상 지표사업에는 ①, ②, ③, ④, ⑤, ⑧, ⑨번으로 7개 지표사업을 대상으로 실시되었다)에 대한 조사과정과 결과분석을 하였다.

① QI 1. 계획에 없던 재입원율
② QI 2. 계획에 없던 재수술률
③ QI 3. 교차시험/수혈비(C/T Ratio)
④ QI 4. 응급실 재원시간
⑤ QI 5. 제왕절개율
⑥ QI 6. 수술 후 창상감염
⑦ QI 7. 응급실의 CT촬영 소요시간
⑧ QI 8. 신생아의 합병증률
⑨ QI 9. 수술취소율
⑩ QI 10. 균혈증

4. 조사 현황

96년 의료 질 향상 사업조사는 전국의 266개 병원에 관련 내용을 알린 후 참가 희망병원을 모집하는 형태로 조사대상 기간을 선정하였다. 조사가 시작되기 전 참가를 희망한 병원은 전국 43개 병원이었으나 조사가 시작된 후 본 연구진에게 최종 자료를 제출한 병원은 38개 병원이었다.

5. 연구의 제한점 및 과제

임상지표 등을 활용한 질 평가와 관리가 실제적으로 국가 보건의료 체계에 도입되기 위해서는 다음과 같은 과제들이 우선적으로 해결되어야 한다.

① 의무기록의 관리가 보다 철저하게 이루어져야 한다. 철저한 의무기록의 작성과 관리와 그의 활용은 의료의 질 향상 사업에서 가장 중요한 것이다. 의무기록이 의학적 논리성을 갖지 못하고 내용이 누락되거나 기록자 이외에는 해독이 불가능할 정도로 객관성이 결여되어 있다면 그러한 의무기록을 이용한 질 관리 사업은 차라리 시행하지 않는 편이환자나 병원을 위해서 더 나을 것이다.

② 질 관리 전문요원의 확충이 이루어져야 한다. 이번 연구에서 나타난 바와 같이 질 관리사업에 대한 전문교육을 받지 않은 일반 의료인력이 질 관리사업에 참여해 조사를 실시할 경우 앞의 표에서 보듯이 어렵게 조사를 실시해 놓고 정작 분석과정에서는 사용하지 못하게 되는 결과가 발생할 수 있다. 또한 구해진 자료를 분석하는 과정에서 잘못된 판단으로 전체 자료의 질이 떨어질 위험도 있다.

③ 임상지표의 결과를 다른 의료기관과 비교하기 위해서는 각 지표의 정확한 정의에 대한합의와 함께 환례군, 중증도 등의 위험도 보정이 이루어져야 한다. 따라서 각 병원의 특성에 따라 위험도를 보정할 수 있는 체계를 구축하는 작업이 선행되어야 한다.

6. 조사과정에 대한 평가

① 병원의 참여 정도 : 본 조사의 참여 희망병원을 모집하는 과정에서 각 병원의 참여 정도는 예상보다 훨씬 적극적이었으며, 이처럼 참여가 적극적이었던 것은 그동안 개념적으로만 알고 있던 질 향상 사업을 구체적인 지표와 조사 방법으로 실천해 볼 기회가 된다는 점이 크게 작용한 것으로 이해된다.

② 조사진행상의 문제점 : 각 병원들의 적극적인 의지와는 달리 일부 참여 병원에서는 조사를 실제 진행하는 과정에서 지금까지와는 별 다른 차이 없이 일부 담당 부서나 담당자에게 일임하는 경향이 나타났다. 내부적으로는 병원 전체의 사업이 되지 않고 해당되는 일부 부서(의무기록실, 간호부 등)의 업무로 처리되는 경우도 있다. 이러한 상황은 조사자

체에 대한병원의 지원 부족과 연결되었을 가능성이 크다. 본 조사 시행을 위해서는 상당한 수의 인력과 시간 투여, 경우에 따라서는 재정적인 지원까지도 필요하였을 것으로 판단되나, 각종 지원이 원활하게 이루어지지 않은 병원들이 많이 있었던 것으로 보인다.

③ 조사자에 대한 평가 : 조사자에게서 나타난 가장 중요한 문제점은 전문성 부족이다. 의료의 질 향상에 대해서는 기초적인 이해를 가진 경우가 대부분 이었으나 조사계획의 수립, 자료수집, 자료의 처리, 해석 등에서는 전문성의 정도가 극히 취약하였다. 당초 참여를 희망했던 병원들 중 24개의 병원만이 조사를 완료하였는데 이는 각 병원의 고유한 사정이 있겠으나 조사자의 능력이나 시간이 부족하여 이 조사를 진행할 수 없었던 것이 가장 중요한 이유였을 것으로 추정된다.

I. 계획에 없던 재입원율

1. 서론

병원의 재이용률은 퇴원 후 조기 재입원한 환자의 비율, 외래 진료 후에 계획에 없던 입원진료를 한 환자의 비율 등 일차 진료를 받은 후 단기간 내에 진료를 다시 받은 경우를 대상으로 하는 지표이다. 이 지표는 일차 진료 후 단기간 내에, 특히 계획에 없던 재진료를 받은 것은 일차 진료에 질적인 문제가 있음을 말해주는 것이라는 전제를 이론적 근거로 하고 있다.

조기 재입원율(early readmission rate, ERR)은 서비스 재이용률의 대표적인 지표로서 일차 입원진료의 질적 수준이 최적의 수준보다 못하다는 것을 반영해 준다. 따라서 병원의 재입원율이 높다는 것은 해당 병원이 그렇지 않은 병원에 비해 상대적으로 낮은 의료의 질을 보유하고 있는 것으로 판단할 수 있다(Weissman etal, 1994). 조기 재입원율이 병원의 질을 평가하는 지표로 널리 쓰이는 것은 조기 재입원이 흔히 일어나는 일이고, 그에 따른 비용 발생도 적지 않기 때문이다. 진단명에 따라 차이가 있지만 성인 환자의 5~29%가 퇴원 1개월 이내에 재입원을 하며, Medicare 입원 진료비의 25%가 60일 이내의 재입원 때문에 발생한다는 통계가 있다. 뿐만 아니라 기존의 병원 내 데이터베이스로 재입원 사례를 쉽게 색출해 낼 수 있고, 일부 재입원은 사전예방이 가능하다는 측면에서 조기 재입원은 의료비지불자와 multihospital system에 의해 의료의 질 평가도구로 널리 사용되는 추세이다.

국내 의료계의 현실은 병원의 입장에서 볼 때 재입원율의 증가는 역설적으로 병원 수익과 비례하는 것으로 여겨지는 경향이 있었으며 이로 인해 재입원율에 관한 연구가 활발하지 않았던 것이 사실이다. 그러나 최근 의료기관 서비스평가제 등의 영향으로 의료의 질 관리에 대한 관심이 증가하면서 병원의 질 관리 상태를 측정하기 위한 개별병원의 관심과 노력이 증대되고 있다. 재입원율은 진료의 결과를 평가하는 중요한 지표의 하나로 인식되어 95년도에 이어 재입원율을 평가 지표로 선정하였다.

2. 용어의 정의

① 계획에 없던 재입원(unplanned hospital readmission) : 환자의 경과 기록(progress note), 퇴원계획, 의사 지시(Doctor order) 등에 차후의 재입원 치료 계획이 명시되어 있지 않으면서 다시 입원한 경우, 즉 '사전에 예상하지 못하였던 입원'으로 다음의 조건들 중하나에 해당하면 된다.

- 전번 입원과 동일한 질환(이유)으로 다시 입원 치료를 실시할 때
- 전번 입원의 이유와 관련이 있는 이유 때문에 입원 치료할 때
- 전번 입원 당시의 치료로 인한 합병증 때문에 입원을 하게 될 때
- 건수가 아니라 환자 수이므로 3회 이상 재입원한 경우도 1명으로 계산
- 사망 사례는 분모에서 제외
- 하루 재원한 환자는 분모와 분자에 모두 포함(하루 재원환자는 입원일자와 재원일자가 동일한 경우를 말함)

② 재입원율(%)

조사기간 동안에 재입원한 환자로 퇴원 후 28일 이내이면서

$$\frac{\text{재입원의 계획이 없었던 환자 수}}{\text{조사기관 동안에 퇴원한 총 환자 수}}$$

3. 조사 대상 및 방법

본 병원에서 1996년 2월 1일 이후 퇴원하고 3월 1일부터 5월 31일 사이에 재입원한 환자로서, 전번 입원의 퇴원일과 재입원의 입원일 간격이 28일 이내인 환자 전원을 조사 대상으로 하였다.

① 과거의 의무기록을 조사하는 후향적 조사방법으로 시행하였다.

② 자료원 : 입퇴원의무기록, 전산자료 등

③ 조사내용 : 성별, 연령, 진료과, 입원경로, 재원기간, 입원 및 퇴원일, 재입사유 등

④ 전산자료를 이용하여 조사기간 동안 전번 입원의 퇴원일과 재입원의 입원일 간격이 28일 이내인 환자의 명단을 색출하였다.

⑤ 해당 환자의 의무기록을 검토하여 각 환자에 대해 조사양식지를 완성하였다.

4. 결과의 제시

① 전체(계획에 없던) 재입원율

② 월별 재입원율

③ 성별, 연령별 재입원율

④ 1차 입원 시 진료과목별 재입원율

⑤ 1차 입원의 수술여부별 재입원율

⑥ 1차 입원의 입원경로별 재입원율

⑦ 1차 입원의 재원기간별 재입원율(1~5일, 6~10일, 10~15일, 15일 이상)

5. 결과

본 재입원율에 대한 지표는 ACHS(Australian Council on Healthcare Standards)에서 공공의료기관에서는 5%, 민간의료기관에서는 2%의 역치를 제시하였으며, 조사에서 본 병원은 전체 조사병원 평균보다 낮은 계획에 없던 재입원율을 보였다.

1996년 3월부터 5월까지 전국 26개 병원을 대상으로 '계획에 없던 재입원율'의 조사분석 결과 다음과 같은 결론을 얻었다.

① 조사기간 중 총 퇴원환자 120,265명 가운데 '계획에 없던 재입원'을 한 환자는 1,856명으로 계획에 없던 재입원율은 평균 1.54%였다. 이 평균값 1.54%는 95년도의 2.2%에 비해 크게 낮은 양호한 결과라 판단된다. 조사대상 26개 병원 중 가장 높은 병원이 2.97%였다. 재입원율이 1% 미만의 낮은 병원은 8개 병원이었으며, 본 병원은 26개 병원 중에서 3번째로 낮게 나타나 높은 의료의 질을 보유하고 있는 것으로 나타났다.

② 입원 진료를 제공하는 진료과목별 재입원율에서는 내과, 정신과, 흉부외과의 재입원율이 2% 이상으로 가장 높았으며 이는 만성질환 및 반복발생 질환이 많기 때문인 것으로 판단된다. 반면에 가정의학과, 정형외과, 성형외과, 안과, 산부인과, 구강외과 및 기타과목은 1% 미만으로 재입원율이 낮았다. 이들 진료과목의 경우 전반적으로 질병의 중증도가 상대적으로 낮기 때문이다.

※ 96년 재입원율(95년 재입원율)

	○○병원	가장 높은 병원	가장 낮은 병원	조사대상병원	평균치
성별					
남	0.35(1.1)	3.46(2.9)	0.25(0.9)	26(20)	1.88
여	0.16(0.9)	2.49(3.0)	0.16(0.5)		1.34
과별					
가정의학과	0.00(4.4)	0.00(–)	–		
내과	0.00(2.4)	5.47(3.8)	0.00(0.7)		
산부인과	0.16(–)	3.65(–)	0.00(–)		
비뇨기과	0.00(2.2)	4.55(0.6)	0.00(1.2)		
성형외과	0.87(–)	3.09(–)	0.00(0.0)		
소아과	0.23(0.1)	4.09(3.8)	0.00(2.1)		
신경과	0.00(–)	4.35(–)	0.00(0.0)		
신경외과	0.45(–)	3.10(4.0)	0.00(0.9)		
안과	0.00(1.4)	4.07(2.7)	0.00(0.7)		
이비인후과	1.68(–)	3.25(1.6)	0.00(0.5)		
일반외과	0.44(1.1)	3.60(2.1)	0.00(1.0)		
정신과	0.00(1.0)	6.06(10.2)	0.00(2.4)		
정형외과	0.27(1.0)	4.20(0.5)	0.00(0.5)		
재활의학과	0.00(–)	3.70(–)	0.00(0.0)		
피부과	0.00(–)	15.40(–)	0.00(–)		
구강외과	0.00(–)	2.33(–)	0.00(–)		
흉부외과	0.00(3.6)	5.17(3.3)	0.00(2.6)		
전체 재입원율	0.26(1.0)	2.97(5.0)	0.22(0.7)		1.54(2.2)

6. 계획에 없던 재입원율 조사지

분류번호 □□□

환자명		등록번호		성별 / 연령	남 · 여/만 세

입원	1차	2차
입원 경로	□ 외래 □ 응급실	□ 외래 □ 응급실
입원일	년 월 일	년 월 일
퇴원일	년 월 일	년 월 일
진료과		
진단명		
수술유무	□ 유 □ 무	
재입원 계획 여부		□ Planned □ Unplaned
재입원 이유		

II. 계획에 없던 재수술률

1. 서론

재수술은 일차 수술 후 재시술 또는 재수술을 받게 되는 경우 사전에 수행된 시술 또는 수술로 인한 합병증에서 비롯된다고 가정해 볼 수 있다. 이러한 가정에 따르면 1차 수술 후 동일 입원기간 동안 재수술, 특히 계획되지 않은 재수술을 받은 환자의 경우 최적의 진료를 받지 못한 것을 반영한다고 할 수 있다.

호주의 ACHS에서는 계획되지 않은 재수술을 의료기관의 질적 수준을 반영할 수 있는 지표로 채택했던 예가 있었다(Ansari MH, Collopy BT, 1996). 그러나 우리나라에서는 보다 더 심도 있는 시술 또는 재수술을 위해 이미 수술을 받은 환자가 수술실로 다시 돌아오는 경우, 이러한 환자들의 질 관리측면에서의 유의성에 대한 평가가 이루어진 기존 연구가 거의 없었다.

본 조사는 환자의 진료 과정(process)에서의 질을 객관적으로 측정하고 관리하기 위하여 이미 미국이나 호주 등에서 개발되어 사용 중인 대표적인 임상 지표인 '계획에 없던 재수술(Return to operating room during the same admission)'을 국내 병원에 적용하여 국내 병원의 질적 수준을 평가하는 동시에 임상 지표의 적용가능성과 자료 수집의 용이성을 평가해보고자 한 것이다.

2. 용어의 정의

① 수술의 정의는 수술실 내에서 이루어진 모든 수술 및 시술을 포함하나 수술실 내에서 이루어진 진단 목적의 내시경(예: 기관지 내시경, 방광경 등)이나 국소마취 하에서 실시하는 생검(biopsy)은 제외하는 것으로 하였다.

② 재수술의 정의는 1차 수술 후 동일 입원기간에 시행한 모든 재수술(계획되었거나, 계획되지 않았던 경우 모두를 포함)로 하였다.

③ 계획에 없던 재수술의 정의는 1차 수술 후 동일 입원기간에 1차 수술과 관련된 합병증, 재발, 의무기록에 계획여부가 기록되지 않은 상태로 시행한 모든 수술로서 수술실패율이 높아 재수술이 '예상되는(expected)'경우라 하더라도 사전에 수술 일정을 의무기록상에 기록해 놓지 않은 재수술은 모두 이에 포함된다.

④ 지표의 형태

$$\text{재수술률(\%)} = \frac{\text{동일입원기간 동안 재수술 건수}}{\text{조사기간 동안의 총 수술건수}}$$

$$\text{계획에 없던 재수술률(\%)} = \frac{\text{동일입원기간 동안 재수술 건수}}{\text{조사기간 동안의 총 수술건수}}$$

3. 대상 및 방법

계획에 없던 재수술률에 대한 결과를 제시한 병원은 참여한 28개 병원 중 26개 병원을 대상으로 하였다. 본 병원은 1996년 3월 1일부터 5월 31일까지 3개월 동안 이루어진 수술 예 전체를 대상으로 재수술률과 계획되지 않은 재수술률을 구하였다.

① 후향적 조사방법으로 시행하였다.

② 자료원 : 입퇴원 의무기록, 수술실 대장 등

③ 조사내용 : 성별, 연령, 진료과, 입원경로, 재원기간, 입원 및 퇴원일, 수술명, 수술일, 재수술 사유 등

④ 전산자료를 이용하여 조사기간 동안 두 번의 수술을 받은 환자의 명단을 색출하였다.

⑤ 해당 환자의 의무기록을 검토하여 각 환자에 대해 조사양식지를 완성하였다.

4. 결과의 제시

① 전체 재수술률/전체 계획에 없던 재수술률

② 규모별(병상수) 재수술류/규모별(병상수) 계획에 없던 재수술률

③ 지역별 재수술률/지역별 계획에 없던 재수술률

④ 설립형태별 재수술률/설립형태별 계획에 없던 재수술률

⑤ 연령별, 성별, 월별, 진료과목별 재수술률, 계획에 없던 재수술률

5. 결과

26개 병원의 전체 평균 재수술률은 2.5%, 계획되지 않은 재수술률의 평균은 1.1%였다.

○○병원의 재수술률은 0.5%, 계획에 없던 재수술률은 0.4%로 나타나 조사대상 병원 중 5

번째로 낮게 나타났으며 역치보다 낮은 수치로써 입원기간 동안 최적의 진료를 받은 것으로 판단된다.

조사에 참가한 병원들의 조사결과는 호주의 ACHS에서 제시하고 있는 계획에 없던 재수술률에서의 역치값 1.5%와 미국 존스홉킨스대학병원의 역치 1.5%보다 높은 병원이 7곳이며, 반면 전체 평균은 낮은 것으로 조사되었다.

※ 96년 계획에 없던 재수술률(95년 계획에 없던 재수술률)

병원명	전체수술수	재수술수	계획되지 않은 재수술건수	재수술률	계획되지 않은 재수술률
○○병원	2235(1349)	12(10)	10	0.5	0.4(0.74)
가장 높은 병원	3306(1312)	10(31)	10	0.3	0.3(2.36)
가장 낮은 병원	694(1468)	11(3)	9	1.6	1.3(0.20)

6. 계획에 없던 재입원율 조사지

분류번호 □□□

환자명		등록번호		성별 / 연령	남 · 여/만 세
진료과		입원경로	□ 외래 □ 응급실 □ 기타		
입원일	년 월 일	퇴원일	년 월 일		

진단명		ICD-10 code :
수술	1차	2차
수술명		
ICD-10 code		
수술일	년 월 일	년 월 일
재수술 계획 여부	□ Planned □ Unplanned	
재수술 이유		

III. 교차시험/수혈비(C/T Ratio)

1. 서론

수혈을 목적으로 혈액의 불출은 사전에 교차반응을 거치게 된다. 따라서 반납, 폐기되는 사례가 많다는 것은 대개의 경우 임상에서 경험적으로 혹은 습관적으로 소요될 혈액의 양을 막연히 추정해서 혈액은행에 의뢰해 왔음을 시사해 주고 있다. 예정된 수술(elective surgery)을 할 때 의사는 수술에 필요한 혈액량을 예상하여 혈액은행에 미리 혈액을 예약하고, 혈액은행은 교차시험을 실시하여 예약된 혈액을 사전에 준비해 두었다. 수술 시 수혈이 필요하다고 판단되면 미리 준비된 혈액을 즉시 불출하여 사용하고, 사용 후 남은 혈액은 혈액은행으로 반납하거나 폐기하였다.

교차시험/수혈비는 교차시험된 혈액량과 실제 수혈된 혈액량을 비교함으로써 불필요하게 의뢰된 혈액의 정도를 나타내는 지표이다. 혈액의 요청과 사용이 질적으로 향상되기 위해서는 의료기관 내의 어느 한 부서의 노력만으로는 불가능하고 혈액을 비롯하여 수술담당 의사와 임상부서, 수술실, 간호부서, 마취부서 등이 유기적으로 협조하여야 질 향상을 이룰 수 있다는 점에서 병원 전체의 질적인 수준을 나타내는 병원단위의 질 지표로 교차시험/수혈비를 사용하였다. 한편 교차시험/수혈비가 높은 것도 문제지만 아주 낮은 것도 문제일 수 있다.

교차시험/수혈비가 낮은 것은 수혈이 필요치 않은 한두 단위의 혈액을 반납하거나 폐기하지 않고 과다수혈하기 때문에 나타난 현상일 수도 있다. 따라서 본 조사는 이러한 점을 함께 평가하고자 하였다.

2. 용어의 정의

① 예정된 수술(elective surgery) : 미리 수술 일정이 계획되고 이루어진 수술. 따라서 응급수술 등 예정되지 않은 수술은 제외한다(수술실에서 이루어진 내시경과 생검, 기타 검사도 제외한다).

② 수혈 : 혈액의 종류에 관계없이 환자에게 혈액을 투여하는 것

③ 수술 시 수혈량 : 교차시험이 실시되어 수술장으로 불출된 혈액 중 반납되거나 폐기된 것을 제외한 실제 수혈량

④ 지표의 형태

$$\frac{\text{수술전 혈액의뢰로 교차시험이 시행된 혈액의 양(unit)}}{\text{실제 수혈된 혈액량(unit)}}$$

* 지표 산출의 대상자 : 조사기간 중 예정된 선택수술을 받은 환자 중 예약 혹은 수혈을 목적으로 교차시험을 실시한 환자

* 지표의 값 : 교차시험이 실시된 전체 환자의 평균 교차시험/수혈비(C/T Ratio). 실제 수혈양보다 교차시험된 양이 많을 경우 1보다 큰 값을 보인다.

3. 조사 대상 및 방법

1996년 3월 1일부터 5월 31일 사이에 행해진 수술을 위해 혈액은행에서 교차시험이 실시된 명단을 파악하였다.

① 혈액은행이나 수술장 기록을 참조하여 후향적 조사방법으로 시행하였다.

② 자료원 : 임상병리과 혈액은행 대장, 수술실 기록, 퇴원환자 의무기록 등

③ 조사내용 : 성별, 연령, 진료과 및 수술의사, 수술명, 교차시험 실시여부, 혈액 신청량 및 실불출량, 사용된 혈액성분, 폐기 또는 반납된 혈액량 등

④ 혈액은행과 수술장 기록을 이용하여 해당 환자의 정보를 찾아 조사양식지를 완성하였다.

⑤ 혈액은행과 수술장 기록으로 조사양식지를 완성하지 못하는 경우 의무기록을 검토하여 각 환자에 대해 조사양식지를 완성하였다.

4. 결과의 제시

① 전체 C/T Ratio

② 월별 C/T Ratio

③ 성별, 연령별 C/T Ratio

④ 진료과목별 C/T Ratio

⑤ 수술명별 C/T Ratio

⑥ 투여된 혈액 종류별 C/T Ratio

⑦ 교차시험을 받은 전체 환자 중 C/T Ratio가 2 이상인 환자의 비율

⑧ 교차시험을 받은 전체 환자 중 C/T Ratio가 2 이상인 혈액의 비율

5. 결과

① 조사기간 중 선택적 수술을 위해 시행된 혈액의 교차시험 총 12,393건으로 평균 교차시험/수혈비는 1.15로 나타났으며, 95년도의 교차시험/수혈비는 5.35로 나타났다.

② 95년과 96년도의 조사결과를 비교하여 볼 때 교차시험/수혈비의 전반적인 감소로 나타났다. ○ ○병원의 경우 5.35에서 1.94로 큰 폭의 감소를 보였다. 이러한 감소는 부분적으로는 교차시험/수혈비의 정의가 달라졌기 때문이다. 95년에는 교차시험/수혈비의 분모를 수술중이나 회복실에서 수혈된 혈액량으로 한정하였으나 1996년 조사에서는 장소에 상관없이 수술로 인해 환자에게 수혈된 전체 혈액량으로 정의하였다.

※ 96년 교차시험/수혈비(95년 교차시험/수혈비)

	○○병원	가장 높은 병원	가장 낮은 병원	조사대상병원	평균치
성별					
남	1.13	2.78(4.77)	1.00	15	1.13
여	1.17	2.95(5.82)	1.00		1.17
연령별					
0~15세	1.91	1.91	1.00		1.18
16~30세	3.50	6.60	1.00		1.19
31~45세	2.77	2.77	1.00		1.18
46~60세	1.69	3.00	1.03		1.14
61세 이상	2.02	3.62	1.00		1.11
진료과목별					
비뇨기과	-	1.41	1.00		1.10
산부인과	1.67	2.84	1.00		1.26
이비인후과	2.00	2.00	1.00		1.16
성형외과	1.50	2.00	1.00		1.02
신경외과	2.62	4.82	1.00		1.20
일반외과	3.40	2.71	1.00		1.16
정형외과	2.34	3.72	1.00		1.09
흉부외과	1.64	1.64	1.06		1.11

6. 교차시험/수혈비(C/T ratio) 조사지

분류번호 □□□

환자명		등록번호		성별 / 연령	남 · 여/만 세
진료과		입원경로	□ 외래 □ 응급실 □ 기타		
입원일	년 월 일	퇴원일	년 월 일		

	교차시험 혈액량	불출량	반납량	폐기량
Whole Blood	unit	unit	unit	unit
pack RBC	unit	unit	unit	unit
FFP	unit	unit	unit	unit
기타( )	unit	unit	unit	unit
계	C	D	R	W

Ⅳ. 응급실 재원시간

1. 서론

응급실에서는 환자에 대한 정확하고 신속한 진료의 제공이 무엇보다도 중요하다. 응급실에 방문한 환자는 의학적으로 위급한 경우로 적절한 진료의 제공뿐 아니라 입원, 귀가, 전원 등 신속한 결정을 필요로 하며, 환자의 치료방침에 대한 신속한 결정과 이에 대한 해결 능력은 해당 병원 응급실의 종합적인 관리 능력을 나타낸다고 할 수 있다.

일반적인 의료의 질 평가에 대한 접근은 구조, 과정, 결과로 나누어진다. 응급실의 질 평가 역시 이와 같이 접근할 수 있다. 응급실의 서비스에 대한 구조적인 평가는 응급실의 인력, 병상수, 면적, 시설, 장비 등에 대한 평가이며, 과정에 대한 평가는 응급실에서 서비스가 제공되는 과정으로 진단과정, 치료과정에 대한 평가이다. 과정에 대한 산물로 진료비나 재원일수에 대한 측정이 이루어질 수 있다(서울대학교 의료관리학교실, 1991).

응급실 재원시간은 응급실의 접수에서 응급실에서 제공되는 서비스의 최종 종결까지 소요되는 시간으로 이에 영향을 미치는 요인은 환자와 관련된 특성과 응급실에 관련된 특성이 있을 것이다. 응급실 재원시간과 관련된 환자의 특성으로는 환자의 연령, 질환, 중증도, 동반질환 등 환자의 질환에 관련된 사항과 병원 및 의료진에 대한 환자 및 보호자의 인식, 기대감, 만족도 등이 영향을 미칠 것이고, 응급실과 관련된 특성으로 응급실의 인력, 인력운용체계와 응급실의 시설 및 장비, 지원체계 등 응급실의 전반적인 관리체계, 병원의 응급실 운영 방침 등이 관련되어 있다. 응급실 재원시간은 환자의 치료 과정과 관련된 지표로서 응급실에서 제공된 서비스에 대한 중간산물로 활용될 수 있는 지표이다. 병원별 응급실 재원시간의 현황에 대한 파악과 병원 간의 비교를 통하여 병원 내, 병원 간 질 관리 지표로 활용할 수 있는 방안을 제시하고자 한다.

2. 용어의 정의

① 응급실 환자 : 응급실에서 실제 어떤 행태의 처치가 이루어지는 응급환자, 분만실, 집중치료실, 수술실, 병실 등으로 이동하면서 단순히 행정적 원무 처리를 위하여 응급실을 거쳐 가는 환자는 제외한다.

② 응급실 재원시간 : 환자가 응급실을 방문하여 입원, 수술, 귀가 등의 이유로 응급실을 떠날 때까지 소요된 기간으로 정의한다.

③ 지표의 형태

$$\frac{\text{개별환자의 응급실 체류시간의 합(단위 : 분)}}{\text{응급실 방문 전체 환자수}}$$

3. 조사대상 및 방법

1996년 3월 1일부터 5월 30일까지 응급센터를 이용한 환자에 대해 응급센터 환자기록지를 통해 후향적 조사를 하였고, 이러한 환자의 기록이 없는 경우는 응급차트를 찾아 자료를 조사하였다.

① 후향적 조사를 하였고, 이러한 환자의 기록이 없는 경우는 응급차트를 찾아 자료를 기록하거나 전향적 조사를 하였다.
② 자료원 : 응급 의무기록, 응급실 환자대장
③ 조사내용 : 성별, 연령, 최초 진료과, Chief Complaint 질병코드, 도착시간, 종료시간, 응급실에서의 시술내용, 방문결과 등
④ 일정 조사기간을 임의로 정한 후 동 기간 중 응급실에 내원한 환자의 명단을 작성한다.
⑤ 해당 환자의 의무기록을 색출, 검토하여 각 환자에 대해 미리 작성된 조사양 식지를 완료한다.

4. 결과의 제시

① 전체 평균 재원시간
② 월별 재원시간
③ 성별, 연령별 재원시간
④ 내원시간별(08~16시, 16~24시, 00~08시) 재원시간
⑤ 최초 진료과목별 재원시간
⑥ 요일별 재원시간
⑦ 관련 진료과목수별(단일, 복수) 재원시간
⑧ 방문결과별(입원, 수술장, 귀가, 사망, 전원, 기타) 재원시간

5. 결과

응급실 재원조사에 참여한 병원은 26개 병원이었다. 응급실 환자의 체류시간에 대해 미국 존스 홉킨스병원에서는 6시간 이상 체류하는 환자의 비율을 8.2%의 역치를 제시하고 있다. 26개 병원 중에서 6시간 이내에 체류하는 환자의 비율이 8.2% 이하의 병원은 9개였으며 ○○ 병원은 8.3%로써 나타나 응급서비스가 효율적으로 이루어진다고 판단할 수 있다. 전년도 응급실재원시간 16시간 이내 체류시간보다는 높게 나타났다. 재원의 적절성에 대한 평가와 부적절 체류의 원인에 대한 연구를 위해서는 제공된 서비스의 적절성을 평가할 수 있는 지침이 마련되어야 할 것이다.

※ 응급실 재원시간 (Mean±S.D.)

	○○ 병원		조사대상병원 평균치	
	환자수	평균재원시간	환자수	평균재원시간
성별				
남	569	163	948 ± 649	343 ± 362
여	338	184	693 ± 476	336 ± 346
방문시간대별				
0~8시	177(344)	205(166)	379 ± 292	336 ± 326
8~16시	311(632)	168(144)	552 ± 379	366 ± 380
16~24시	419(258)	158(174)	710 ± 472	324 ± 348

6. 응급실 재원시간 조사지

분류번호 □□□

환자명		등록번호		성별/연령	남·여/만 세
최초진료과		관련진료과	□단일 □복수	방문일	년 월 일

주소(Chief Complaint)	
진단명	
도착시간	월 일 요일 시 분
종료시간	월 일 요일 시 분
재원시간	시간(Hour)
방문 결과	□ICU □병실입원 □수술 □귀가 □전원 □사망 □기타( )

V. 제왕절개율

1. 서론

산모나 태아의 생명에 치명적인 영향을 주는 어떤 요인으로 정상적인 질식 분만이 어려울 경우 제왕절개술을 이용해 비교적 안전한 분만이 가능하게 되었다. 그러나 제왕절개술이 도입된 후 과학적으로 증명되지 않은 여러 요인으로 많은 수의 제왕절개술이 이루어지고 있으며 이와 같은 불필요한 제왕절개술은 높은 이환율과 비용을 초래하고 결국에는 환자와 보호자 그리고 보험자의 만족을 떨어뜨리게 된다. 미국을 비롯한 일부 선진국들은 이미 수년 전부터 경제적 또는 윤리적인 이유로 또는 의료의 질을 향상시키기 위한 목적으로 점차로 증가해가는 제왕절개술률을 낮추기 위한 여러 가지 방안을 조사하고 있으며 그 결과 제왕절개술률도 점차로 낮아지는 추세에 있다. 그러나 국내의 몇몇 대학병원에서 발표한 제왕절개술률을 보면 이와 반대로 점차 증가하는 추세에 있고 그 수치도 25~35%로 서구 유럽국가의 제왕 절개술률(7~12%)과 비교했을 때 거의 3~4배에 달하는 수치를 보이고 있으며, 이에 반해 주산기 사망률은 서구 유럽국가와 비교했을 때 더 높게 나타나고 있다.

본 조사는 이러한 국내 여건 하에서 제왕절개술률에 대한 조사결과의 분석, 조사 참여병원의 구조적 특성과의 관련성 분석 등을 통해 본 지표의 향후 질 지표로서의 적용 가능성 및 유용성을 평가하며, 또한 전국적인 자료 수집을 통해 국내 제왕절개술의 지역적 편이와 제왕절개술 시행 이유 등에 관한 자료를 수집하고자 한다.

2. 용어의 정의

① 분만 : 병원의 분만실에서 이루어진 사산을 포함하는 모든 분만

② 제왕절개술률(%)

$$\frac{\text{조사기간 중 제왕절개로 분만된 분만 건수}}{\text{조사기간 중 분만된 전체분만 건수}}$$

3. 조사대상 및 방법

본 병원에서 1996년 3월 1일부터 5월 31일까지 3개월간의 전체 분만환자 자료를 수집하였다.

① 제왕절개술 환자의 명단을 작성하여 퇴원환자 의무기록을 조사하는 후향적 조사를 한다.

② 자료원 : 퇴원한 산부인과 의무기록, 수술기록지(수술환자 대장) 등

③ 성별, 연령, 진료의사, 제태기간, 제왕절개 시행 이유(아두골반불균형, 이상 태위, 태아 절박증, 전치태반, 반복 제왕절개술, 쌍생아, 양수문제, 난산 외), 산전 진찰실 여부 등

④ 해당환자의 퇴원의무기록을 색출, 검토하여 각 환자에 대해 미리 작성된 조사양식지를 완료한다.

4. 결과의 제시

① 전체 제왕절개술률

② 월별 제왕절개술률

③ 제왕절개술 이유별 비율

④ 제왕절개술 이유별 분율

5. 결과

제왕절개율 지표사업은 96년도에 처음 실시된 사업으로 전년도와의 비교평가는 되지 못했다.

※ 제왕절개술률

	○○ 병원
연령별 제왕절개술률	
10~19세	–
20~24세	25%
25~30세	42%
31~35세	34%
35세 이상	45%
월별 제왕절개술률	
3월	38%
4월	38%
5월	35%
전체	37%

6. 제왕절개술률 조사지

분류번호 □□□

환자명		등록번호		산모나이	만 세
분만일		태아성별	남 · 여		
출생시체중	Kg	재태기간	주	산전진찰 횟수	회
C/S 이유					

VI. 수술 후 창상감염

1. 서론

수술 후 창상감염은 수술 동안에 환자 자신이 지닌 균의 침입 또는 수술실 공기 중에 존재하는 병원체에 의한 감염이나 수술팀의 부주의로 인한 감염, 항생제 남용으로 인한 내성균 출현에 의한 감염, 병실 환경이나 환자 상태 등 여러 요인들이 복합적으로 작용하여 발생된다. 수술 후 창상 감염으로 인하여 입원기간이 길어지고, 입원진료 비용도 증가하게 되어 환자의 신체적, 정신적 손실뿐만 아니라 경제적 손실이 뒤따른다는 여러 연구 보고가 있다. 이러한 경제적 손실 이외에도 병원 감염으로 인한 법적 문제가 대두되고 있고, 의료의 윤리적 목표에도 어긋나는 일인 만큼 예방 가능한 병원 감염의 발생에 대한 책임을 져야 한다. 최근 우리나라에서도 병원 감염의 심각성과 감염 관리의 중요성에 대한 인식을 하기 시작하면서 대부분의 병원들이 감염관리위원회와 전담자를 두고 병원 감염 예방을 위해 통제^관리를 강화하고 있다.

청결수술 창상감염은 원칙적으로 예방가능하며, 오염 창상감염은 적절한 예방적 항상제투여를 하여 극소화할 수 있다. 따라서 수술 후의 창상감염은 적절하지 못한 환자 관리를 반영할 수 있다. 창상감염률의 정확한 지표가 되기 위한 조건으로는 1) 충실한 의무기록이 되어야 한다. 2) 용어 정의에 대한 자세한 지표 해석이 되어야 한다. 3) 조사방법의 문제이다. 4) 수술과 처치에 대한 명확한 구별이 필요하다.

본 조사는 수술과 관련된 환자관리의 수준을 측정하기 위하여 대표적인 지표인 수술 후 창상감염률을 조사하여 질적 수준을 평가할 목적으로 실시되었다.

2. 용어의 정의

① 수술 후 창상 감염: 균 배양 검사의 시행여부나 그 결과에 관계없이 수술 창이나 수술과 관련된 배액관에서 농(pus)이 나온 경우를 말한다(Center for Disease Control 정의).

② 본 조사는 ACHS에서 개발한 수술 후 창상 감염에 대한 임상 지표의 정의 에 따랐다. 즉 수술은 눈으로 볼 수 있는 절개(incision)가 있는 치료적 시술로서, 수술 후 기간 중에 특별한 기구를 사용하지 않고 그 절개 부위를 평가할 수 있는 경우로 정의하였다. 따라서 입, 귀, 코, 요도, 질, 항문 등에 대한 모든 '내시경 수술'은 제외되었다.

③ 수술의 3가지 분류

- 청결수술 : 세균에 오염되지 않은 시야에서 행해진 무균적 수술

- 오염수술 : 위장관, 호흡기관 및 비뇨생식관을 절개한 수술로 무균적 기법 이 유지되지 않은 수술
- 불결수술 : 내장이 천공되었거나 농이 발견된 수술

④ 지표의 제시

조사 기간 중 청결수술 후 5일째 혹은 그 이후에 창상감염의

$$\frac{\text{증거가 있는 수술환자수}}{\text{조사 기간 중 오염수술 받고 수술 후 재원 기간이 5일 이상인 입원}}$$

조사 기간 중 오염수술 후 5일째 혹은 그 이후에 창상 감염의

$$\frac{\text{증거가 있는 수술환자수}}{\text{조사 기간 중 오염수술 받고 수술 후 재원 기간이 5일 이상인 입원환자수}}$$

3. 조사 대상 및 방법

조사대상은 1995년 3월 1일부터 5월 31일 사이에 수술 받은 환자로 수술 후 창상감염 여부를 조사하였다.

① 수술 후 환자의 창상을 직접 관찰하는 동시적 조사와 환자의 의무기록을 추적 조사하는 후향적 조사와 병행하여 시행하였다.

② 자료원 : 수술환자 명단, 퇴원환자 의무기록 등

③ 성별, 연령, 진료과, 수술과 등

④ 수술환자에 대한 의무기록을 검토한 후 조사양식지를 완성하였다.

4. 결과의 제시

① 전체 창상감염 발생률

② 월별 창상감염 발생률

③ 성별, 연령별, 진료과별 창상 감염 발생률

④ 창상 감염의 원인균별 분포

5. 결론

병원별 수술 후 창상감염발생률의 결과는 다음과 같다. ㅇㅇ병원은 참여하지 못하여 분석하지 못하였으며, Q병원은 3.0%로 가장 높은 분포를 보인 반면, 기타 병원들은 2.0% 이하의 분포를 보였다.

※ 수술 후 창상감염

병원 / 지표	전체수술환자수	감염환자수	창상감염률(%)
A	988	7	0.7
F	972	18	1.9
G	2188	18	0.8
I	882	4	0.5
J	710	6	0.8
K	1313	21	1.6
N	1650	21	1.3
P	809	1	0.1
Q	1321	40	3.0
S	1472	5	0.3
V	1155	13	1.1
W	989	12	1.2
X	2535	24	1.0

6. 수술 후 창상 감염 조사지

분류번호 □□□

환자명		등록번호		성별/연령	남 · 여/ 세
진료과		입원일	월 일	수술일	월 일

수술명	
수술의 분류	□ 청결 □ 오염 □ 불결
창상 감염 발생 유무	□ 유 □ 무
창상 감염 발생 시기	수술 후 일째
창상 감염 원인균	

VII. 신생아 합병증

1. 서론

최근 들어 신생아학의 발달과 집중치료실의 운영, 전문인력의 양성, 능동적인 가족계획 등으로 신생아의 사망률, 이환율 및 출생빈도는 감소추세에 있다. 그러나 신생아의 합병증은 이에 비해 상대적으로 증가하고 있으며, 신생아학 분야에서 중요성을 더해가고 있다. 신생아에게 제공되는 의료서비스의 평가는 몇 가지 측면에서 그 중요성을 설명할 수 있다. 먼저 국가 차원에서 볼 때 신생아 사망률과 이환율은 국가의 의료수준과 국민의 건강 수준을 대표하는 주요한 지표이다. 소아 사망 중 생후 1주 미만의 주산기 병태로 인한 사망이 가장 높으며 신생아는 모체에서 떨어져 나온 순간부터 여러 가지 환경요인과 병원균의 도전을 받게 되고, 이 시기에 받은 손상은 영구적인 후유증을 남기게 된다. 따라서 신생아에 대한 양질의 의료서비스는 이러한 출생 시 위험과 손상을 예방하여 신생아가 타고난 잠재력을 최대로 발휘하는 데 기여한다. 신생아 사망률과 이환율은 한 국가의 의료수준과 국민의 건강수준을 대표하는 주요한 지표이다. 정상적으로 분만된 신생아에서 나타나는 합병증은 진통이나 분만과 정에서의 문제를 발생할 수 있다. 따라서 신생아 합병증률은 의료서비스의 수준을 평가하는데 효과적이다.

2. 용어의 정의

1) 정상분만 신생아 : 질식 혹은 제왕절개로 분만된 체중 2,500 g 이상의 신생아

2) 신생아의 합병증 : 다음의 합병증 중의 하나

① 5분 Apgar 점수가 4점 미만

② 출생 24시간 이내에 시작되어 24시간 이상 지속되는 신생아 중환자실(NICU) 입원

③ 임상적으로 인정되는 경련 발작(seizure)

④ 출산 시 수반된 다음 손상이 있는 경우

- 두개내 출혈(subdural or cerebral hemorrhage)
- 쇄골 골절(clavicle fracture)을 포함한 모든 종류의 골절
- 척수 손상(spinal injury)
- 안면신경 손상(facial nerve injury)
- 상완신경총 손상(brachial plexus)

3) 신생아의 합병증률(%)

$$\frac{\text{정의된 합병증 중의 하나 이상을 가지고 있는 신생아 총수}}{\text{질식 혹은 제왕절개로 분만된 체중 2,500g이상의 신생아 총수}}$$

3. 조사 대상 및 방법

1996년 3월 1일부터 5월 31일까지 사이에 태어난 정상분만 신생아를 조사대상으로 하였다.

① 분만대장을 이용한 후향적 조사방법으로 시행했다.

② 자료원 : 분만환자 대장, 분만 및 신생아 의무기록

③ 조사내용 : 성별, 재태기간, 분만형태(질식, 제왕절개), 출생일, 출생 시 체중, 출산 담당 의사, 신생아 중환자실 입원 이유(ICD-10 분류코드에 의거), 경련발작 동반 여부, 출산시 Apgar 점수 및 수반된 손상 여부, 재원기간 등

④ 조사기간 중에 태어난 2,500g 이상의 신생아 명단을 작성하고, 기록을 검토하여 조사양식지를 완성하였다.

4. 결과의 제시

① 전체 합병증률

② 월별합병증률

③ 성별 합병증률

④ 분만방법별(질식, 제왕절개) 합병증률

⑤ 재태기간별(32주 이내, 32~36주, 36~40주, 40~44주, 44주 이상) 합병증률

5. 결론

신생아의 합병증률에 참여한 병원은 23곳이었다. 조사기간 동안 질식 혹은 제왕절개로 분만된 체중 2,500 g 이상의 신생아 수는 10,127명으로 이 중 신생아 265명에서 합병증이 발생 하였다. 가장 낮은 합병증률을 보인 곳은 3번 병원으로 0.0%의 합병증률로 나타났고, 17번 병원의 신생아 합병증률은 13.65%로 23개 병원 중 가장 높은 합병증률로 나타났다. ㅇㅇ병원은 3.50%로 전체 평균 2.62%보다도 높은 합병증률로 나타났으며 또한 95년 전년도 3.03% 보다도 높게 나타났다.

※ 병원별 신생아 합병증률

병원 별	전체 신생아 수	발병증이 발생한 신생아수	신생아 합병증률%
1	464	12	2.59
2	788	12	1.52
3	302	0	0.00
4	764	24	3.14
6	314	11	3.50
7	383	11	2.87
8	346	8	2.31
9	37	4	10.81
11	398	2	0.50
12	375	4	1.07
16	1,641	34	2.07
17	293	40	13.65
20	241	13	5.39
22	120	1	0.83
23	652	22	3.37
25	433	9	2.08
27	384	4	1.04
28	332	4	1.20
30	347	16	4.61
31	488	1	0.20
33	332	4	1.20
34	106	5	4.72
37	587	24	4.09
합계	10,127	265	2.62
95년 ○○병원	330	10	3.03

6. 신생아 합병증률 조사지

분류번호 □□□

환자명(산모명)		등록번호		성별	남 · 여
제태기간	주	출생일	년 월 일	분만형태	□ 질식 □ 제왕절개
출생시체중	Kg				

신생아 합병증 종류	NICU 입원 여부
□ 분 Apgar Score가 미만	□ 입원함 □ 입원 안 함
□ 발작	□ 입원함 □ 입원 안 함
출산 시 손상 □ 두개내 출혈 □ 쇄골 골절 □ 척수 손상 □ 안면신경 손상 □ 상완신경총 손상	□ 입원함 □ 입원 안 함
□ NICU 입원 (5분 Apgar Score 4점 미만, 발잘, 출산 시 손상 이외의 이유로 입원한 경우)	NICU 입원 이유 ( )

VIII. 수술취소율

1. 서론

수술취소는 병원 수술서비스 부문의 부적절한 환자 관리를 반영한다고 볼 수 있다. 또한 이와 같은 수술취소는 환자와 병원모두에게 피해를 주게 되므로 의료기관의 질적인 측면을 평가할 때 반드시 고려되어야 한다.

수술취소에 의해 발생하는 질적인 문제를 환자 측면에서 보면 수술은 수술일을 결정하기 위해 수술에 필요한 각종 검사를 실시해야 하며, 수술예정일 전날부터 금식으로 수술을 기다리면서 엄청난 스트레스를 받게 된다. 이러한 상황에서 예정되었던 수술이 취소된다면 환자는 상당한 양의 정신적, 육체적, 경제적 부담을 지게 된다. 또한 병원 측에서는 수술예정일에 환자가 입원을 하지 않거나, 임의로 퇴원을 하거나, 또는 수술 당일 수술을 거부할 경우 해당수술을 위해 준비되었던 수술실과 의료인력 등 자원의 낭비를 초래하게 되며, 이와 같은 자원의 낭비는 결국에는 수술을 위해 대기하고 있는 다른 환자들에게도 피해를 끼치게 된다.

이와 같은 이유로 외국에서는 의료기관 또는 협회단위로 수술취소나 수술지연 등에 관한 모니터링이 활발하게 이루어지고 있다.

본 조사는 현재 여러 나라에서 과정 측면의 질 평가도구로 사용되고 있는 지표의 하나인 수술취소율을 조사하여 수술취소율의 증감 원인에 대한 추정과 향후 질 지표로서의 적용가능성 및 유용성을 평가해 보고자 하였다.

2. 용어의 정의

① 수술 : 수술실에서 시행한 수술을 말하며, 그 대상은 다음과 같다. 산부인과, 비뇨기과, 일반외과, 정형외과, 흉부외과, 신경외과, 성형외과, 이비인후과, 안과, 치과 등

② 취소 : 계획된 날짜에 수술을 시행하지 않고 수술을 연기하거나 수술하지 않고 퇴원하는 경우를 말한다.

③ 수술취소율(%)

$$\frac{\text{조사기간 동안 취소된 총 수술건수}}{\text{조사기간 동안 예정된 총 정규수술건수}}$$

3. 조사 대상 및 방법

1996년 3월 1일부터 5월 31일까지 조사기간 3개월 동안의 수술예약 및 취소에 관한 자료를 수집하여 조사하였다.

① 수술취소율은 과정 측면의 질 평가도구이지만 과거의 자료를 이용한 후향적인 조사방법으로 시행하였다.

② 자료원 : 수술환자 대장, 일일 정규수술 계획표 등

③ 조사내용 : 성별, 연령, 진료과 및 의사, 수술예정일, 수술시행일, 수술취소 사유 등

④ 조사기간 중 수술이 취소된 환자의 명단을 작성하고, 해당 환자의 의무기록을 검토하여 조사양식지를 완성한다.

4. 결과의 제시

① 전체 수술취소율

② 진료과별 수술취소율

③ 월별 수술취소율

④ 요일별 수술취소율

⑤ 이유별 수술취소율

5. 결론

수술취소율 조사에서는 25개 병원이 지표에 참여하였다. 수술취소율이 가장 낮은 병원은 16번 병원으로 2%였고 가장 높은 병원은 26번으로 21%였으며 ○○병원은 16%로써 25개 병원 중 24위였으며 전체 수술취소율 평균값 9%보다도 높게 나타났다. 또한 97년 6월 QA팀 자체조사 에서는 12.2%로 나타나 96년 16%보다는 낮아졌으나 전체평균 9%보다는 높게 나타났다.

* 수술취소율

병원명	총 예정수술 건수	수술취소 건수	수술취소율 %	비고
1	1,640	228	14	
3	2,701	280	10	
5	1,330	99	7	
6	1,458	239	16	
7	7,720	431	6	
8	1,979	221	11	
9	892	67	8	
11	907	60	7	
12	927	92	10	
16	2,265	56	2	
18	1,09	44	4	
19	1,953	191	10	
20	1,310	152	12	
22	1,319	84	6	
25	322	11	3	
26	1,239	262	21	
27	1,525	70	5	
28	2,474	377	15	
29	1,700	229	13	
30	2,590	206	8	
31	2,134	159	7	
33	2,474	377	15	
34	1,322	100	8	
36	896	57	6	
37	1,740	52	3	
계	45,926	4,144	9	

6. 수술취소율 조사지

분류번호 □□□

환자명		등록번호		성별/연령	남 · 여/만 세
진료과		수술일	월 일 요일	집도의	
진단명					
수술명					
수술취소이유					

부록 4 Appendix

의무기록정보의 질 평가(의무기록 완결성 및 진료적정성 평가)

의무기록정보의 질 평가표는 각 진료교수들이 Peer Review에 의한 평가로 실제 사례연구가 한국의료 QA학회지 1996년 Volume3(2)에 게재되었다.

퇴원환자 의무기록 점검표

1. 등록번호 : ( )
2. 환자성명 : ( )
3. 과별 : (과)
4. 의사별 : (Resident) (Staff)
5. 퇴원일자 : (년 일)
6. 입 · 퇴원 의무기록표지에 관한 사항
   1) 최종진단명은 약자로 쓰지 않고 정식 병명으로 기록되었는가?
      ① Excellent ② Good ③ Poor ④ other( )
   2) 주 진단명과 부진단명이 순서대로 기록되었는가?
      ① Excellent ② Good ③ Poor ④ other( )
   3) 최종 진단명이 기록되어 있는가?
      ① Excellent ② Good ③ Poor ④ other( )
   4) 최종 진단명이 기록되었다면 질병 CODE는 기록되어 있는가?
      ① Excellent ② Good ③ Poor ④ other( )
   5) 최종 진단명은 한국표준 사인분류에 맞게 기록되어 있는가?
      ① Excellent ② Good ③ Poor ④ other( )
   6) 협의진단이 있다면 협의진단 기록이 있는가?
      ① Excellent ② Good ③ Poor ④ other( )

7) 협의진단 기록이 되었다면 질병 CODE는 기록되어 있는가?

① Excellent ② Good ③ Poor ④ other( )

8) 수술 및 처치에 대한 행위가 있다면 기록되어 있는가?

① Excellent ② Good ③ Poor ④ other( )

9) 수술 및 처치에 대한 행위가 있다면 처치 CODE는 기록되어 있는가?

① Excellent ② Good ③ Poor ④ other( )

10) 주치의 성명은 알아볼 수 있도록 기록되어 있는가?

① Excellent ② Good ③ Poor ④ other( )

11) 전문의 성명은 알아볼 수 있도록 기록되어 있는가?

① Excellent ② Good ③ Poor ④ other( )

12) 퇴원상태의 결과는 기록되었는가?

① 경쾌 또는 회복 ② 호전 안 됨 ③ 진단뿐 ④ 자의퇴원 ⑤ 타 병원 이송

⑥ 가망 없는 퇴원 ⑦ 48시간 이내 사망 ⑧ 48시간 이후 사망 ⑨ other( )

7. Admission Note 관한 사항

1) 입원의 동기가 분명하게 기록되었는가?

① Excellent ② Good ③ Poor ④ other( )

2) 입원기록지는 정리되었는가(인턴용)?

① Excellent ② Good ③ Poor ④ other( )

3) 입원기록지는 정리되었는가(주치의용)?

① Excellent ② Good ③ Poor ④ other( )

4) Impression과 Rule out 병명은 기록하였는가?

① Excellent ② Good ③ Poor ④ other( )

5) 협의진단이 있다면 진단명은 기록되었는가?

① Excellent ② Good ③ Poor ④ other( )

8. Operation Note에 관한 사항

1) 수술소견 또는 시술소견은 기록되었는가?

① Excellent ② Good ③ Poor ④ other( )

2) 수술기록지는 정리되어 있습니까?

① Excellent ② Good ③ Poor ④ other( )

3) 수술 전 진단명은 기록되어 있습니까?

① Excellent ② Good ③ Poor ④ other( )

4) 수술 후 진단명은 기록되어 있습니까?

① Excellent ② Good ③ Poor ④ other( )

5) 수술명은 기록되어 있습니까?

① Excellent ② Good ③ Poor ④ other( )

6) 집도의 이름은 기록되어 있습니까?

① Excellent ② Good ③ Poor ④ other( )

9. 퇴원요약지에 관한 사항

1) 검사 결과는 기록되었습니까?

① Excellent ② Good ③ Poor ④ other( )

2) 치료 내용은 기록되었습니까?

① Excellent ② Good ③ Poor ④ other( )

3) 치료 결과는 기록되었습니까?

① Excellent ② Good ③ Poor ④ other( )

4) 치료 계획은 기록되었습니까?

① Excellent ② Good ③ Poor ④ other( )

5) 투약 지시는 기록되었습니까?

① Excellent ② Good ③ Poor ④ other( )

6) 약명은 기록되었습니까?

① Excellent ② Good ③ Poor ④ other( )

7) 퇴원 후 follow-up에 대한 기록이 되었습니까?

① Excellent ② Good ③ Poor ④ other( )

8) 퇴원요약지를 기록한 사람의 서명이 기록되었습니까?

① Excellent ② Good ③ Poor ④ other( )

10. 문제 목록지는 작성되고 있는가?

① Excellent ② Good ③ Poor ④ other( )

11. 병리조직검사지는 부착되었는가?

① Excellent ② Good ③ Poor ④ other( )

12. 암환자 등록표는 작성되었는가?

① Excellent ② Good ③ Poor ④ other(   )

13. 모든 기록의 날짜(년, 월, 일)는 기록되었는가?

① Excellent ② Good ③ Poor ④ other(   )

14. 경과기록지에 관한 사항에 기록된 해당사항을 모두 기록해 주세요.

□ 환자의 상태에 따라 기록 □ 수시로 기록 □ 매시간 기록

□ 매일 기록 □ 기타(   )

진료 적정성 평가

15. 주 호소 증상은 기록 되었는가

① Yes ② No

[다음 기준에 따라 구분하여 주세요]

① Excellent : 의무기록 내용이 충분하고 명백하여 진단이 확실하다.
② Good : 의무기록 내용만으로 진단이 가능하다.
③ Poor : 의무기록 내용이 부실하여 기록 내용만으로 진단을 내리기 어렵다.
④ N-A : 해당 사항이 없을 때

16. 병력의 내용이 진단에 이르도록 충분한가?

① Excellent ② Good ③ Poor

17. 진찰 소견이 진단에 이르도록 충분한가?

① Excellent ② Good ③ Poor

18. 환자의 문제 또는 진단이 정의되었는가(Problem or Diagnosis)?

① Yes ② No

19. 환자 경과에 따른 의사지시가 적합하게 되었는가?

① Excellent ② Good ③ Poor

20. 수술 전 진단명과 수술 후 진단명의 차이가 있는가?

① Yes ② No ③ N-A

21. 이 환례(Case)에 적합한 협의내용과 Procedure가 시행되었는가?

① Excellent ② Good ③ Poor ④ N-A

22. 최종진단에 도달하게 된 객관적인 근거(수술소견)는 기록되어 있는가?

① Excellent ② Good ③ Poor ④ N-A

23. 검사실 검사 내용이 진단에 이르는 데 적합하였는가?

① Excellent ② Good ③ Poor ④ N-A

24. 검사 결과의 해석은 적절하였는가?

① Excellent ② Good ③ Poor ④ N-A

25. 진단명에 따른 수술과정은 적절하였는가?

① Excellent ② Good ③ Poor ④ N-A

26. 최종진단을 내릴 수 있었던 검사항목을 모두 기록해 주세요.

□ 임상병리검사 □ 조직병리 검사 □ 세균학적 검사

□ 이학적 소견 □ 임상증상 □ 핵의학적 검사

□ X-Ray 검사 □ 기능검사 □ 기타 (( )

27. 최종진단명을 내리는 근거가 되었던 가장 중요한 검사 보고서의 기록 상태는

① Excellent ② Good ③ Poor

28. 기타 건의사항이 있으면 모두 기록해 주세요.

부록 5 Appendix

미완결 의무기록 평가

미완결 의무기록의 평가는 의무기록의 완결성 및 적절성 평가와는 달리 각 병원의 현실에 맞게 보건의료정보관리사(의무기록사)가 미비기록을 직접 분석 평가할 수 있다.

1. 배경

환자퇴원 후 보건의료정보관리사(의무기록사)로 반납되는 퇴원의무기록이 입 · 퇴원기록지, 퇴원요약지 등의 의무기록들이 미비기록으로 반납됨으로써 퇴원차트 분석, 보험청구에 지장을 주어 진료비 삭감의 원인이 되어 병원경영에 지장을 초래하므로 현재의 미비상태를 분석하여 완전한 의무기록이 되도록 한다.

항목	분석내용
1	입 · 퇴원의무기록지의 최종진단명, 수술명, 주치의, 전문의 서명
2	응급기록지
3	퇴원요약지의 최종진단명, 퇴원결과, 서명
4	입원기록지(인턴 기록)
5	입원기록지(주치의 기록)
6	협의진단(진단명, 의뢰과, 날짜, 서명)
7	수술기록지

2. 연구목적

퇴원환자의무기록의 충실도와 미완결 의무기록의 원인을 파악하여 문제점을 보완하고 개선하여 미비의무기록을 줄인다.

3. 자료수집

2001년 7월 1일부터 2001년 7월 15일까지 퇴원환자 의무기록

4. 분석내용

5. 분석결과

과별, 주치의별 미비기록 건수

6. 조사평가

7. 개선

부록 6 Appendix

QI 평가서

1. 주제

응급센터의 진료지연 요인 분석

2. 배경

응급의료센터에서는 병원 내 응급의료서비스를 개선하기 위한 노력의 일환으로 응급환자의 진료지연 요소를 자체 분석하여 응급실에서의 정체와 과밀화현상을 해소하여 본원 응급센터에 내원한 환자가 신속하고 수준 높은 응급치료를 받을 수 있도록 한다.

3. 조사대상 및 방법

조사기간 : 2001년 6월 10일부터 2001년 6월 24일까지 응급의료센터에 내원한 전체 환자를 대상으로 과별분포와 해당과 진료 시까지 소요시간, 방사선검사 후 필름이 현상될 때까지의 소요시간, 입원장 발부 시까지의 소요시간, CBC, UA, BC 결과가 나올 때까지의 소요되는 시간 등을 조사하여 분석한다.

4. 결과

1) 과별분포

임상과	환자수	%
응급의학과		
내과		
정형외과		
계		

2) 해당과 진료 시까지 소요시간

소요시간	환자수	%
30분 이내 30분 이상~1시간 이하 1시간 이상~2시간 이하 2시간 이상~3시간 이하 3시간 이상		

3) 입원장 발부 시까지 소요시간

소요시간	환자수	%
30분 이내 30분 이상~1시간 이하 1시간 이상~2시간 이하 2시간 이상~3시간 이하 3시간 이상		

4) CBC결과 나오기까지의 소요시간

소요시간	환자수	%
30분 이내 30분 이상~1시간 이하 1시간 이상~2시간 이하 2시간 이상~3시간 이하 3시간 이상		

5) BC 결과 나오기까지의 소요시간

소요시간	환자수	%
10분 이내 10분~30분 30분~1시간 1~2시간 2시간 이상		

6) UA 결과 나오기까지의 소요시간

소요시간	환자수	%
30분 이내 30분 이상~1시간 이하 1시간 이상~2시간 이하 2시간 이상~3시간 이하 3시간 이상		

7) 방사선 검사 접수 후 필름이 현상될 때까지의 소요시간

소요시간	환자수	%
30분 이내 30분 이상~1시간 이하 1시간 이상~2시간 이하 2시간 이상~3시간 이하 3시간 이상		

5. 문제분석

6. 개선방안

부록 7 Appendix

QI 평가서

1. 주제

예정된 수술의 취소에 관한 조사

2. 배경

수술 계획에 따라 예정된 수술이 취소되었을 경우에는 수술일정의 재조정으로 수술실의 비효율적인 운영 및 인력과 시간의 낭비를 초래하게 된다. 또한 예정된 다른 환자들의 수술시간 변경, 수술실, 병동에 여러 가지 불편사항을 야기시킨다. 따라서 본 조사의 목적은 예정된 수술의 취소율과 사유를 조사^분석하여 수술 예정환자 관리 및 수술취소율을 줄이며, 수술실 운영의 효율성을 높이는 데 기본 자료로 사용하고자 한다.

3. 조사대상 및 방법

1) 조사방법

조사기간 동안 수술장에서 이루어진 모든 수술 중에서 계획된 날짜에 수술이 시행되지 않은 모든 경우로써 수술예정표 및 수술대장을 이용한 후향적 조사방법으로 빈도 및 사유를 조사하였다.

$$\text{취소율(\%)} = \frac{\text{취소된 총 수술건수}}{\text{예정된 총 수술건수}} \times 100$$

2) 조사대상

조사대상은 ○○○○년 ○월 ○일부터 ○월 ○○일까지 1개월 동안 예정된 수술로 수술 계획서가 제출되어 수술계획표상에 명시되었으나 그 이후 취소된 경우를 수술취소건수로 하여 조사대상으로 하였다.

4. 결과

1) ○○○○년 ○월 전체 수술취소건수 및 취소율

1개월 동안 총 수술취소율은 (　 %)로 나타났으며, 수술취소건수와 취소율은 다음과 같다.

전체 취소수술건수와 취소율

	총수술건수 취	소수술건수	취소율(%)
계획수술			
응급수술			
계			

2) 진료과별 수술 취소건수 및 취소율

1개월 동안 과별 수술취소율은 일반외과(　)%, 신경외과(　)%, 이비인후과(　)% 등의 순서로 나타났다.

진료과별 수술취소건수 및 취소율

진료과	총수술건수	취소수술건수	취소율(%)
일반외과			
정형외과			
신경외과			
흉부외과			
성형외과			
이비인후과			
산부인과			
비뇨기과			
안과			

3) 수술 취소사유

수술취소 사유는 다음과 같다.

수술취소 사유

사유	취소건수
환자 및 보호자의 수술거부	
입원하였으나 환자개인사정 및 병실부족으로 입원 안 함	
치료 중 병세악화 또는 호전으로 치료방향이 변함	
추가검사, 관찰하기로 하고 일단 수술 연기	
수술준비 미비로 연기	
집도의 사정으로 연기	
응급상황 또는 일정변경으로 미리 수술함	
기타	
계	

4) 진료과별 수술취소사유

5. 결과분석

수술취소율에 대한 조사결과는 조사기간 ○○년 ○월의 계획된 수술취소율은 수술건수 77건으로 취소율은 12.2%로 나타났다. 전년도 ○○년 ○월 17.2%, ○○년 1월 15.0%, 2월 13.4%로 나타나 ○○년, ○○년 조사 때보다는 취소율이 낮게 나타났으나, S병원에서 조사된 취소율은 10.9%를 나타내 S병원보다는 높은 취소율을 보였다.

우리나라에서는 아직까지 수술취소율에 대한 역치가 없지만 ○○병원의 수술취소율에 대한 역치를 7%로 잡았을 때 결과분석에서와 같이 문제점을 해결방안으로 개선한다면 어렵지 않게 목표에 달성할 수 있으리라고 본다. 진료과별 취소율은 일반외과, 정형외과, 이비인후과, 산부인과가 비교적으로 높은 취소율을 보였으며, 취소사유에서도 입원안함, 수술 전 악화, 환자거절 등의 비슷한 이유로 나타났다. 따라서 수술 취소 사유에서 나타난 입원 안 됨의 항목이 전체 48.1%가 주된 요인으로 나타났으며 과별분석에서도 입원안 함에 대한 이유가 전 부서에서 나타나 외래 진료 각부서 및 원무과에서 입원환자에 대한 철저한 관리로 입원 안 됨의 이유에 대한 해결을 함으로써 입원 취소율을 줄이는 데 크게 기여하게 될 것으로 사료된다.

진료과별 수술취소사유

진료과	취소사유	취소건수	취소율
일반외과	입원 안 함 수술 전 악화 및 검사결과 나쁨 환자거절 기타 합계	5 5 1 3 14	35.7 35.7 7.1 21.4 100.0
정형외과	입원 안 함 환자거절 수술준비미비 합계	5 3 1 9	55.6 33.3 11.1 100.0
흉부외과	수술준비미비 환자거절 합계	3 1 4	75.0 25.0 100.0
성형외과	입원 안 함 집도의 사정 기타 합계	3 1 2 6	50.0 16.7 33.3 100.0
산부인과	입원 안 함 응급상황으로 미리 수술 추가검사 및 관찰로 연기 합계	7 2 1 10	70.0 20.0 10.0 100.0
비뇨기과	입원 안 함 수술 전 악화 및 검사결과 나쁨 합계	3 1 4	75.0 25.0 100.0
이비인후과	입원 안 함 환자거절 수술 전 악화 및 검사결과 나쁨 합계	8 3 2 13	61.5 23.1 15.4 100.0
안과	입원 안 함 수술 전 악화 및 검사결과 나쁨 합계	3 3 6	50.0 50.0 100.0
내과	수술 전 악화 및 검사결과 나쁨 입원 안 함 수술할 상황이 아님 추가검사 및 관찰로 연기 합계	3 2 2 1 8	37.5 25.0 25.0 12.5 100.0
신경외과	수술 전 악화 및 검사결과 나쁨	2	100.0
합계		77	100.0(%)

6. 개선방안

1) 입원환자관리

수술취소사유 항목에서 입원 안 함이 약 50%로 나타나고, 각 부서에서 전반적으로 나타난 것은 입원예약 전날 사전에 입원여부를 확실히 파악하기 위하여 외래 진료부서에서나 원무과에서 입원환자를 관리함으로써 입원 안 함에 대한 사유를 크게 낮추면 전체적인 수술취소 율도 떨어질 것이다.

2) 입원 전 수술준비

수술취소사유로 수술 전 악화로 수술이 취소된 항목, 환자거절, 수술할 상황이 아님, schedule 잘못, 추가검사 및 관찰로 연기의 순으로 나타났다. 이는 수술결정 여부 시 충분한 진료 및 검사를 거쳐 수술여부를 결정하고, 수술 전 검사를 외래에서 미리 확인하여 수술에 대해서는 환자 및 보호자에게 충실히 설명하고 이해시켜 입원 후에는 수술을 거부하는 사례가 없도록 하면 수술 전 악화 및 검사결과 나쁨과 환자거절에 대해서는 취소율이 떨어져 전체 수술취소율을 감소시키는 데도 영향을 줄 것이다.

부록 8 Appendix

QI 평가서

1. 주제

환자급식의 잔식량 조사

2. 배경

병원 입원환자의 잔식은 영양적인 면 이외에도 국가경제에 손실이다. 1992년 우리나라의 음식물쓰레기의 1일 평균배출량은 21,807톤으로 전체 생활쓰레기 배출량(75,096톤) 대비 20%를 차지하고 있으며, 이러한 발생량은 1985년도 1일 평균 배출량 11,460톤보다 2.3배 증가된 양으로 앞으로도 생활수준이 향상되고 고유의 식생활문화 개선이 없는 한 음식물쓰레기 발생량은 계속 증가될 것으로 예상된다. 우리나라 음식물쓰레기의 대부분은 매립(95.2%)에 의존하고 있으며, 재활용은 주로 가축의 사료로 사용되는 것으로 점차 감소추세이다. 이에 잔식량을 줄임으로써 영양적인 면과 더불어 비용절감의 효과를 얻을 수 있으리라 본다.

외국에서는 병원급식에 관한 연구가 활발하였으나 현재 우리나라에서는 병원에서의 급식에 관한 환자들의 잔식량을 조사한 연구는 매우 미흡한 편이다.

이에 본 조사의 목적은 환자들의 잔식량에 영향을 주는 요인을 파악하여 분석함으로써 환자의 섭취율을 높여 영양상태를 개선점을 강구하고 음식물 쓰레기량을 줄여 비용절감의 효과를 거두는 데 도움이 되는 기초자료를 제공하고자 한다.

3. 조사대상 및 방법

① 조사대상 및 기간

본 연구는 ○○병원에 입원한 30세 미만의 482명의 환자(정신과병동, 중환자실, 경과유동식 및 금식환자는 제외)를 대상으로 1999년 11월 21일 점심에 설문지를 배부하였다. 설문지의 비교 및 회수방법은 영양사들이 환자들에서 배부한 후 조사의 취지 및 기록방법을 설명하였다. 점심때를 택한 이유는 많은 환자가 참여할 수 있으며 오후나 밤의 경우 방문객의 예방과 하루 활동의 피로로 인하여 참여도가 낮기 때문이었다. 회수된 설문지 가운데 기록이 부실한 것을 제외한 341부를 통계자료에 이용하였다.

② 조사방법

본 조사에 사용된 방법은 기존의 문헌연구를 기초로 본 연구자에 의해 개발된 설문지를 조사대상자로 하여금 직접 기록하게 하였다. 본 연구의 설문문항은 일반적인 특성에 관한 사항 6문항, 식사만족도에 관한 사항이 9문항, 영양교육현황 3문항, 잔식조사에 관한 사항이 3문항, 위생 및 급식서비스에 관한평가가 3문항, 개선사항 1문항 등 6부분 총 25문항으로 이루어졌으며, 경제적인 개념을 지닌 병식과 현재 식사처방은 정확성을 기하기 위해 영양사가 사전 기입하였다. 식사만족도에 관한 사항은 Likert의 5점 척도를 사용하였고 각 문항은 1점(매우 만족스럽지 않다)에서 5점(매우 만족한다)까지의 5개 범주로 구분하였다. 본 조사 자료는 SPSS Package를 이용하여 분석하였다. 일반사항과 평소 식습관, 점심식사의 잔식량, 식사를 남기는 이유, 식사중 이물질 발견, 영양교육의 경험, 수저제공, 개선이 필요한 부분, 식사시간에 대한 견해는 백분율을 구하였다. 식사에 대한 만족도는 평균과 표준편차로 보았으며, 총체적인 만족도와 만족도의 특성 간의 상관관계와 잔식과 만족도의 특성 간의 상관관계는 Pearson's correlation을 이용하여 분석하였으며, 제반요인에 따른 총체적인 만족도는 t-test에 의하여 검증하였고, 일반사항에 따른 총체 적인 만족도에 대한 평가는 One-way ANOVA로 분석하였다.

4. 결과

① 조사대상자의 일반적인 사항

조사대상 환자는 남자 54.2%, 여자 46.8%이며 입원한 병식의 종류는 남자는 일반식이 52.9%, 여자는 47.1%이었다. 식사의 종류는 남자는 일반식이 %, 여자는 %로 대부분을 차지하였으며, 남자의 경우 일반식, 멸균식, 기타, 당뇨식, 저염식 순이었고, 여자는 일반식, 당뇨식, 멸균식, 기타식, 저염식 순이었다. 진료과는 내과가 31.1%를 차지하였다. 남자는 내과, 직업병과, 외과, 정형외과, 신경외과, 기타, 소아과, 안과 순이었고, 여자는 내과, 산부인과, 소아과, 정형외과, 안과, 외과, 기타, 신경외과 순이었다. 연령은 남자는 50~59세가 %, 40~49세는 %로 대부분을 차지하였고, 여자는 50~59세가 %, 30~39세 %로 나타났다. 입원기간은 남자는 1~10일이 %, 11~20일이 %로 대부분을 차지하였으며, 여자는 1~10일이 %, 11~20일이 %를 차지하여 가장 많은 분포를 보여 대부분의 환자들이 20일 이하의 재원기간으로 나타났다. 식사형태는 남녀 모두 밥, 죽, 미음 순이었다.

② 평소 식습관에 관한 조사

조사대상자의 평소 식습관에 대한 빈도를 집계하였다. 평소 잔식습관에 대하여 음식을 남기는 경우가 남자는 %, 여자는 %여서 남자가 음식을 남기는 경우가 % 높게 나타났다.

입원 기간 동안의 잔식습관은 입원 기간 동안 음식을 남기는 경우가 남녀 모두 %로 같았다. 이는 병원에 입원한 환자는 모든 생체리듬에 있어 새로운 적용이 필요로 한다. 즉, 입원과 더불어 식사시간, 수면시간, 배변습관 등이 입원전과는 다르게 변화되며, 특히 음식의 경우 낯선 사람에 의해 제공되며 조리방법, 재료 등에 있어서도 개인의 기호도와는 다르거나 익숙하지 않으며 식사 때도 가족 없이 혼자식사를 하게 된다. 이러한 변화로 인해 환자는 병원에서 준비된 식사를 제대로 섭취하지 못할 뿐만 아니라 심리적 부담이 가중되어 식습관의 변화를 가져오기 쉽다.

③ 점심식사의 잔식량 조사

부록 8-1에서는 조사대상자의 조사 일 점심식사의 잔식량에 대한 빈도를 집계하였다. 밥을 거의 다 남기는 경우 남자가 0.6% 높았으나, 안 남기는 경우는 27.5%, 여자 19.0%로 남자가 높게 나타나 밥의 잔식량이 성별의 영향을 받고 거의 안 남기는 경우가 많음을 알 수 있었다. 국은 남자는 모두 남기는 경우가 16.6%로 가장 많았고, 여자는 안 남기는 경우가 14.3%로 높았다. 육류찬은 남자의 경우 안 남기는 경우가 15.0%로 높았고, 여자의 경우 거의 다 남기는 경우가 17.30%였는데 이는 남녀의 육류 선호도가 반영된 경과라 보겠다. 야채찬은 안 남기는 경우가 남녀 각각 18.4%, 14.9%로 높게 나타났다. 이는 적온급식이 필요한 국과 육류찬을 남기는 경우가 많으므로 조리 후 배식까지 음식을 적온 보관하는 데 유의하여야 하겠다.

부록 8-1. 점심식사의 잔식량 조사 (%)

음식명	거의 다 남김		2/3 남김		1/3 남김		안 남김	
	남	여	남	여	남	여	남	여
밥								
국								
육류찬								
애채찬								

④ 식사를 남기는 이유

부록 8-2에서는 조사대상 환자들의 식사를 남기는 이유를 집계하였다. 음식별로 살펴보면 밥을 남기는 경우는 남자의 경우 입맛이 없어서 26.1%, 양이 많아서 11.8%, 맛이 없어서 5.2% 순이었고, 여자의 경우는 입맛이 없어서와 양이 많아서가 각각 19.6%, 19.0%로 비슷하였으며, 맛이 없어서가 4.6%로 다음을 차지하였는데 밥을 남기는 주원인은 입맛이 없거나, 양이 많아서인 것으로 나타났다. 국을 남기는 경우는 남자는 맛이 없고(%), 입맛이 없고(%), 양이 많아서(%) 순이었고 여자도 같은 유형의 분표(%, %, %)를 보였다. 즉 국을 남기는 이유는 맛이 없다는 것이 주원인이었다. 육류찬의 경우는 남녀모두 남기는 원인이 맛이 없어서(%, %), 입맛이 없고(%, %), 싫어하는 음식이라서(%, %) 순이어서 다른 음식과 다른 특징은 싫어하는 음식을 남기는 이유에 속하는 것으로 기호도 조사를 통해 식단 작성 시 이를 적극 반영하여야 하겠다. 야채찬의 경우 남자의 경우 맛이 없어서(%), 입맛이 없어서(%), 자주 나오는 음식이라서(%) 순이었고, 여자의 경우는 맛이 없어서(%), 입맛이 없어서(%), 양이 많아서(%) 순이었는데, 남자의 경우는 자주 나오는 것이어서, 여자의 경우는 양이 많아서가 다른 음식과 차이라 볼 수 있었다. 이를 고려하여 식단 작성 시 야채찬의 종류가 중복되지 않도록 하고 양이 적당하게 조절되어야 하겠다. 홍완수의 연구에서는 여자는 Portion size가, 남자는 식욕이 없기 때문이라는 것이 잔식의원인이라고 보고하였다. 식사를 남기는 이유는 우리나라 음식은 그 종류가 다양하며 식품 자료, 조리방법, 색깔, 맛, 식기 등이 외국과는 다르다. 따라서

부록 8-2. 식사를 남기는 이유

이유/음식명	밥		국		육류찬		야채찬	
	남	여	남	여	남	여	남	여
맛이 없어서								
입맛이 없어서								
양이 많아서								
싫어하는 음식이라서								
자주 나오는 음식이라서								
조리가 제대로 안 돼서								
기타								

우리의 식생활은 단조롭지 않으므로 병원에서의 식사처방, 환자에게 식사요법을 교육할 때 어려움이 많다. 주식 하나만 보더라도 쌀밥, 보리밥, 팥밥 등 좋아하는 경향이 다르고 식성도 향토색이 짙다. 이런 의미에서 병원식은 단조롭고 획일적이어서 환자들이 받아들이기 힘든 실정이다.

5. 결론

본 조사의 목적은 병원식사의 잔식에 대한 효율적인 관리를 통하여 영양관리측면뿐만 아니라 비용절감으로 보다 질 높은 급식서비스를 환자들에게 제공하는 데 있다.

이에 본 조사의 결과를 요약하면 다음과 같다.

① 조사대상자 성별은 남자가 %였고, 식사의 종류는 %가 일반 식사를 하고 있었으며, 진료과는 내과가 %로 가장 많았다. 연령분포는 입원환자의 %가 50세 이후 65세 이하임을 보여주었다. 조사대상 환자의 대부분이 18일 이하의 재원일수를 보이고 있었고, 식사형태는 밥이 %로 가장 많았다.

② 조사대상자의 %가 평소 음식을 남기는 편이 아니었는데. 입원기간 동안은 %가 음식을 남기는 편이었고 남녀 간의 차이는 적었다.

③ 점심식사의 잔식량은 국과 육류찬은 거의 남기는 경우가 많았으며, 밥과 야채찬은 남기지 않는 경우가 많았고 남자는 야채찬을 여자는 육류찬을 많이 남기는 경향을 보였다.

④ 식사를 남기는 이유 중 밥을 남기는 이유는 입맛이 없어서, 국의 경우는 맛이 없어서, 육류찬과 야채찬도 역시 맛이 없어서가 주 이유가 되었다. 이상의 결과를 살펴볼 때 다음과 같은 사항을 제언한다.

첫째, 조사당일 잔식량을 조사한 결과 적온급식이 맛을 좌우하는 국과 육류찬을 남기는 경우가 많으므로 조리 후 배식까지 음식을 적온 보관하는데 유의하여야 하겠으며, 보온 cart 또는 기존의 cart에 문을 부착하는 등의 방법으로 개선방법을 모색하여 보아야겠다.

둘째, 식사를 남기는 이유가 대부분 맛이 없기 때문이므로 조리 시 맛 관리에 더욱 신경을 써서 menu작성 및 작업관리를 하여야겠다.

셋째, 이상적인 잔식조사는 설문조사와 더불어 Plate waste survey를 같은 Sample로 환자들에게 시도하는 것이라 본다.

부록 9 Appendix

QI 평가서

1. 주제

외래환자 대기시간 단축 방안

2. 배경

최근 의약 분업이후부터 대형병원을 찾는 환자가 특진을 선호하는 추세로 특진에 환자가 몰리는 현상이 나타나고 있으며 질병의 중증도 또한 높아지고 있다. 반면 병원을 찾는 고객의 수준은 높아지고 병원에 기대하는 요구도가 갈수록 점점 높아지고 있다. 또한 외래 대기시간에 대한 불만이 증가하고 있고, 내부 만족도 조사 결과에도 외래환자 만족도가 계속 떨어지고 있으며 특히 대기시간이 계속적으로 증가하고 있음을 볼 수 있다.

따라서 외래 대기 지연을 일으키는 요인을 분석하고 문제점 및 개선방안을 도출하여 업무흐름을 개선하고 직원들의 태도 변화를 유도함으로써 외래 지연 요인을 해결하여 환자 만족도를 향상시키는 것이 본 조사의 목적이다.

3. 조사방법

2002년 3월 1일부터 2002년 10월 31일까지 8개월 동안 진행하였으며, 조사방법으로는 6개 조사항목을 선정하여 활동하기로 하였다. 조사항목은 시간당 적정 환자수, 진료 시작시간, 진료 전 검사 결과, 예약 환자 차트, 진료 중 설명시간, 휴진항목이었다.

1) 예약환자 차트

① 활동과정 : 예약 차트 전달 지연 및 분식 사유를 의무기록실과 외래가 동시에 조사하여 문제점을 분석하여 개선방안을 마련한 후 개선사항을 시행하였다.

② 결과 분석 : 차트분실 조사 결과 잘못된 분류, 2개 이상 진료가 있을 때 진료과 간 전달지연, 타과 대출로 인해 반납 지연 등으로 인해 진료 시 제시간에 차트가 전달되지 않는 문

제가 나타났다.

③ 개선 사항 : 대형 운반용 카를 2개 추가하여 모든 예약 차트를 인편으로 송부함으로써 자주대차 사용으로 인한 업무량을 줄여 당일 진료보조를 더욱 강화하였다. 의무기록실과 차트 사용부서 각각 개선 방안을 마련하여 공유하고 공지하여 행동변화를 유도하였다. 외래 진료 예정 차트 중 미반납된 명단을 조회 활용할 수 있는 전산화면을 OCS 화면에 개발하여 사용의 편리성 도모하고 차트 반납을 적극 유도하였다.

④ 향후 계획 : 분실률 재조사, 외래직원 만족도를 조사하여 효과를 평가할 예정이다. 차트 미반납률을 지속적으로 관리하여 관련 부서에 정기적으로 feedback함으로써 차트 반납을 적극 유도할 예정이다.

2) 진료 전 검사 결과

① 활동과정 : 영상의학과와 임상병리과 각각의 부서에서 단일 QA로 진행됨

② 영상의학 미판독 : 진료 전 미판독 리스트 확인을 전산화하여 보다 신속하게 전달하였다. 미판독률을 전산으로 통계관리, 검사별로 가능한 재진일을 설정하여 진료 전 판독률을 높일 예정이다. 지속적으로 판독률을 조사하여 인력 재배치 및 증원 등 구조개선을 함으로써 판독률을 높일 예정이다.

③ 임상병리 진료 전 검사 : 외래와 병동환자 검사 판독업무 배분하여 외래 진료 전 검사 판독 시간을 2시간에서 1시간 30분으로 단축하였다.

3) 진료 시작 시간

① 활동과정 : 외래 진료과를 대상으로 진료 시작시간과 시작 지연사유를 조사 후 결과를 진료과장 회의를 통해 해당과에 Feedback하였고 10월에 재조사 시행

② 결과 및 효과 : 4월과 8월 조사결과 정시 시작률이 12.5% 상승하였으나(% → %) 진료과에 Feedback한 후인 11월 조사에서는 오히려 %로 저하되고 5분 이내 시작률이 상당히 증가함. 지연 사유는 회진, 의국 회의, conference 등이 많았다.

③ 향후 계획 : 정기적으로 통계관리하여 Feedback 함으로써 지속되는 문제점을 개선하고 태도 변화를 유도할 필요가 있다.

4) 진료 중 설명 시간

① 활동과정 : 진료과별 의사별로 설명으로 인한 지연 사유를 해당과 간호사가 분석하고 설명 위임 등 개선방안을 마련 후 진료과와 협의하여 시행하였다. 진료 지연과 동시에 설명에 대한 불만족 문제가 대두되어 설명 불만족 개선을 위한 단일 QA가 진행되었다.

② 향후 계획 : 진료 특성상 설명 위임이 불가능한 부분, 인력 구조상 어려움 등 제한점이 있어 설명 불만족 QA를 통해 개선해 나갈 예정이다.

5) 휴진

① 활동과정 : 1월, 3월, 8월에 휴진 사유 및 통보시기 조사 결과와 각 과별 통보시기 및 통보방법 조사결과를 토대로 문제점을 분석하여 개선안을 마련

② 결과 분석 : 휴가 등 미리 예정된 경우 통보시기가 충분하여 환자 예약 변경에 큰 영향을 주지 않았으나 강의 등 대부분 통보시기가 촉박하여 휴진 전후로 무리하게 조정되어 진료 지연을 초래하는 원인이 되었다.

③ 향후 계획 : 휴진 관련 Flow 개선안을 토대로 관련 부서와 협의하여 시행할 예정이다.

6) 대기 지연시간 조사

① 활동과정 : 간호정보전산시스템 통계의 정확성을 확인하기 위해 조사기간 모든 환자를 대상으로 대기시간 실시간을 조사하였다.(1차 조사 : 3월, 2차 조사 : 12월)

② 조사결과 및 분석: 간호정보전산시스템 통계와 비교결과 2.7의 편차가 있으나 일부 몇 개과를 제외하고 대략적인 비교는 가능한 것으로 판단되었다.

4. 결과

조사결과를 보면 5월부터 추이를 보면 다소 변화가 있으나 대부분 90% 이상 유지 대기 지연의 원인을 분석해 보면 가장 큰 이유는 의사의 설명이 길어진 경우이다. 따라서 지속적으로 설명이 길어져 지연이 된 경우라면 시간대별 예약수를 조정하는 것이 필요하며 설명 내용중 위임이 가능한 것과 검사, 처리 등을 설명 간호사 또는 전공의가 대신함으로써 환자에게는 만족도를 높이고 진료시간을 단축하여 대기 지연을 줄일 수 있을 것이다.

5. 개선방안

올해 활동 중 미진했던 영상의학과 미판독 관련, 설명 관련, 휴진관리, 시작 지연부분은 2003년도에 계속 추진하기로 하였고 대기 지연에 관한 통계관리는 계속 시행하여 해당과에 정기적으로 feedback하는 등 지속적인 사후 관리 시스템을 QI실과 함께 운영할 예정이다. 또한 대기 지연이 향상되지 않는 몇 개과를 선정하여 정밀한 조사와 분석을 통해 실제적인 개선방안을 마련하여 추진하는 것으로 다음 년도 활동계획을 세웠다.

부록 10 Appendix

QI 평가서

1. 주제

입원 및 재원의 적절성 평가

2. 배경

본 조사는 소아과를 대상으로 입원 및 재원의 적절성 조사를 정규적으로 시행하여 그 변화를 알고자 실시되었다. 또한 본 조사의 결과를 지난 2000년에 소아과를 대상으로 2차례 조사된 결과와 비교하여 그 변화와 원인을 파악하고자 하였다. 처음 조사는 2000년 3월 소아과 병동을 대상으로 조사되었으며, 2번째 조사는 2001년 4월에 소아과 내에 산재해 있던 암 환자를 한곳에 묶어 특수 암병동으로 지정된 2병동을 대상으로 조사되었다. 본 조사는 소아과 중에서 가장 대표성이 있는 1개 병동을 선정하여 조사하였다.

3. 조사대상 및 방법

조사대상은 1개 과 전체를 차지하고 있는 1개 병동을 대상으로 조사기간 동안 입원해 있던 만 3개월 이상의 환아 대상들이었으며, 조사기간은 2002년 3월 4일부터 3월 17일까지 14일간으로 하였다.

조사도구는 적절성 평가지침(AEP)과 이유 목록(Delay Tool)도구로 조사하였고, 조사방법은 대상 병동을 2일마다 방문하여 의무기록을 검토(concurrent chart review) 하였다.

본 조사는 총 환자 수 50명을 대상으로 조사되었으며, 전체 조사재원일수는 373일이었다.

다음은 조사대상 환자 수 및 재원일수를 구체적으로 제시한 것이다(부록 10-1).

부록 10-1. 조사대상 환자수 및 재원일수(단위 : %)

병동	환자수	재원일수
2000년 3월	53	508
2001년 4월	51	431
2002년 3월	50	373

4. 결과

1) 입원 및 재원 적절성

본 조사의 조사대상 병동의 경우 입원 적절성은 %였으며, 재원 적절성은 %로 나타났다. 이러한 결과는 암병동과 비교할 때는 현저히 낮은 결과였으나, 지난 2000년 5월의 결과보다는 약간 높아진 결과였다(부록 10-2).

부록 10-2. 조사기간 및 병동별 입원 및 재원 적절성(단위 : %)

병동	입원 적절성	재원 적절성
2000년 3월		
2001년 4월		
2002년 3월		

2) 부적절 입원 및 재원의 이유

(1) 부적절 입원의 이유

부적절 입원의 이유로 본 조사는 2000년 3월의 조사와 비교할 때 외래수준의 시술로 인한 부적절 입원이 줄고 상대적으로 조기입원이 높아진 양상을 보였다. 암병동의 결과와 비교할 때는 외래수준의 시술과 조기입원이 차지하는 비율이 정반대의 결과를 보였는데 이는 암병동의 경우 주로 항암제 투여를 위한 입원이 상대적으로 많았기 때문으로 해석할 수 있으며, 실제 입원적절성(%)이 매우 높은 암병동의 경우 부적절 입원이 전체 대상자의 %로 결과해석에 주의를 기울여야 할 것이다.

부록 10-3. 부적절 입원의 이유(단위 : %)

병동	조기입원	장기요양시설수준진료	사회적 이유	외래수준의 시술	계
2000년 3월					100.0
2001년 4월					100.0
2001년 3월					100.0

* 조기입원 : 입원 목적의 시술을 시행하는 데 필요한 검사나 자문 등을 외래에서 시행하지 않고 입원하여 시행하는 경우로 biopsy나 cardiac catheterization 등을 위해 입원하여 기다리는 경우이다.

(2) 부적절 재원의 이유

① 주 범주별 부적절 재원의 이유 조사결과는 표10-4와 같다. 본 조사의 결과는 검사 시행대기로 인한 부적절 재원이 %로 가장 높게 나타났으며, 다음은 의료진 관련대기로 인한 부적절 재원이 %로 나타났다. 이러한 결과는 이전의 결과와 비교할 때 의료진 관련대기로 인한 부적절 재원은 현저하게 감소한 반면, 검사시행대기로 인한 부적절 재원이 높아졌음을 보여주고 있다.

부록 10-4. 주 범주별 부적절 재원의 이유(단위 : %)

부적절 재원의 이유	2000년 3월	2001년 4월	2001년 3월
조기 입원			
환자 관련대기			
검사 시행대기			
의료진 관련대기			
검사결과 획득대기			
관리과정 관련대기			
계	100.0	100.0	100.0

② 검사시행대기의 중 범주별 부적절 재원의 이유

부적절 재원의 이유로 가장 높은 비율을 차지했던 검사시행대기의 중 범주별 부적절재원의 이유 중 예약이 필요 없는 검사시행 당일로 인한 부적절 재원이 다른 결과와 마찬가지로 가장 높게 나타났다. 그러나 지난 결과와 비교할 때 진단방사선과 관련된 대기와 내과계 특수검사와 관련된 대기, 기타 검사시행대기가 높아졌음을 알 수 있다.

표 10-5. 검사시행대기의 중 범주별 부적절 재원의 이유(단위 : %)

부적절 재원의 이유	2000년 3월	2001년 4월	2001년 3월
내과계 특수검사			
임상병리과			
진단방사선과			
예약이 필요 없는 검사시행 당일			
기타 검사시행 대기			
계			

③ 조기입원 중 범주별 부적절 재원의 이유

조기입원은 전체 부적절 이유 중 %를 나타냈다(부록 10-6). 조기입원 중 범주별 부적절 이유로는 검사시행대기와 단순처치 수술일정 대기가 대부분을 차지하였다. 이는 94년 3월의 결과와 비교할 때 약간 낮아졌다.

부록 10-6. 조기입원 중 범주별 부적절 재원의 이유(단위 : %)

부적절 재원의 이유	2000년 3월	2001년 4월	2002년 3월
검사시행 대기			
검사결과 획득대기			
단순처치 수술일정 대기			
기타 의료진의 책임			
계			

④ 의료진과 관련 대기의 중 범주별 부적절 재원의 이유

전체 부적절 재원 이유 중 %를 차지한 의료진 관련대기의 중 범주별 부적절 재원의 이유는 부록 10-7과 같다. 본 조사는 진행관행에 따른 보수적 진료가 지난 3월의 결과와 비교할 때 % 이상 낮아졌음을 볼 수 있다.

부록 10-7. 의료진 관련 대기의 중 범주별 부적절 재원의 이유(단위 : %)

부적절 재원의 이유	2000년 3월	2001년 4월	2002년 3월
진료관행에 따른 보수적 진료			
진료관행을 벗어난 보수적 진료			
의사의 임상적인 결정			
자문관련 대기			
차치/시술 시행 대기			
의료진의 검사지시 및 시행대기			
계			

5. 질 향상계획 수립

1) 부적절 입원 및 부적절 재원의 정도

소아과의 부적절 입원은 %였으며, 부적절 재원은 %였다. 이러한 결과는 캐나다 소아병원의 경우 부적절 입원이 29%, 부적절 재원이 22%(HE Smith, 1993)인 결과와 비교할 때 부적절 정도가 높은 수준이었다. 또한 호주의 경우는 부적절 입원이 13%, 부적절 재원이 10%(DJ Formby etc, 1991)로 매우 낮은 부적절 입원 및 재원이 이루어지고 있음을 알 수 있다. 기타 다른 나라의 경우도 부적절 입원이나 부적절 재원이 전체의 20% 선으로 나타났다. 물론 ㅇㅇ 병원의 경우도 암병동과 같은 특수병동의 경우는 이러한 수준에 이르고 있다. 이처럼 암병동이 이러한 수준에 도달할 수 있었던 것은 병동 책임자의 끊임없는 관심과 주지가 주치의들에게 전달되어 실천에 이르게 된 것이며, 관련 부서와 병동의료진의 노력의 총합이라고 할 수있을 것이다.

2) 부적절 입원 및 재원의 이유

캐나다의 경우 부적절 입원(29%)의 주요 이유로 조기입원이 55%였으며, 외래수준의 진료가 45%로 나타났다. 본 조사에서는 조기입원으로 인한 부적절 입원이 62.5%, 외래수준의 진료가 37.5%를 나타내고 있다. 조기입원으로 인한 부적절 입원의 이유로는 주로 내부장기 생검을 위한 경우가 3사례, 심장도관검사를 위한 경우가 4사례, 기관지경 검사를 위한 경우가 1사례, 기타가 1사례로 나타났다. 이러한 이유로 인한 부적절 입원은 검사일을 미리 잡고, 필요한 기본적인 검사는 외래에서 시행하거나 검사당일에 시행될 수 있다면, 검사당일이나 검사전날에 입원할 수 있게 함으로써 부적절 입원이나 재원일을 크게 줄일 수 있을 것이다.

또한 부적절 재원의 대부분을 차지한 검사시행대기는 검사실의 확충 및 검사예약일에 맞추어 입원함으로써 어느 정도 해결될 수 있을 것이다. 임상병리과 관계자에 의하면 검사기계의 자동화 및 전산화가 이루어진다면 당일 검사 및 신속한 결과를 얻을 수 있다고 전망하고 있다. 실제 서울대학교병원은 9월경 검사실의 자동화를 위한 작업에 착수하고자 계획하고 있어 그 결과가 기대된다. 본 조사에서는 검사시행대기의 주요 원인이 '예약이 필요 없는 검사시행'으로 이는 입원이 정당화될 정도의 상태가 아니면서 여러 가지 필요한 검사를 그때그때 시행하고 있는 부적절 재원이 대부분을 차지하고 있었다. 이러한 부적절 재원일을 줄이기 위해서는 주치의의 정확하고 빠른 의사결정과 치료계획이 선행되어야 하겠고, 앞에서도 언급했듯이 신속하게 검사 결과를 획득할 수 있도록 해야 할 것이다. 또한 주치의를 지도, 조력해 줄 수 있는 Supervisor의 관심도 요구된다고 할 것이다.

의료진 관련 대기는 지난 결과(%)에 비해 매우 낮아진(%)것을 볼 수 있다. 의료진 관련대기야말로 주치의들의 노력에 의해 부적절한 재원일을 줄일 수 있는 부분으로 이러한 결과는 큰 의미를 시사한다고 하겠다. 이러한 결과에 대한 원인을 찾아보자면, 지난 94년 12월에 전공의들을 포함한 '소아과 발전세미나'를 개최하여 진료의 질 향상을 위한 방안 모색을 통해, 재원기간 단축을 위한 토의를 걸쳐 이미 전공의들에게 불필요한 입원기간 단축에 대한교육 홍보를 시행한 바 있어 더욱 의미가 깊다고 할 수 있다. 실제 94년도 소아과의 평균 재원일수는 일이었고, 94년 12월 동 6, 서 6, 동 7 소아과의 한 달 동안 평균 재원일수는 일이었다. 또한 95년 2월에는 11.9일을 나타내고 있어 점점 재원일 수가 단축되고 있음을 볼 수 있다. 이러한 이유가 아니더라도 부적절한 입원 및 재원일의 단축에 대한 교육 및 홍보는 더욱 강화할 필요가 있을 것이다.

입원 경로에 따른 부적절한 입원은 외래를 통한 입원의 경우 모두 부적절 입원이었으며, 응급실을 통해 입원한 경우는 %가 적절하였고, 전동으로 인한 입원도 %가 적절하였다. 부적절 재원의 경우는 외래를 통해 입원한 환자의 %만이 적절하였고, 응급실을 통해 입원한 경우는 %, 전동의 경우는 %가 적절하였다. 이러한 결과는 외래를 통해 입원하는 환자의 대부분이었다. 그러므로 검사 대기로 인한 부적절 입원 및 재원을 줄이는 방안을 강구해야 할 것으로 사료된다.

6. 실천방안

앞으로 지속적인 입원 및 재원의 적절성 향상을 위하여 다음과 같은 실천이 이루어져야 하겠다.

① 소아과의 최고경영자, 소아과 과장, 병동 책임자는 지속적인 관심을 가지고 그러한 뜻이 병동실무자들에게 전달되도록 한다.

② 병동의료진과 관련부서 직원에 대해 계속적인 QI 교육 및 세미나를 개최한다.

③ 검사를 위한 입원 시에는 외래에서 검사에 필요한 기본적인 검사는 모두 마치고 최소한 검사 하루 전에 입원할 수 있도록 한다.

④ 환자 입원 시 의무기록의 신속한 전달과 퇴원이 신속히 이루어지도록 행정적 절차를 강화한다.

7. 결과 평가

① 그동안 소아과의 입원 및 재원일의 적절성에 대한 조사결과는 경영진 및 소아과장에게 주기적으로 보고되고 있으며, 소아과는 전 Staff를 대상으로 QI Workshop을 개최하여 전 Staff에게도 결과에 대한 보고가 된 바 있다.

② 본 조사에 앞서 시행되었던 암 환아만을 모아둔 "소아 암병동"의 결과는 큰 의미를 시사한다고 하겠다. 소아 암병동의 결과는 세계적인 수준에 이르고 있음을 알 수 있다. 이러한 결과가 나올 수 있었던 것은 병동 책임자의 계속적인 관심과 병동 의료진의 노력, 그리고 무엇보다도 의료진을 뒷받침해 주고 있는 의무기록실의 지원(암병동 입원환자의 의무기록을 미리 찾아 놓음으로써, 입원 당일부터 항암요법을 시작하게 해줌)과 검사실의 신속한 검사 결과의 제공이 큰 몫을 차지했다는 것을 빼놓을 수 없다. 따라서 어느 한 부분(소아암 병동)의 질을 향상시키는 데 있어 전 부서의 전 직원이 협력해야만 좋은 결과를 얻을 수 있음을 단적으로 보여준 결과라 할 수 있다.

③ 앞으로도 계속적으로 소아과의 입원 및 재원의 적절성 정도를 주기별로 파악하고, 그 원인 및 변화정도를 모니터하고, 부적절한 입원 및 재원일의 변화와 원인분석 결과를 알리고자 한다.

부록 11 Appendix

QI 평가서

1. 주제

방사선필름 손실률 개선방안

2. 배경

현재 모든 의료기관에서 방사선에 의한 검사는 진료의 기초단계로 필수적인 수단인 만큼 방사선 진료서비스 제공에 있어서 야기될 수 있는 부수적인 문제점도 생각하지 않을 수 없다. 영상의료분야에서 방사선필름이 진단에 이용될 때 방사선검사에 의한 진단의 정확성 여부는 필름에 진단적 가치가 있는 정보가 존재하고 있는가의 여부에 달려 있다. 필름에 주어진 정보와 이 정보를 환자에게 제공하기 위해서는 필름의 관리, 정확한 검사 및 진단, 방사선검사 후 검사결과를 보는 데 소요되는 대기시간의 단축, 재진 시 신속하게 필름이 제공되어야 하는 문제점이 있다. 이러한 문제들을 해결하고 C.O.P.Q(과오경비)를 줄일 수 있는 방법으로 필름손실에 대한 철저한 원인분석을 통한 교육과 개선방안에 대하여 전반적으로 연구 · 분석하여 문제점을 살펴보고 개선할 수 있는 방안을 제시할 필요성이 있다고 판단되었다.

3. 조사대상 및 방법

조사기간은 2010년 12월 1일부터 2010년 12월 15일까지 2주간에 걸쳐 조사하였다. 조사대상은 2008년 1월 1일부터 2008년 12월 31일까지 방사선과에서 전체 필름사용량을 분기별로 조사하여 필름손실률을 원인별로 분석하였다.

4. 결과

① 필름사용량 분석

1989년 7월 1일 전 국민의료보험의 실시로 의료수요는 양적으로 큰증가를 가져 왔으나 의료공급 면에서는 양적증가에 미치지 못하는 것이 사실이다. 양적증가로 인한 방사선검사 건수가 증가하면 당연히 필름사용량도 증가하게 된다. 분기별 필름사용량은 필름의 크기에 상관없이 집계한 것으로 연간 총 필름사용량은 분기별로 증가 추세를 보여 2008년에 47,237매에서 2009년에 57,808매로 전년도보다 22.4%의 사용량증가를 나타냈다.

부록 11-1. 분기별 필름사용량(단위: 매)

구분	1분기	2분기	3분기	4분기	계
2008년	9,034	13,834	12,415	11,954	47,237
2009년	12,868	14,540	14,312	16,088	57,808

② 필름손실률 분석

진단목적으로 이용되는 필름이 방사선사의 기술부족, 부주의, 환자의 비협조, 방사선 발생장치의 노후화와 관리부적절, 현상과정의 고장, 필름불량, 기타 등 여러 요인에 의해서 발생된다. 분기별 필름손실률이 필름의 사용량이 많은 2009년도가 2008년도 보다 적은 1.7%로 나타난 것은 재촬영필름에 대한 철저한 원인분석과 반복적이고 지속적인 직무교육 훈련의 결과라고 할 수 있으며, 특히 여름철 휴가기간인 3분기에서 손실률이 높게 나타난 것은 근무조건의 악화로 기인한다고 할 수 있겠다.

부록 11-2. 분기별 필름손실률(단위: %)

구분		1분기	2분기	3분기	4분기	계
2008년	손실량	215	358	392	297	1,262
	손실률	2.4	2.5	3.1	2.5	2.6
2009년	손실량	232	244	289	197	962
	손실률	1.8	1.7	2.0	1.4	1.7

③ 원인별 필름손실 분석

필름손실을 줄이기 위해서는 철저한 원인분석을 통하여 개선해야 하나 대부분 병원에서는 필름사용량에 따른 필름손실을 기록함으로써 원인분석을 통한 개선노력은 미흡하다고 할 수 있다.

원인별 필름손실량에서 방사선사의 기술부족이라고 할 수 있는 환자의 자세불량, 노출조건의 불량이 64.8%로 가장 높게 나타났으며, 기계조작의 미숙, 암실작업의 미숙, 이물질 삽입 등 사소한 부주의로 인한 손실도 19%로 나타나 방사선사에 대한 지속적인직무교육이 필요할 것으로 사료되며, 특히 암실작업 미숙이 8.5%로 높게 나타난 것은 전문인력의 부족으로 공익요원이 근무를 대체함으로써 전문지식의 결여로 인해 발생되는 불가피한 현상이라 할 수 있다.

부록 11-3. 원인별 필름손실량(단위: 매)

구분		1분기	2분기	3분기	4분기	계(%)
취급실수	2008년	1	0	2	0	3(0.2)
	2009년	1	0	0	3	4(0.4)
기계조작미숙	2008년	16	20	9	9	54(4.3)
	2009년	8	15	9	16	48(5.0)
암실작업미숙	2008년	8	12	23	24	67(5.3)
	2009년	33	32	21	27	113(11.7)
환자 움직임	2008년	15	22	27	11	75(5.9)
	2009년	5	8	9	6	28(2.9)
노출조건불량	2008년	89	121	147	117	474(37.6)
	2009년	94	70	130	54	348(36.2)
환자자세불량	2008년	59	99	110	84	352(27.9)
	2009년	51	69	86	62	268(27.9)
이물질 삽입	2008년	8	16	13	16	53(4.2)
	2009년	20	18	15	18	71(7.4)
장치고장	2008년	8	49	41	27	125(9.9)
	2009년	8	18	7	2	35(3.6)
기타	2008년	11	19	20	9	59(4.7)
	2009년	12	14	12	9	47(4.9)
계	2008년	215	358	392	297	1,262(100)
	2009년	232	244	289	197	962(100)

5. 문제분석

① 방사선사의 기술부족, 부주의 및 환자의 비협조로 인한 필름손실이 많다.

② 필름손실에 대한 기록이나 원인분석이 정확하지 않다.

③ 필름손실률이 높아서 이로 인한 경제적 손실이 크다.

④ 재촬영으로 인한 방사선 피폭 및 환자의 불편함이 많다.

⑤ 필름의 보관과 관리에도 인건비가 발생된다.

6. 개선방안

① 교육훈련을 통한 개선

병원은 환자에게 생명을 구하고, 교육, 진료 및 연구 등 의료계 전반에 있어서 중심적인 역할을 하는 조직으로, 특히 교육훈련은 병원의 이미지 제고 및 소속 원들에게 소속감을 심어주는 중요한 역할을 한다. 따라서 아래와 같은 지속적이고 반복적인 교육을 통해 C.O.P.Q를 줄이고자 하는 노력을 하여야 한다.

- 소속원이 되는데 필요한 일반상식, 근무태도 및 병원의 기본방침 등을 숙지하여 작업환경에 빨리 적응할 수 있도록 한다.
- 대인서비스 직무에 관한 지식과 기술을 제공해주는 기능훈련 성격에 중점을 둔다.
- 직무 및 화질개선 기술에 관한 지식교육훈련에 중점을 둔다.
- 재촬영 필름에 대해서는 철저한 원인분석과 함께 지속적인 교육을 병행한다.

② 장비의 효율적인 관리를 통한 개선

화질형성에 있어서 증감지와 필름의 특성이 미치는 영향의 중요함은 말할 나위가 없으며, 예초점 X-선 관구, 현상기 및 암실의 성능관리 등은 진료하는 의사에게는 좋은 화질의 영상을, 환자에게는 정확한 진단정보를, 병원 측에는 효율적인 관리로서 진료의 효율과 물질적 손실의 감소를, 방사선 종사자에게는 방사선의 위해로부터 보호받을 수 있는 QC의 정착을 기대한다.

- 필름과 증감지 조합은 특성에 맞게 하고, 증감지와 필름의 혼용은 피한다.
- 암실은 필름에 맞는 안전등을 사용한다.
- 자동현상기는 지속적인 관리를 통해 유지하고 현상 처리액의 성능관리를 한다.
- X-선 발생장치의 정도관리를 통해 관전압의 정확도, 재현성의 유지, 관전류와 관전압 변동에 의한 X-선 출력 등을 일정하게 유지한다.

③ 방사선업무 환경을 통한 개선

방사선검사 시 환자에게 불안한 요소로 작용하는 것은 검사결과에 대한 문제, 촬영 시 고통 여부 문제, 방사선피폭 관련 문제, 촬영도중 감염우려 문제, 촬영실 및 장비의 청결상태 등은 환자의 불안 심리를 유발시킬 수 있으며, 이들 문제점은 아래와 같은 교육을 통해 개선토록 노력한다.

– 환자의 불안심리를 사전에 예방하여 환자가 촬영에 협조하도록 유도한다.
– 환자와 방사선 종사자 간에 신뢰가 형성되도록 노력한다.
– 촬영실의 환경을 청결하게 유지하여 환자가 심리적 안정을 찾도록 한다.

④ Computed Radiography(C.R)와 같은 설비투자를 통한 개선

C.R은 X-선 영상의 검출 및 기록을 통상 사용하는 증지와 필름 대신 휘진성 형광체인 고감도 영상판(Image Plate, I.P)을 이용하여 X-선 영상을 I.P에 먼저 기록한다. 그 다음에 이것이 Image Reader를 통하는 동안 미세한 Laser beam으로 주사되면 I.P에 흡수된 양이 이에 대응해서 빛을 낸다. 이 빛이 전기신호(아날로그 → 디지털)로 변환되어 영상처리 제어장치(Image Processor)로 전송되어 컴퓨터에 의한 영상처리를 하여 Digital Signal로 Image Reader에 전송된다. 이것이 Reader beam으로 기록되어 필름위에 주사하여 현상 처리하는 장치이다. 따라서 최신 의료장비를 도입하여 의료수요에 부응하는 서비스를 제공함으로써 고객만족도를 향상시키고 긍정적인 병원상을 구축하도록 노력해야 하며, C.R의 장점은 아래와 같다.

– 항상 선명하고 균일한 영상을 제공하므로 진단의 정밀도와 정확성을 향상시킬 수 있다.
– 저용량 장치로도 고도의 영상제공이 가능하다.
– 방사선 피폭량을 1/5~1/20으로 감소시킬 수 있어 산부인과, 소아과, 장기추적환자, 투시촬영 시 방사선 피폭량에 대한 걱정을 줄일 수 있다.
– 필름의 분실 시 환자의 검사기록이 유지되어 의료분쟁에도 대비할 수 있다.
– 비용절감 효과가 있다(혈관조영의 경우 필름은 재래식보다 60%, 조영제는 50%의 절감이 가능).

⑤ Picture Archiving and Communication System(P.A.C.S)와 같은 설비투자를 통한 개선 영상정보 관리시스템은 Image display, Work station, Monitor, Net-work, Communication protocol, Data-base, Controler 등으로 구성되며, X-RAY, CR, CT, MRI, 초음파, 내시경 등의 의료장비로부터 얻어진 진단용 영상들을 저장, 전송, 전시, 검색을 통합 처리하는 전산시스템이다. 따라서 보다 경제적이고 안정된 영상의 보관과 빠른 영상의 검색 및 여러 가지 다양한 진단용 영상 기기로부터 얻어진 영상을 입력과 동

시에 같은 영상을 재현해서 볼 수 있는 기능을 제공하는 장치로 장점은 아래와 같다.

- 필름으로 인해 발생되는 경비, 소모되는 인력을 줄일 수 있다.
- 필름 취급과정에서 발생되는 분실, 파손, 변질 등을 방지할 수 있다.
- 방사선검사에서 판독결과의 전달까지 최소화하여 환자의 대기시간을 단축시킬 수 있다.
- 여러 영상정보(CT, MRI, Angio, 초음파 등)의 비교분석이 가능하다.

부록 12 Appendix

QI 평가서

1. 주제

DRG 제도 실시에 대비한 병원경영분석
(행위별 수가제와 DRG 수가제의 진료비 비교분석을 중심으로)

2. 배경

최근의 의료 환경 변화는 예측하기 어려울 정도로 빠른 속도로 급변하고 있다. 현재 시범사업 중인 의료기관서비스평가, 병원표준화심사의 QA와 이용도조사부문 강화, 2000년 7월부터 DRG 제도의 전면실시, 의약분업실시, 진료적정성심사^평가를 위한 건강보험심사평가원설립, 의료전달체계 확립을 위한 1, 2, 3차 의료기관들의 질병별 수가차등제 도입 등에 따라 각 병원들은 이에 따른 대비와 대응방안을 모색하고 있다.

본 병원은 특수환자를 전문적으로 진료하면서 지역주민 보건향상에 기여하는 국립병원으로 일정액의 국가예산과 일반환자 진료비 수입으로 운영 · 유지되고 있는 현재의 시스템에서는 국가정책에 능동적으로 대처하지 못하면 병원경영이 더욱 어려움에 직면하게 될 것이다.

어려운 병원운영의 여건은 국내외의 의료환경변화 · 병원운영체계 · 지리적 위치 · 열악한 의료인력과 높은 평균재원일수 등 병원의 내^외적인 여건이 병원운영을 효율적으로 운영하지 못하는 상태로 발생시킨다. 실제로 의료자원의 소모량은 의사별, 지역별, 질병의 중증도, 재원기간, 성별, 연령, 거주지 등에서 의료의 자원소모량이 많은 것으로 여러 연구에서도 밝혀지고 있다.

이에 본 연구에서는 정부의 DRG 시범사업제도에서 조사대상 입원환자의 평균입원일수, 진료비수입, 총 진료비와 의료자원소모량을 나타내는 주요변수들과의 상관관계와 영향요인을 비교분석함으로써, 2000년부터 전국 모든 병원에 실시되는 정부의 DRG 제도에 적극적으로 대비하면서 병원경영수지를 개선하고 진료비청구 · 심사 업무의 효율성을 기하여 비용을 절감함으로써 병원경영을 효율적으로 운영하고 진료과별 Critical Pathway를 설정하여 환자에게 의료서비스를 더욱 향상시켜 의료의 질 향상에 도모하고 급변하는 의료 환경 변화에 효율적으로 대처하고자 한다.

현재의 DRG 시범사업과 앞으로 이 제도의 실시에 대비하여 현행 행위별 수가제의 진료비수입과 DRG 수가제도에서의 진료비수입을 비교분석함으로써 병원경영수지의 개선방안을 도출하고, 진료비청구^심사 업무를 최소화하여 업무의 효율성을 높이면서 진료과별 Critical Pathway를 설정함으로써 적정진료 활동으로 의료서비스의 질을 향상시키고자 본 병원을 대상으로 조사를 수행하였다.

3. 조사대상 및 방법

본 조사의 데이터베이스와 조사방법은 1999년 DRG 3차 시범사업 6개과 9개 질병 · 수술군에 해당되는 1999년 3월 1일부터 5월 31일까지의 입원환자 136명을 2차병원 DRG 프로그램에 적용하여 DRG 수가별로 진료비의 내역을 산출하여 행위별에서 산출된 진료비와 각각 비교분석하였다. 또한 평균입원일수는 행위별과 DRG 수가별을 각각 양입법에 적용하여 비교분석하였다.

조사대상자 중증도별 질병 및 수술군의 행위별 평균입원일수와 DRG 수가별 평균입원일 수를 비교분석하고 본인부담, 조합부담, 비급여 포함 총 진료비의 행위별 진료비와 DRG 수가별 진료비를 각각 비교 분석하였으며, 비급여를 제외한 행위별 진료비와 DRG 수가별 진료비의 진료비수입의 차이를 비교 분석하여 T-TEST 검정을 하였고, 각 특성별에 따른 현 행위별 총 진료비에 대한 T-TEST 및 ANOVA 검정을 하였다. 또한 총 진료비와 의료자원소모 량을 나타내는 연령 · 입원일수 · 중증도 · 진단명수와의 상관정도와 영향을 미치는 요인을 검정하기 위하여 Correlation과 Regression 통계분석을 하였으며 이 자료의 통계적인 분석은 SPSSWIN 7.5 통계프로그램을 이용하여 분석하였다.

4. 결과

조사대상자의 일반적인 특성 중에서 표 12-1 성별은 136명 중 여자가 61.0%이였다. 연령은 DRG 기준수가에 의한 17세를 기준으로 두 군으로 분류하여, 17세 이상은 76.5%로 나타났다. 협의진단에서는 없는 경우가 86.0%, 입원경로는 외래가 72.1%로 나타났다. 과별 분포로는 산부인과의 분만과 제왕절개술이 37.5%의 가장 많은 분포를 보였으며, 일반외과의 맹장 염 · 허니아 수술 등 24.3% 순으로 나타났다. DRG 형태별에서는 외과계가 102명으로 나타났다.

DRG 분류기준에 의한 중증도 분류에서는 중증도 0이 80.9%를 나타냈다. 입원요일에서는 평일 87.5%, 토요일 6.6%로 나타났다.

부록 12-1. 조사대상자들의 일반적 특성

특성별		빈도	%	계
성별	남 여	53 83	39.0 61.0	136
연령	17세 이하 17세 이상	32 104	23.5 76.5	136
협의진단	유 무	19 117	14.0 86.0	136
입원경로	외래 응급	98 38	72.1 27.9	136
입원과	내과 외과 소아과 산부인과 이비인후과 안과	5 33 27 51 7 13	3.7 24.3 19.9 37.5 5.1 9.6	136
DRG형태	내과계 외과계	34 102	25.0 75.0	136
중증도	0 1 2	110 24 2	80.9 17.6 1.5	136
입원요일	평일 토요일 일요일	119 9 8	87.5 6.6 5.9	136

각 질병 및 수술 중증도 분류에 의한 행위별의 평균입원일수와 DRG 수가의 평균입원일수 비교분석에서는 부록 12-2 수정체 단안수술의 중증도 0과 1, 제왕절개분만의 중증도 0과 1, 분만합병증을 미동반한 질 분만의 중증도 0에서는 각 질병 및 수술 중증도별 행위별 평균입원 일수가 DRG 평균입원일수보다 낮게 나타났으므로 경영수지에 있어서 입원환자의 재원일수 관리가 바람직한 방향으로 운영되고 있는 것으로 나타났다. 17세 이상 중증도 0의 편도수술, 17세 이상 중증도 0의 폐렴, 17세 이하 중증도 0의 서혜부 탈장수술에서는 행위별 평균입원 일

수와 DRG 평균입원일수가 비슷하게 나타나 재원일수 관리가 비교적으로 적절히 운영되고 있는 것으로 나타났다.

부록 12-2. 조사대상 각 질병 및 수술 중증도군의 행위별 평균입원일수와 DRG 평균입원일수 비교

조사대상 질병 및 수술군=중증도분류	행위별 평균입원일수	DRG 평균입원일수
수정체 단안 수술 = 0 수정체 단안 수술 = 1 편도, 아데노이드 수술, 연령 >17 = 0 단순폐렴, 늑막염, 연령 >17 = 0 단순폐렴, 늑막염, 연령 >17 = 1 단순폐렴, 늑막염, 연령 0~17 = 0 단순폐렴, 늑막염, 연령 0~17 = 1 항문과 항문주위 수술 = 0 항문과 항문주위 수술 = 1 서혜 및 대퇴부 탈장수술, 연령 >17 = 0 서혜 및 대퇴부 탈장수술, 연령 >17 = 1 서혜 및 대퇴부 탈장수술, 연령 0~17 = 0 서혜 및 대퇴부 탈장수술, 연령 0~17 = 1 복잡한 주진단에 의한 충수절제술 = 2 복잡한 주진단이 없는 충수절제술 = 0 복잡한 주진단이 없는 충수절제술 = 1 복잡한 주진단이 없는 충수절제술 = 2 자궁 또는 자궁부속기 수술 = 0 자궁 또는 자궁부속기 수술 = 1 제왕절개분만 = 0 제왕절개분만 = 1 분만관련합병증을 동반한 질식분만 = 0 분만관련합병증을 미동반한 질분만 = 0	4.54 7.00 4.57 8.00 28.00 7.95 7.38 7.86 10.00 13.00 10.00 4.50 8.00 26.00 7.50 10.00 12.00 9.00 19.00 7.34 7.34 5.00 3.00	4 5.18 7.34 4.54 8.44 9.37 6.05 6.46 6.59 8.53 7.67 9.02 4.07 4.92 12.08 6.54 7.31 10.03 7.76 9.40 8.04 8.56 3.99 3.42

현 행위별 수가 평균진료비에 영향을 미치는 특성별 분석에서는 부록 12-3 성별과 협의진단 유무에 따라서는 각각 평균진료비에 차이가 없었으며, 입원경로의 외래^응급과 DRG 형태의 내과계와 외과계에 따라서는 각각 총 평균진료비에 영향이 미치는 것으로 나타났다. DRG형태의 내과계와 외과계는 각각 차이가 많았으며 입원과별, 중증도별의 분석에서는 각 평균진료비에 영향을 미치는 것으로 분석되었으며 각각 통계적인 유의성이 있었다. 중증도에서 중증도 0과 1보다 2에서 진료비가 낮게 나타난 것은 상대적으로 입원일수가 짧았던 것으로 나타났다. 마찬가지로 입원요일에 따라서 평균진료비에 영향이 미치지 않는 것으로 나타난 것은 입원요일에 따라 평균입원일수가 조금씩 다르게 났기 때문이다.

부록 12-3. 각 특성별에 대한 현 행위별 평균진료비에 영향을 미치는 변수

특성		평균진료비	T값 또는 F값	P-value
성별	남 여	820,733 876,261	T = 0.76	.450
협의진단	유 무	971,889 835,578	T = -1.26	.222
입원경로	외래 응급	899,967 737,676	T = 2.34	.021*
DRG형태	내과계 외과계	590,691 942,598	T = -5.50	.000**
입원과별	내과 외과 소아과 산부인과 이비인후과 안과	861,056 1,031,177 527,893 877,964 556,969 1,151,250	F = 8.38	.000**
중증도	0 1 2	799,126 995,588 221,523	F = 15.9	.000**
입원요일	평일 토요일 일요일	841,826 1,067,174 805,825	F = 1.28	.279

* 유의수준 P<0.05, ** 유의수준 P<0.001

조사대상 행위별 수가 평균진료비와 DRG 수가 평균진료비 비교 분석에서 표 12-4는 비급여를 포함한 행위별 본인부담진료비와 DRG 수가 본인부담진료비에 있어서 행위별 본인부담진료비가 127,364원으로 27%가 많았으며, 비급여 제외한 행위별 본인부담진료비에서도 DRG 본인부담진료비보다 많았다. 이러한 결과는 DRG 제도에서는 DRG 수가 본인부담진료비가 낮아진다는 DRG 제도정책에서와 같은 결과로 분석되었으며 통계적 검정으로도 DRG 본인부담진료비가 낮았다. 또한 조사대상군의 행위별 조합부담 평균진료비와 DRG 조합부담 평균진료비의 비교분석에서는 비급여를 포함한 DRG 조합부담진료비가 행위별 조합부담 진료비보다 114,981원 15.9%가 증가되었으며, 비급여를 제외한 DRG 조합부담진료비에서도 증가되었다. 결과적으로 DRG 제도 실시에서는 조합(보험자)부담 진료비가 많아진다는 DRG 시범사업정책에서와 같은 결과로 분석되었으며 통계적 검정으로도 행위별 조합부담진료비보다 상대

적으로 DRG 조합부담진료비가 높았다.

조사대상군 전체 행위별 수가에 의한 총 평균진료비와 DRG 수가제의 총 평균진료비에서는 비급여를 포함한 행위별 총 평균진료비가 854,621원 DRG 수가 총 평균진료비가 1,009,817원으로 전체 DRG 수가 총 평균진료비가 155,196원으로 15.5%가 높게 나타났으며, 또한 비급여를 제외한 총 평균진료비에서도 168,629원으로 19.7%가 높게 나타났다. 결과적으로 이는 DRG 시범사업에서의 DRG 수가진료비가 행위별 수가제진료비보다 134%나 높게 책정되었기 때문이다. 행위별 총 진료비와 DRG 수가 총 진료비의 비급여를 포함한 총 진료비와 비급여를 제외한 총 진료비는 통계적 검정으로도 각각 차이가 많았다.

부록 12-4. 조사대상 행위별 수가 평균진료비와 DRG 수가 평균진료비 비교

진료비 구분		비급여 포함	비급여 제외	T	P-value
본인부담	행위별(SD)	471,432(273,647)	302,802(164,067)	11.91	.0000
	DRG(SD)	344,068(171,601)	175,438(85,355)	11.91	.0000
조합부담	행위별(SD)	719,398(348,324)	550,768(279,785)	-7.57	.0000
	DRG(SD)	834,379(336,695)	665,749(263,668)	-7.57	.0000
총 진료비	행위별(SD)	854,621(416,302)	685,992(349,221)	-8.79	.0000
	DRG(SD)	1,009,817(408,226)	841,187(337,395)	-8.79	.0000

* 유의수준 $P<0.001$

조사대상군 136명의 행위별 진료비와 의료자원소모량을 나타내는 연령, 입원일수, 진단명수, 중증도의 관련성분석의 상관 정도를 보면 부록 12-5 연령의 상관계수는 +0.3675(P = 0.000), 입원일수의 상관계수는 0.6279(P = 0.000), 진단명수의 상관계수는 +0.462(P = 0.000), 중증도의 상관계수는 0.3562(P = 0.000)로 행위별 진료비와 입원일수가 가장 높은 상관성을 보였으며 입원일수에 따라 진료비와의 관련성이 가장 크고 연령과 중증도에서도 상관성이 있는 것으로 나타났다. 진단명수와의 비상관관계의 결과는 DRG 질병군에 직접적인 관련이 없는 진단 명은 DRG 제도에서는 불필요한 진단명(진료)이라 할 수 있다.

부록 12-5. 행위별 진료비와 주요변수 간의 상관관계

의료자원소모량	상관계수	P-value
연령	.3675	.000
입원 일수	.6279	.000
진단 명수	.0462	.594
중증도	.3562	.000

* 유의수준 P<0.001

행위별 진료비에 대한 의료자원소모량을 나타내는 연령, 입원일수, 진단명수, 중증도와의 영향을 미치는 요인에서는 부록 12-6 행위별 진료비에 대한 입원일수의 Beta값 0.650(P = .000), 연령, 진단명수, 중증도에서도 모두 영향이 큰 것으로 나타나 진료비가 입원일수, 연령, 진단명수, 중증도의 의료자원소모량에 따라 영향을 많이 받고 있으며 전체 변수에 대한상관계수도 0.762로 변수 간의 상호관련성이 높은 것으로 나타났다.

부록 12-6. 행위별 진료비에 영향을 미치는 변수

의료자원소모량	B	Beta	P-value
연령	.193	.302	.000
입원일수	.418	.650	.000
진단명수	-.305	-.298	.001
중증도	.172	.211	.000

(Multiple R : .762 R Squre : .581)

4. 결과분석

행위별 수가제와 DRG 수가제의 평균입원일수 비교 분석에서 제왕절개^질식분만, 수정체단안수술, 편도수술, 복잡한 주 진단이 없는 충수절제술에서는 각각 DRG 평균입원일수 보다 낮아 이러한 결과는 불필요한 의료제공을 감소시켜 의료자원소모량을 감소시키는 효과를 가져 오며 병상회전율을 증가시켜 병원경영수입의 실질적인 효과를 가져 온다. 또한 17세 이상 폐렴, 서혜부 탈장수술 등의 DRG 평균입원일수대상 보다 높은 행위별 평균입원일수는 DRG 기준수가에 의한 진료비수입증대와 병원경영수지개선, 적정진료수준 측면에서 재원일 수를 관리하여야 할 것으로 사료된다.

현 행위별 총 평균진료비와 DRG 총 평균진료비의 비교분석결과에서 DRG 평균진료비가 비급여를 포함한 총 평균진료비에서 15.5%, 비급여를 제외한 총 평균진료비에서 19.7%가 높게

나타나 DRG 수가진료비에서 진료비수입의 상승효과로 이어졌으나 이는 3차 시범사업 DRG 수가진료비가 134% 높은 보상의 반영이며 정부의 시범사업의 조기정착과 많은 참여를 유도하기 위한 정책이다. 예를 들어 DRG 제도 실시 몇 년 후 DRG 제도의 정착으로 현 행위별 수가진료비와 같은 조건의 DRG 수가진료비가 책정되어 동일한 조사대상군을 조사했을 때는 오히려 위의 결과와 반대되는 비급여 포함 -15.5%, 비급여 제외 -19.7% 감소하는 결과가 초래되므로 현재와 같은 입원환자의 관리와 진료방식으로는 병원경영수지개선과 의료의 질 향상 측면에서는 거리가 멀다고 할 수 있다. 조사대상군총 진료비에 대한 의료자원소모량을 나타내는 연령 · 입원일수 · 진단명수 · 중증도들의 주요변수 간의 관련성과 영향요인분석에서 관련정도와 영향요인이 높았으며 이러한 결과는 선행연구에서와 같은 결과로서 연령 · 입원일수 · 진단명수 · 중증도를 고려한 상태에서 DRG 대상 군들을 관리한다면 진료수입의 향상으로 병영경영수지를 개선하는 효과로 이어져 의료자원소모량을 최소화하면서 취약한 부분을 개선해나가면 병원경영을 더욱 효율적으로 운영할 수 있을 것이며 의료의 질 또한 향상시킬 수 있는 기회가 주어지게 될 것이다.

5. 결론

① 조사대상군 행위별의 평균입원일수와 DRG 수가의 평균입원일수 비교분석에서는 행위별의 평균입원일수가 비교적으로 높아 전국적인 DRG 제도 실시에 앞서 이 질병 · 수술대상군에 대한 재원일수관리가 이루어져야 할 것이다.

② 조사대상군의 DRG 총 평균진료비수가가 행위별 수가 총 평균진료비에 비해 19.7%의 높은 결과로 분석되었다. 현재와 같은 DRG 시범사업수가가 행위별 수가보다 134%의 높은 진료비보상이 반영된다는 가정하에 전국적으로 실시될 DRG 제도에서는 진료비수입이 증가될 것이다.

③ 진료비에 대한 의료자원소모량을 나타내는 연령 · 재원일수 · 진단명수 · 중증도와의 관련성 검정에서 상관관계와 영향요인이 높아 향후 DRG 대상군에 대한 입원환자관리와 각 진료에 따라 DRG별 Critical Pathway와 같은 진료과정의 표준화 및 지침을 설정한다면 DRG 제도의 장점을 극대화할 수 있을 것이다.

내년 7월부터 전국 병원의 DRG 제도 실시에 앞서 DRG 평균입원일수보다 높은 일부 질환에 대한 관리와 진료과정의 표준화를 이룬다면 의료자원소모량을 최소화하면서 더욱 높은 총 진료비 수입의 향상으로 병원 경영수입이 향상될 것이며, DRG 제도의 장점을 극대화함으로서 병원경영의 합리화와 효율화로 병원경영수지를 개선하고 의료의 질도 향상 될 것이다. DRG 수가 내에서는 동일한 DRG에 속하는 환자를 진료했을 때 의료기관 종별 내에서는 동일한 금액의 수가를 지불하게 되므로 환자의 병원선택이 주로 의료서비스의 질에 의해 결정된다고 볼 수 있다.

부록 13 Appendix

수술 전 재원기간에 영향을 주는 요인에 대한 조사

1. 서론

의학적으로 불필요한 의료이용이 줄어들면 국가적 차원에서는 제한된 의료자원을 효율적으로 사용할 수 있고, 개별 의료기관 수준에서는 경영수지를 개선할 수 있다. 또한 이를 통하여 환자에게 추가적인 병원비용의 발생을 막을 수 있을 뿐만 아니라 병원 감염과 같은 의원성 질환(iatrogenic disease)의 발생 위험을 줄일 수 있다. 우리나라에서 병원 입원의 약 1/6, 재원일의 약 1/3 정도가 부적절한 이용이라는 연구결과를 볼 때 이러한 부적절한 입원과 재원일을 줄이기 위한 노력이 매우 중요하다고 할 수 있다. 여러 가지 불필요한 의료이용 가운데에서 Ambulatory Surgery를 운영함으로써, 수술 전 재원일을 줄이고 수술실을 효율적으로 운영하고 또한 의료자원 활용을 효율적으로 개선하고자 한다. 외래에서 환자의 입원을 결정할 때 수술 전 필요한 검사를 미리 시행하지 않거나 불충분하면 입원 후 수술에 필요한 검사를 시행함으로써 수술 전 재원일수가 길어지고, 전체적으로 환자의 재원일수가 길어져 결과 적으로 수술대기환자가 많아진다. 본 조사의 목적은 주 수술부서인 일반외과를 중심으로 수술 전 재원일수의 현재 상황을 분석하여 수술부서 전체의 수술 전 재원기간에 대한 불필요한재원일을 줄이며 Ambula-tory Surgery 운영을 위한 기본 자료로 사용하며 병실 및 수술실 운영의 효율성을 높이고자 한다.

2. 연구방법

1) 연구방법 및 대상

본 연구는 ○○년 ○월 ○일부터 ○○년 ○월 ○○일까지 일반외과에서 수술한 환자 285명을 조사대상으로 하였다. 조사방법은 일반외과에서 수술한 환자의 의무기록을 이용하여 성별, 연령, 수술 전·후 재원일수, 치료결과, 입원과, 퇴원과, 수술명, 주 진단명, 임상교수별, 내원경위 등에 의한 후향적 조사를 하였다.

2) 분석방법

조사결과의 분석은 수술 전 재원일수에 영향을 줄 수 있는 다른 변수를 고려하여 연령, 성별, 지역, 환자유형별, 치료결과, 입원재원일수, 주 질병명, 수술명, 의사별, 내원형태별에 의한 분석을 하였다. 연구에 사용된 모든 자료처리와 분석을 SPSS통계 패키지를 이용하였다.

3. 연구결과

1) 연구대상의 일반적 특성

연구대상의 일반적 특성은 연령, 성별, 지역, 환자유형별, 치료결과, 입원재원일수, 주 질병명, 수술명, 의사별, 내원형태로 이들 중 수술환자의 남 · 여의 분포는 남자 51.9%, 여자 48.1%로 나타났으며 연령별 분포에서는 45~59세 군이 18.9%로 가장 높았고, 30~44세 군이 21.1%, 0~14세 군이 18.9%의 순으로 나타났다(부록 13-1).

부록 13-1. 성별, 연령별 수술환자 분포

연령	남(%)	여(%)	전체(%)
0~14			
15~29			
30~44			
45~59			
60세 이상			
합계			

조사기간 동안 일반외과에서 수술한 환자 중 입원과별 분포에서는 내과 21.4%, 일반외과 75.1%, 가정의학과, 소아과가 1.4%의 순으로 나타났으며 퇴원과별 분포에서는 내과 2.8%, 일반외과 95.8%, 정형외과 0.7% 순으로 나타났다(부록 13-2).

부록 13-2. 수술환자 입·퇴원 과별분포

과별	입원과(%)	퇴원과(%)
내과		
외과		
정형외과		
가정의학과		
소아과		
산부인과		
합계		

입원 후 수술 협의진료 의뢰 건수 분포로는 1번 58.2%, 2번 25.5%, 3번 8.2%로 나타났고, 1번 이상이 전체 34.4%가 협의의뢰가 있었던 것으로 나타났다. 또한 입원 후 전과 건수도 1번 91.9%, 2번 5.4%로 나타났으며, 전체가 25.9%로 나타났다(부록 13-3).

부록 13-3. 입원환자의 협의의뢰 및 전과 건수

건수	협의의뢰	전과 건수
1번		
2번		
3번		
4번 이상		
합계		

2) 질병부위별 분포

주 질병부위별 분포로는 hernia 16.1%, appendix 11.9%, gallbladder 10.2%의 순으로 나타났다. 이번 연구기간 중에 나타난 수술에 대한 주 질병별 구성을 크게 2가지로 대별하여 보면 총 285명 중 일반환자 241명(84.6%), 암환자 44명(15.4%)으로 구성되었다. 질병구성에서와 같이 hernia, appendix 등은 1, 2차병원에서 수술할 수 있는 비교적 간단한 수술이며, 이정도의 수술은 병원 경영 차원에서 Ambulatory Surgery를 개설하여 효율적으로 운영하여야할 것이다(부록 13-4).

부록 13-4. 주 질병부위별 분포 단위: (명 / %)

수술부위와 관련된 주 진단명 군	빈도	백분율
Hernia		
Appendix		
Gallbladder biliary kidney		
Breast		
Stomach & Duodenum		
Hemorrhoid		
Skin		
Anal		
Colon & rectum		
Thyroid		
Small bowel		
Pancreas		
Lymp node		
기타		
합계		

3) -1 연구대상 교수별 수술빈도와 백분율

연구대상 환자의 교수별 수술 빈도는 F교수의 경우 25.3%, B교수의 경우 18.9%, E교수의 경우 18.6%의 순으로 나타났고, F, B, E교수가 전체 수술의 62.8%를 차지했다. 상대적으로 빈도수가 적게 나타난 A, D, H교수는 연수, 출장 등으로 수술을 적게 한 것으로 나타났다(부록 13-5).

4) -2 교수별 수술 전 · 후 평균재원기간 분석

교수별 수술 전 · 후 평균재원일수를 살펴보면 D교수 2.20일 B교수 3.24일 A교수 4.50 E교수 5.30일 F교수 5.45일 G교수 6.00일 H교수 6.33일로 수술명 등에 따라 차이가 있겠지만 비교적으로 적절한 재원일수는 나타났으며, C교수가 11.60일로 가장 길고, I교수 10.00일의 순으로 나타났다(부록 13-6). 앞에서 설명된 것과 같이 주 질병 외 기타 질환동반 추가검사 등의 수술 전 · 후 평균재원일수가 길게 나타난 원인이었다. 또한 비교적 건수가 양호한 F교수, B교수, E교수 외에는 통계적 분석에서 필요한 최소한의 건수에 미치지 못하여 전체적인 교수별 비교분석을 나타내지 못했다. 교수별 수술 전 · 후 평균재원기간에 대해서도 통계적으로 유의한 차이를 보였다($p < 0.001$).

부록 13-5. 연구대상 교수별 수술빈도와 백분율 단위 : (명 / %)

교수별	수술빈도	백분율
A		
B		
C		
D		
E		
F		
G		
H		
합계		

부록 13-6. 교수별 수술 전·후 평균재원일수 비교분석

교수별	대상 수	수술 전 평균재원일수	수술 후 평균재원일수	표준편차
A	14			
B	54			
C	45			
D	29			
E	35			
F	72			
G	11			
H	7			
합계	285			

5) −3. Hernia 환자의 수술 전 · 후 재원기간 비교분석

주요 질병별 수술 전 · 후 재원일수 분석은 조사대상 건수가 적고, 교수별 질병분포에서 많은 차이를 보임에 따라 이 중에서 가장 많은 분포를 나타낸 Hernia 환자에 대해서 조사를 하였다. Hernia 환자에 대한 교수별 수술 전 · 후 재원일수 조사에서는 소와외과전문의인 B교수가 31건으로 가장 많은 건수를 보였으며(부록 13-7), E교수 5건 순으로 나타났다. Hernia 환자의 B교수, E교수, F교수에 대한 비교분석에서 B교수의 수술 전 평균재원일수는 1.10일, 수술 후 평균재원일수 1.08, 수술 전 · 후 평균재원일수로서 수술환자의 재원일수 관리 개념에 상당히 접근하고 있는 것으로 나타났다. Hernia 환자에 대한 교수별, 수술 전 · 후 평균재원일수에 대한 통계적으로 유의한 차이를 보이고 있다($p < 0.001$).

부록 13-7. Hernia 환자의 교수별 수술 전·후 재원일수 단위:(명/일)

교수별	대상 수	수술 전 평균재원일수	수술 후 평균재원일수	수술 전 · 후 평균재원일수
A				
B				
C				
D				
E				
F				
G				
H				
합계				

4. 고찰

이상과 같은 연구결과에서 나타난 수술환자의 질병구성에서와 같이 Hernia, hemorrhoid등이 주종을 이루는 수술에서는 외래에서 검사를 충분히 실시한 후 Ambulatory surgery를 개설하여 시도하는 것이 바람직하며 그 외의 고난이도 수술을 위한 2개의 수술실 system을 운영함으로써 의료자원을 효율적으로 운영하게 될 것이다. 수술은 수술실에서 시술할 수 있도록 2개 부류로 나누어 수술실을 운영하는 것이 가장 바람직한 방안 일 것이다. 재원기간의 적절성을 판단하는 AEP tool에 의하면 수술 전 재원일은 필요하지 않은 것으로 되어있다. 이 기준에 의하면 우리나라의 경우 실제 응급수술이 아닌 경우를 제외하고는 수술 전 재원일은 모두 부적절한 재원이 되는 것이다. 이러한 불필요한 수술 전 재원일의 발생은 현재의 외래시스템, 수술이 즉시 이루어질 수 없는 상황, 환자가 입원하여 검사를 원하는 경우 등에 있다고 볼 수 있다. 결과적으로 수술 전 재원일수를 줄일 수 있는 지침, 기준을 마련하여 관리하여야할 것이다.

또한 수술 후 재원기간은 수술의 종류 등에 따라 차이가 있을 수 있으며 조사기간 동안 수술질병 중 hernia, hemorrhoid 등이 주 수술을 차지하여 수술 후 재원일수가 짧게 나타났고, 수술 전 재원일수보다 수술 후 재원일수가 많이 차지하는 것은 여러 가지 variation이 많기 때문이다. 동일 수술에 대한 경우에 있어서도 교수에 따라 차이가 있음을 알 수 있었다. 이러한 결과는 집도의 나름의 퇴원기준이 다르기 때문이다. 이러한 여러 가지 이유에 대해서 수술 후 재원일수를 줄일 수 있는 방안이 있어야 할 것이다. 이러한 불필요한 전체적인 수술 전 · 후 재원기간을 줄임으로써 수술실을 효율적으로 운영하고 병상회전율을 높여 경상수지를 개선하고 국가적으로도 의료자원의 효율성을 높일 수 있다.

5. 향후 개선 방안

① 수술 전 재원일이 수술 1일 전 현재 71.8%에서 90%까지 운영될 수 있도록 일반외과, 마취과 교수와 적정진료위원회, 진료과장회의에서 논의되어 전 부서에서 적용될 수 있도록 한다.

② 현재의 부적절한 재원일이 발생되고 있는 문제 해결에 노력한다.

③ 지금의 수술실 운영 방침을 개선하여 고난이도 수술과 구분하여 난이도가 적은(간편한) 수술은 Ambulatory surgery를 개설하여 운영한다.

④ 외래환자, 입원환자의 질병구성을 파악하여 첨단장비, 시설, 수준 높은 진료를 지역사회에 제공할 수 있는 고난이도 치료를 위한 암센터 등 특수 클리닉을 활성화하여 병원 위상에 부합할 수 있는 정책을 강구한다.

부록 14 Appendix

고객 만족도 설문지(외래환자용)

안녕하십니까?

저희 ○○병원을 찾아 주셔서 감사합니다.

본 조사는 저희 병원의 외래를 방문하여 귀하께서 받고자 하는 병원서비스의 수준을 파악하고 객관적인 만족도 조사지를 개발하고자 하는 목적으로 실시하고 있습니다.

응답하시는 귀하의 의견은 저희 병원 서비스 향상 사업에 귀중한 자료로 활용되오니 많은 협조 부탁 바랍니다.

빠른 쾌유와 건강을 기원합니다.

○○병원

■ 다음은 귀하의 일반적 사항에 대한 질문입니다.

1. 성별(남, 여)
2. 연령(세)
3. 오늘 본원 진료는(초진, 재진)
4. 진료과(   )과
5. 오늘 진료를 받기 위해 사전에 예약을 하였습니까? (예 아니오)
6. 언제 처음으로 본원을 방문하셨습니까? (   )년 (   )월경
7. 오늘 귀하께서 본원에서 받으신 항목은? (해당하는 곳에 모두 표시해 주십시오)

> 진료(   ), 주사(   ), 조제약(   ), 치료/처치(   ),
> 각종 검사 : 영상의학과(X-ray, MRI, CT, 초음파, 심혈관 촬영 등) (   )
> 진단검사의학과(각종 혈액, 소변, 조직, 면역, 미생물검사 등) (   )
> 기능검사실(내시경, 심장기능, 운동심전도, 장운동 검사 등) (   )
> 핵의학과(스캔 검사 등) (   )

8. ○○병원을 선택하게 된 동기는 무엇이라고 생각하십니까?
   ① 아는 사람이 소개해서
   ② 지리적으로 가까워서
   ③ 대학병원이라서(선택)
   ④ ㅇ병원이라서
   ⑤ 교통이 편리하여서
   ⑥ 유명한 선생님이 있어서
   ⑦ 어떤 병을 잘 고친다고 하여서
   ⑧ 환자에게 잘 해주어서
   ⑨ 기타

■ 다음은 진료 절차 시 소요한 시간에 대한 질문입니다.

9. 오늘 본원에 도착하신 시각은? (오전, 오후) (   )시(   )분경

10. 오늘 진료를 접수하기 위해 기다린 시간은? (예약은 제외) 약 (   )

11. 오늘 신청을 마치고 의사를 만나기까지 몇 분 정도를 기다렸다고 생각하십니까예약을 한 경우는 예약된 시간으로부터) 약(   )분

12. 오늘 의사로부터 진료를 약 몇 분 정도 받았다고 생각하십니까? 약(   )분

13. 검사를 위해 오늘 기다린 시간은? 약(   )분

14. 조제약을 받기 위해 기다린 시간은? (또는 예상되는 시간) 약(   )분

15. 오늘 모든 진료를 마치고 본원을 떠날 시각은(또는 예상되는 시각)?
(오전, 오후) (   )시 (   )분

■ 다음은 본원 진료절차 및 대기 시간에 대한 의견을 묻는 항목입니다.
각 문항에 대하여 귀하께서 만족하신 정도에 ∨표를 해주십시오.

설문 조사에 참여해 주셔서 대단히 감사드립니다.	아주 그렇다	그렇다	그저 그렇다	그렇지 않다	아주 그렇지 않다
1. 진료 신청 과정이 간편하고 신속하게 이루어졌다.					
2. 진료를 받기 위한 수납 과정이 간편하고 신속하게 이루어 졌다.					
3. 진료 후 수납 절차는 간편하고 신속하였다.					
4. 조제약을 받기 위한 절차는 간편하고 신속하였다.					
5. 추후 진료를 위한 진료 예약 절차가 간편하고 신속하였다.					
6. (초진이었거나 사전에 진료예약을 하지 않은 경우) 진료실 앞에서 진료를 받기 위해 기다린 시간이 적당하였다.					
7. (예약을 한 경우)본인이 예약된 시간에 진료를 받았다.					
8. 약을 받기 위해 약국 앞에서 대기한 시간은 적당하였다.					
9. 오늘 방문 시 받은 검사에 대하여 그 검사를 위해 병원에서 기다렸던 시간은 적당하였다.(해당되는 곳에 모두 표시해 주십시오)					
1) 영상의학과(X-ray, MRI, CT, 초음파, 심혈관촬영 등)					
2) 진단검사의학과(각종 혈액, 소변, 조직, 면역검사)					
3) 기능검사실(내시경, 심장기능, 운동심전도 등)					
4) 핵의학과(스캔검사 등)					

여러분의 의견은 저희병원의 의료 서비스의 질 향상에 기초 자료로 활용됩니다.	아주 그렇다	그렇다	그저 그렇다	그렇지 않다	아주 그렇지 않다
10. 진료를 위해 오늘 또는 오늘 바로 이전 방문 시 시행하였던 검사들의 결과를 위해 기다렸던 시간은 적당하였다.(해당란에 모두 표시)					
1) 영상의학과(X-ray, MRI, CT, 초음파, 심혈관촬영 등)					
2) 진단검사의학과(각종 혈액, 소변, 조직, 면역검사)					
3) 기능검사실(내시경, 심장기능, 운동심전도 등)					
4) 핵의학과(스캔 검사 등)					
5) 기타검사					
11. 진료를 받기 위해 사전에 실시하였던 각종 검사의 결과지나 방사선 필름의 분실/미비로 인하여 진료대기를 오래하였다고 생각하지 않는다.(PACS 운영 시 제외)					
12. 진료를 받기 위해 접수를 하신 후(재진의 경우) 의무기록지전달 미비로 인하여 진료대기를 오래하였다고 생각하지 않는다.(EMR 운영시 제외)					
13. 의사로부터 진찰시간은 충분하였다.					

다음 항목은 병원 직원에 관한 사항입니다

1. 진료 접수 시 접수창구의 직원이 친절하고 예의 바르게 대하여 주었다.					
2. 진료 신청 및 접수창구의 직원이 친절하고 예의 바르게 대하여 주었다.					
3. 검사, 조제약, 또는 진료 예약을 위한 수납 시 수납직원은 친절하고 예의 바르게 대하여 주었다.					

시정 사항을 원내에 설치된 민원함에 넣어 주시면 개선에 모든 노력을 다하겠습니다.	아주 그렇다	그렇다	그저 그렇다	그렇지 않다	아주 그렇지 않다
4. 수납 시 수납 직원은 그 절차나 지불방법에 대한 질문에 쉽고 충분하게 설명해 주었다.					
5. 진료 시 의사에게 진료에 대한 궁금한 사항을 충분히 물어 볼 수 있었다.					
6. 진료 시 의사는 환자/보호자의 질문에 성의껏 답해 주었다.					
7. 진료 시 의사가 설명하는 환자의 상태나 치료 내용을 충분히 알아들을 수 있었다.					
8. 간호사는 친절하고 예의 바르게 대하여 주었다.					
9. 간호사는 검사나 투약, 차후 절차나 과정에 대하여 충분히 설명해 주었다					
10. 약사는 환자/보호자를 친절하고 예의 바르게 대하여 주었다.					
11. 약사가 약의 복용 시간, 방법 등에 대하여 충분히 설명해 주었다.					
12. 본원에서 오늘 받았거나 바로 이전 방문 시 받았던 검사에 대하여 해당 검사실 직원이 친절하고 예의 바르게 대하여 주었다.(해당란에 모두 표시)					
1) 영상의학과(X-ray, MRI, CT, 초음파, 심혈관촬영 등)					
2) 진단검사의학과(각종 혈액, 소변, 조직, 면역검사)					
3) 기능검사실(내시경, 심장기능, 운동심전도 등)					
4) 핵의학과(스캔검사 등)					
5) 기타 검사					

시정 사항을 원내에 설치된 민원함에 넣어 주시면 개선에 모든 노력을 다하겠습니다.	아주 그렇다	그렇다	그저 그렇다	그렇지 않다	아주 그렇지 않다
13. 본원에서 오늘 받았거나 바로 이전 방문 시 받았던 검사에 대하여 해당 검사실 직원이 검사의 방법, 결과통보시기, 방법 등에 대하여 쉽고 충분히 설명해 주었다. (해당란에 모두 표시)					
1) 영상의학과(X-ray, MRI, CT, 초음파, 심혈관촬영 등)					
2) 진단검사의학과(각종 혈액, 소변, 조직, 면역검사)					
3) 기능검사실(내시경, 심장기능, 운동심전도 등)					
4) 핵의학과 (스캔검사 등)					
5) 기타검사					
14. 안내원/경비원은 친절하고 예의 바르게 대하여 주었다.					
15. 주차 관리 직원은 친절하고 예의 바르게 대하여 주었다.					

다음은 병원 환경과 편의시설에 관한 항목입니다.

1. 본원 방문 시 대중교통을 이용한 경우, 교통은 편리하였다.					
2. 승용차를 이용한 경우 주차는 편리하였다.					
3. 처음 본원을 방문했을 때, 병원의 위치를 쉽게 찾을 수 있었다.					
4. 원내외 안내 표지판을 이용하여 병원 내에서 장소를 쉽게 찾아갈 수 있었다.					
5. 진찰실 앞의 대기 공간은 대기하기에 만족스러웠다.					
6. 조제약을 타기 위해 기다리는 장소는 만족스러웠다.					

저희 ○○병원은 귀하의 의견 하나하나를 소중하게 생각합니다. 감사합니다.	아주 그렇다	그렇다	그저 그렇다	그렇지 않다	아주 그렇지 않다
7. 원내 매점은 이용하기에 만족스러웠다.					
8. 외래 식당은 이용하기에 만족스러웠다.					
9. 공용화장실은 이용하기에 만족스러웠다.					
10. 원내 은행은 이용하기에 만족스러웠다.(선택)					
11. 병원 내에서 외래 편의시설/기자재는 사용하기 편하였다. (모두 표시해 주십시오)					
1) 승강기(엘리베이터)					
2) 대기 의자					
3) 음료자판기					
4) 휠체어					
5) 생수					
6) 구내전화					
7) 공중전화					
8) 기타 편의 시설					

다음은 치료 전반에 대한 항목입니다.

1. 의사의 의학 지식/치료방법/치료 과정에 대하여 만족하였다.					
2. 의사는 환자의 건강 회복을 위해 최선을 다하였다.					
3. 간호사는 환자의 건강회복을 위해 최선을 다하였다.					
4. 오늘 받은 치료가 환자의 건강을 회복하는 데 긍정적인 영향을 주리라 생각한다.					
5. 오늘 환자가 받은 치료(진료, 검사, 투약 등)와 비교하여 치료비가 적당하였다.					

6. 오늘(또는 가장 최근의 경우) 본원에서의 전반적인 병원 의료 서비스에 만족한다.
아주 그렇다( ) 그렇다( ) 그저 그렇다( )
그렇지 않다( ) 아주 그렇지 않다( ) 잘 모르겠다( )

7. ○○병원 의료서비스 수준에 대하여 100점 만점에 몇 점이나 주시겠습니까?

0 5점 10점

( )점

8. 오늘(또는 최근에) 본원 방문 시 기분을 상하게 한 일이나 좀 더 좋은 ○○병원이 되기 위해 개선하여야 할 점에 대하여 적어 주시면 감사하겠습니다.

많은 질문에 응답해 주신 귀하의 노고에 감사드립니다.
본 설문에 대하여 궁금한 점이나 의견이 있으신 분은
○○병원 ○○팀(000－0000)으로 연락해 주시면 감사하겠습니다.

고객 만족도 설문지(퇴원환자용)

안녕하십니까?

저희 ○○병원을 찾아 주셔서 감사합니다.

본 조사는 저희 병원의 외래를 방문하여 귀하께서 받고자 하는 병원서비스의 수준을 파악하고 객관적인 만족도 조사지를 개발하고자 하는 목적으로 실시하고 있습니다.

응답하시는 귀하의 의견은 저희 병원 서비스 향상 사업에 귀중한 자료로 활용되오니 많은 협조 부탁 바랍니다.

빠른 쾌유와 건강을 기원합니다.

○○병원

■ 다음은 귀하의 일반적 사항에 대한 질문입니다.

1. 성별(남 · 여)
2. 연령(　　세)
3. 입원병동은? (　　　)
4. 진료과(　　　)과
5. 입원일(　　　)월 (　　　)일
6. 퇴원일(　　　)월 (　　　)일
7. 현재의 입원이 첫 번째 입원입니까? (예, 아니오(　　　)번째)
8. 언제 처음으로 본원을 방문하셨습니까? (외래의 경우도 포함) (　　　)월경
9. 수술 여부는? 받았다(　　　) 받지 않았다(　　　)
10. ○○병원을 선택하게 된 동기는 무엇이라고 생각하십니까?
    ① 아는 사람이 소개해서　② 지리적으로 가까워서
    ③ 대학병원이라서(선택)　④ ○○병원이라서
    ⑤ 교통이 편리하여서　⑥ 유명한 선생님이 있어서
    ⑦ 어떤 병을 잘 고친다고 하여서　⑧ 환자에게 잘 해주어서
    ⑨ 기타

■ 다음은 입원 기간 동안의 전반적인 의료서비스에 대한 귀하의 의견을 묻는 항목입니다.

11. 오늘(또는 가장 최근의 경우) 본원에서의 전반적인 병원 의료 서비스에 만족한다.
    아주 그렇다(　　) 그렇다(　　) 그저 그렇다(　　),
    그렇지 않다(　　) 아주 그렇지 않다(　　) 잘 모르겠다(　　)

12. ○○병원 의료서비스 수준에 대하여 100점 만점에 몇 점이나 주시겠습니까?

0　　　　5점　　　　10점

(　　　　)점

■ 다음은 본원 진료 및 행정 절차에 대한 의견을 묻는 항목입니다. 각 문항에 대하여 귀하께서 만족하신 정도에 ∨표를 해주십시오.

설문 조사에 참여해 주셔서 대단히 감사드립니다.	아주 그렇다	그렇다	그저 그렇다	그렇지 않다	아주 그렇지 않다
1. 입원 수속 절차는 신속하고 간편하게 이루어졌다.					
2. 입원 수속 절차에 대하여 본원 직원들로부터 충분히 안내를 받았다.					
3. 입원 예정 날짜 통보는 정확하게 받았다.					
4. 입원을 위해 대기한 기간은 적당하였다.					
5. 입원 시 원하는 병실(다인용/독방, 병실위치, 침상 위치 등)선택에 만족한다.					
6. 진료비 수납 절차는 신속하고 간편하게 이루어졌다.					
7. 퇴원 수속 절차는 신속하고 간편하게 이루어졌다.					
8. 퇴원 수속 절차에 대하여 본원 직원들로부터 충분히 안내를 받았다.					
9. 입원 기간 동안 검사, 수술, 타과 의뢰 등이 지연되지 않고 진행되었다.					

다음은 병원 환경 및 편의 시설에 대한 항목입니다.

항목	아주 그렇다	그렇다	그저 그렇다	그렇지 않다	아주 그렇지 않다
1. 본원 방문 시 대중교통을 이용한 경우, 교통은 편리하였다.					
2. 승용차를 이용한 경우, 주차는 편리하였다.					
3. 처음 본원을 방문하였을 때, 병원의 위치를 쉽게 찾을 수 있었습니까					

여러분의 의견은 저희 병원의 의료서비스의 질 향상에 기초 자료로 활용됩니다.	아주 그렇다	그렇다	그저 그렇다	그렇지 않다	아주 그렇지 않다
4. 입원 기간 중 검사를 위해 검사실을 방문하였을 때, 해당 장소를 찾는 데 어려움은 없었다.					
5. 입원 기간 중 외래 진료과를 방문하게 되었을 때, 해당 장소를 찾는 데 어려움은 없었다.					
6. 원내외 안내 표지판을 이용하여 병원 내에서 가고자 하는 장소를 쉽게 찾아갈 수 있었다.					
7. 병원 내에서 편의 시설/기자재는 이용하기 만족스러웠다.					
1) 승강기(엘리베이터)					
2) 병동 내 휴식 의자					
3) 음료 자판기					
4) 휠체어					
5) 생수					
6) 병실전화					
7) 공중전화					
8) 기타 편의 시설					
8. 병실 및 병동 환경은 청결하였다.					
9. 병실 및 병동의 공기는 쾌적하였다.					
10. 병실 및 병동의 실내 온도는 적당하였다.					
11. 병실 및 병동은 휴식을 취할 수 있게 할 만큼 조용하였다.					
12. 병실의 침대는 환자가 누워 있기에 편안하였다.					

개개인의 의견은 절대 비밀로 유지되며 자료는 컴퓨터에 입력 후 폐기되어 집니다.	아주 그렇다	그렇다	그저 그렇다	그렇지 않다	아주 그렇지 않다
13. 입원 기간 중 사용한 병실의 공간은 넉넉하였다.					
14. 환자가 사용하는 기구나 비품(환의/침구류/비품용장 등)에 대해서는 만족하였다.					
15. 입원 기간 중 환자/보호자의 사생활은 최대한 보장받았다.					
16. 입원 기간 중 사용한 공용 화장실과 샤워시설은 청결하였다.					
17. 입원 기간 중 병동 내에서 식수 공급은 만족하였다.					
18. 입원 기간 중 병도의 배선실/오물 처리장의 이용은 편리하였다.					
19. 입원 기간 중 병원에서 제공하는 식사는 만족스러웠다.					
20. 입원 기간 중 병동 내에서 환자/보호자의 휴식 공간은 충분하였다.					
21. 입원 기간 중 원내 매점은 이용하기에 만족스러웠다.					
22. 입원 기간 중 병동의 외래 식당은 환자/보호자가 이용하기에 만족스러웠다.					
23. 입원 기간 중 원내 금융 서비스 시설(은행, 현금 자동 인출기 등)의 이용에 만족스러웠다.					
24. 입원 기간 중 환자 면회시간(오전 12~2시, 오후 6~8시)은 잘 지켜졌다.					

시정 사항을 원내에 설치된 민원함에 넣어 주시면 개선에 모든 노력을 다하겠습니다.	아주 그렇다	그렇다	그저 그렇다	그렇지 않다	아주 그렇지 않다

다음은 병원 직원에 관한 항목입니다.

1. 담당의사(주치의)를 만나고자 할 때, 쉽게 만날 수 있었다.					
2. 의사는 환자/보호자를 친절하고 예의 바르게 대하여 주었다.					
3. 의사는 환자의 질병과 현재 상태, 회복기간 등에 대하여 환자/보호자에게 설명을 충분히 하였다.					
4. 의사가 환자/보호자에게 환자의 상태, 치료방법, 과정, 예후 등에 대해 설명하였을 때 충분히 알아들을 수 있었다.					
5. 의사는 각종 검사나 치료에 앞서 미리 그 필요성, 과정, 기대효과 등에 대하여 충분히 설명하였다.					
6. 의사는 각종 검사, 치료 후 그 결과, 효과 및 예후 등에 대하여 충분히 설명하였다.					
7. 의사는 환자/보호자의 질문에 성의 있게 답변해 주었다.					
8. 의사는 퇴원 후 치료 계획이나 지켜야 할 주의 사항에 대해 환자/보호자에게 충분히 설명해 주었다.					
9. 의사의 전문 지식/치료 방법/치료 과정에 대하여 만족스러웠다.					
10. 의사는 각종 검사와 치료 시 능숙한 기술을 보였다.					
11. 의사는 환자의 건강 회복을 위해 최선을 다했다.					

저희 ○○병원은 귀하의 의견 하나하나를 소중하게 생각합니다. 감사합니다.	아주 그렇다	그렇다	그저 그렇다	그렇지 않다	아주 그렇지 않다
12. 간호사는 친절하고 예의 바르게 환자/보호자를 대하여 주었다.					
13. 간호사는 환자의 병실 생활과 안전 사항(낙상, 도난 등)에 대하여 환자/보호자에게 충분히 설명하였다.					
14. 간호사의 일일 병실 방문 횟수는 충분하였다.					
15. 간호사는 환자/보호자가 도움을 요청하였거나 필요 시신속하게 도와주었다.					
16. 간호사는 환자/보호자의 질문에 성의 있게 답하여 주었다.					
17. 간호사는 환자가 시행 받을 검사나 치료에 대하여 사전에 충분히 설명해 주었다.					
18. 간호사는 주사약/조제약에 대해 충분히 설명해 주었다.					
19. 간호사의 간호 수행 시(주사, 투약, 위생 간호 등) 능숙한 기술을 보여주었다.					
20. 간호사의 간호 지식과 간호 수준에 만족스러웠다.					
21. 간호사는 환자/보호자가 퇴원 후 주의 사항이나 진료 예약 절차/날짜 등에 대하여 충분히 설명해 주었다.					
22. 간호사는 환자의 건강 회복을 위해 최선을 다했다.					
23. 의사와 간호사를 제외한 다음의 병동 직원들이 환자/보호자에게 친절하고 예의 바르게 대하여 주었다.(모두 표시해 주십시오)					

많은 질문에 응답해 주신 귀하의 의견에 감사를 드립니다.	아주 그렇다	그렇다	그저 그렇다	그렇지 않다	아주 그렇지 않다
1) 간호 조무사					
2) 청소원					
3) 배식원					
24. 입원 기간 중 다음의 검사실 직원이 환자/보호자에게 친절하고 예의 바르게 대하여 주었다.(해당란에 모두표시)					
1) 영상의학과(X-ray, MRI, CT, 초음파, 심혈관촬영 등)					
2) 진단검사의학과(각종 혈액, 소변, 조직검사 등)					
3) 기능검사실(내시경, 심장기능, 운동심전도, 장운동 검사 등)					
4) 핵의학과(스캔 검사 등)					
25. 입원 기간 중 다음의 병원 직원들이 환자/보호자에게 친절하고 예의 바르게 대하여 주었다.					
1) 안내원/경비원					
2) 주차 관리 직원					
3) 승강기(엘리베이터) 안내원					

다음은 치료 전반에 대한 항목입니다.

1. 입원 기간 동안 받은 치료가 환자의 건강을 회복하고 이를 지켜나가는 데 긍정적인 영향을 주리라 생각한다.					
2. 입원 기간 동안 받은 치료 내용(검사, 진료, 투약, 치료 등)에 비교하여 치료비가 적당하였다.					

좀 더 좋은 ○○병원이 되기 위해 개선할 점에 대하여 적어 주시면 감사하겠습니다.

⊃⊃⊃ 참고문헌

- 강병성, 김계수, 사회과학통계분석, SPSS아카데미, 1999.
- 강성홍, 강수원, 김미숙, 김정란, 민병옥, 서순원, 서진숙 등, 보건정보관리학, 청구문화사, 1999.
- 김명희, 김복남, 김은경, 김은희, 김철규, 남승현, 박성희 등, QI활동지침서, 한국 QI간호사회, 효일문화사, 2000.
- 김주영, 윤병준, 보건통계학, 고문사, 1997.
- 김창엽, 의료의 질 평가 도구 소개, 의료의 질 향상사업 활성화를 위한 워크, 한국의료관리연구원, 1993.
- 김미영, 김옥남, 박운제, 박종숙, 신종연, 조혜영, 의료의 질 관리, 대한의무기록협회, 2006.
- 대한병원협회, 수련환경평가, 2018.
- 박운제, 김광환, 이현실, 이은희, 보건정보를 활용한 의료의 질 관리, 고려의학, 2004.
- 박현주, 적정진료요점, 여문각, 1996.
- 보건복지가족부, 의료기관평가지침서, 2008.
- 보건복지부, '96 '95 의료기관의 질 향상사업, 한국의료 QA학회, 1996.
- 보건사회부, 적정진료보장연구를 위한 질 관리 연구, 1991.
- 신동민, 의료기관에서의 Sig Sigma운동, 대한병원협회지, p100~109, 2001(9.10).
- 아오키 야스히코 외, 6시그마경영, 서울, 21세기북스, 1998.
- 엘렌 가우쳐(조우현, 손명세 옮김), 병원경영의 혁신, 학연사, 1994.
- 엘렌 가우쳐(조우현, 손명세 옮김), 질 중심의 병원경영, 학연사, 1997.
- 유승흠, 양질의 의료관리, 수문사, 1993.
- 의료기관평가인증원, 의료기관 인증제도, 2018
- 이동우, 보건통계학방법, 신광출판사, 1985.
- 이선희, 병원 고객만족도 조사의 개념과 필요성, 한국의료 QA학회 봄 학술대회집, 2000.
- 이성란, 적정진료보장, 청구문화사, 2002.
- 이철옥 · 장상우, 환자중심 병원경영관리, 고려의학, 1995.
- 임난영, 김분한, 안선경, QI 실무핸드북, 도서출판 정담, 1999.
- 정충영, 최이규, SPSSWIN을 이용한 통계분석, 1997.

- 지성애, 한성숙, 문희자, 전춘영, 윤은자, 간호관리학 Ⅱ, 수문사, 1996.
- 한국의료QA학회, 병원 고객만족도 조사 지침서, 1999.
- 한국의료QA학회, 의료의 질 향상을 위한 10단계, QA실무지침서 2, 1996.
- 한국의료QA학회, 제 6차 정기총회 및 봄 학술대회집, p 35~72, 1999.
- 한국의료QA학회^보건의료관리연구원, QA실무자 연수교육과정, 1996.
- 홍준현, 의무기록정보관리학, 고문사, 2005.
- Assessing Quality Health Care Perspectives for Clinicians, Richard P. Wenzel, MD., M.Sc. WILLIAMS & WILKINS, 1992.
- C.P. Mclaughlin, A.D. Kaluzny, Continuous quality improvement in health care, Aspen publishcation, 1994.
- Deborah K, Wall/Mitchell M, Proyect(이상일/강영호 옮김), 주 임상 경로의 개발과 적용, 위드, 2000.
- JCI 인증 지원센터, JCI와 의료의 질 향상, 고려의학, 2008.
- H.V. 뷰오리(서울대학교의과대학 의료관리학교실 옮김), 의료의 질, 한울, 1996.
- Jonathon S. Rakich, Ph. D, Beaufort B. Longest, Jr., Ph. D., FACHE, Kurt Darr, J.D., Sc. D., FACHE,
- Managing Health Services Organizations Third by Health Professions Press, Inc, 1992.
- Nancy O. 'Graham, DrPH, RN, Quality in Health Care Theory, Application, and Evolution AN ASPEN PUBLICATION, 1995.

저자 약력

- 충남대학교 보건대학원 보건학석사
- 원광대학교 대학원 보건행정학박사
- 원자력병원 의무기록과
- 단국대학교 기획조정실 QA담당
- 공주대학교, 원광대학교, 대전과학기술대학, 대전보건대학 외래교수
- 현 인천보훈병원 보건의료정보관리과장(중앙보훈병원과장, 대전보훈병원과장)
- 자격증 : 보건의료정보관리사, 병원행정사, 의료보험사, 사회복지사, 병원경영진단사

의료의 질 관리
제4판

2002년 1월 25일 1판 발행
2009년 6월 5일 2판 발행
2013년 8월 30일 3판 발행
2019년 7월 1일 4판 인쇄
2019년 7월 5일 4판 발행

저 자 : 박 운 제
발 행 자 : 최 병 진

정가 38,000원

발 행 처 : 도서출판 **고 려 의 학**
(02880) 서울 성북구 성북로9길 1 보문빌딩 3층
Tel. 765-0333, 0337
Fax. 743-2288

ISBN 979-11-89210-15-1
등록번호 : 제 1-519호 1978. 6. 29.